類別	物　質　名	区　分	
第2類物質	ジクロロメタン（別名：二塩化メチレン）	特別管理	特別有機
	ジメチル-2,2-ジクロロビニルホスフェイト（別名：DDVP）	特別管理	特定
	1,1-ジメチルヒドラジン	特別管理	特定
	臭化メチル		特定
	重クロム酸及びその塩	特別管理	管理
	水銀及びその無機化合物（硫化水銀を除く）		管理
	スチレン	特別管理	特別有機
	1,1,2,2-テトラクロロエタン（別名：四塩化アセチレン）	特別管理	特別有機
	テトラクロロエチレン（別名：パークロルエチレン）	特別管理	特別有機
	トリクロロエチレン	特別管理	特別有機
	トリレンジイソシアネート		特定
	ナフタレン	特別管理	特定
	ニッケル化合物（ニッケルカルボニルを除き、粉状の物に限る）	特別管理	管理
	ニッケルカルボニル	特別管理	特定
	ニトログリコール		管理
	パラ-ジメチルアミノアゾベンゼン	特別管理	特定
	パラ-ニトロクロルベンゼン		特定
	砒素及びその化合物（アルシン及び砒化ガリウムを除く）	特別管理	管理
	弗化水素		特定
	ベータ-プロピオラクトン	特別管理	特定
	ベンゼン	特別管理	特定
	ペンタクロルフェノール（別名：PCP）及びそのナトリウム塩		管理
	ホルムアルデヒド	特別管理	特定
	マゼンタ	特別管理	オーラミン
	マンガン及びその化合物		管理
	メチルイソブチルケトン	特別管理	特別有機
	沃化メチル		特定
	溶接ヒューム		管理
	リフラクトリーセラミックファイバー	特別管理	管理
	硫化水素		特定
	硫酸ジメチル		特定
	上に掲げる物を含有する製剤その他の物で、厚生労働省令で定めるもの		
第3類物質	アンモニア		
	一酸化炭素		
	塩化水素		
	硝酸		
	二酸化硫黄		
	フェノール		
	ホスゲン		
	硫酸		
	上に掲げる物を含有する製剤その他の物で、厚生労働省令で定めるもの		

*「特定」は特定第2類物質、「特別有機」は特別有機溶剤等、「オーラミン」はオーラミン等、「管理」は管理第2類物質を、それぞれ表す。

2024年版

ズバリ合格！
ここが出る！

第1種
衛生管理者

テキスト＆問題集

［監修］
津田洋子

ナツメ社

▶▶▶はじめに▶▶▶

　衛生管理者とは、事業場において労働者の健康障害を防止する措置など、衛生に関する技術的事項の管理を行う担当者のことです。衛生管理者は、産業医などと連携を図りながら、事業場の労働衛生の水準を高める役割を担います。

　常時50人以上の労働者を使用する事業場では、事業場専属の衛生管理者の選任が義務づけられています。衛生管理者の選任数は、事業場の労働者数によって決められています。また、業種によって選任する衛生管理者の資格が異なります。

　衛生管理者は、第1種と第2種に分かれ、このうち第1種衛生管理者の免許を取得していれば、すべての業種の事業場の衛生管理者となることができます。一方、第2種衛生管理者は、有害業務と関連の少ない情報通信業や金融・保険業など一定の業種の事業場でのみ衛生管理者となることができます。有害業務事業場では、さらに細かい規定があります。

　本書は、**第1種衛生管理者免許**の取得を目指す人が試験に合格するためのテキストと問題集です。

　本書のテキストは、試験科目の出題順に、「関係法令（有害業務に係るもの）」「労働衛生（有害業務に係るもの）」「関係法令（有害業務に係るもの以外のもの）」「労働衛生（有害業務に係るもの以外のもの）」「労働生理」で解説しています。したがって、関係法令では、有害業務とそれ以外で同じ項目の場合、多少の重複があります。たとえば、衛生管理者や産業医、健康診断などの解説がこれに該当します。

　本書では、過去10回分以上の本試験の公表問題を分析し、比較的出題頻度の高い問題を「練習問題」と「模擬試験」に分けて掲載しました。

　公表問題は、年2回4月と10月に安全衛生技術試験協会のホームページなどに掲載されます。4月公表の問題は前年の7月から12月に実施されたもので、10月公表の問題はその年の1月から6月に実施されたものです。

　試験の詳細は「衛生管理者試験の概要」や「第1種衛生管理者試験の出題傾向」で解説し、本書については「本書の構成と有効な活用法」で解説します。

　また、法などの改正については、試験の関連項目を「2023年の法改正」として詳述しています。

　大いに本書を活用して、第1種衛生管理者免許の取得を目指してください。

目　次

Ⅰ　関係法令（有害業務に係るもの） …………………………… 15

見返し 前見返し：特定化学物質／後見返し：有機溶剤、有害物質と健康障害

2023 年の法改正

2023 年（令和 5 年）に改正・施行された衛生管理関係の主な法令や指針は、次の通りです。

1 労働安全衛生法等 （有害業務に係るもの）

◆作業主任者の新設 （R 6.1.1 施行）

金属アーク溶接等作業を行うときは、**金属アーク溶接等作業主任者限定技能講習を修了した者**のうちから、**金属アーク溶接等作業主任者**を選任できることとなった（安衛則別表第 1、特化則第 27 条第 1 項・第 2 項改正）。

◆健康管理手帳の交付対象業務の追加 （R 5.1.18 施行）

特定化学物質の第 2 類物質の 3・3'-ジクロロ-4・4'-ジアミノジフェニルメタン（略称：MOCA）を製造し、または取り扱う業務に 2 年以上従事した経験を有する者には、健康管理手帳の交付が義務化された（安衛則第 23 条、安衛則第 53 条第 1 項追加）。

2 労働衛生 （有害業務に係るもの）

◆新たな化学物質管理規制に対応した濃度の基準等の制定 （R 6.4.1 施行）

2022 年の法令改正により導入された新たな化学物質管理では、厚生労働大臣が定めるものを製造し、または取り扱う屋内作業場において、労働者がこれらの物にばく露される程度を厚生労働大臣が定める濃度の基準以下とすることが義務化された。これに伴い、濃度の基準や技術上の指針が新たに制定された。

❶労働安全衛生規則第 577 条の 2 第 2 項の規定に基づき厚生労働大臣が定める物及び厚生労働大臣が定める濃度の基準 （濃度基準告示）

濃度基準告示は、安衛則第 577 条の 2 第 2 項の規定に基づき厚生労働大臣が定める物として、アクリル酸エチルなど 67 物質を定め、種類に応じて濃度基準値を定めたもの。

❷化学物質による健康障害防止のための濃度の基準の適用等に関する技術上の指針 （技術上の指針）

技術上の指針は、労働者のばく露の程度が濃度基準値以下であることを確認するための方法などについて定め、化学物質リスクアセスメント指針と相まって、事業者が実施すべき事項を一体的に規定したもの。

8

◆化学物質リスクアセスメント指針の改正 (R6.4.1施行)

濃度基準告示と技術上の指針の制定に伴い、化学物質リスクアセスメント指針（化学物質等による危険性又は有害性等の調査等に関する指針）が改正された。主な改正点は、以下の通り。

❶「化学物質等」の表記の変更

旧指針における「化学物質等」の表記が、「リスクアセスメント対象物」に改められた。

❷危険性または有害性の特定方法の追加

危険性または有害性の特定方法として、皮膚等障害化学物質等への該当性が追加された。

❸リスクの見積り方法の追加

リスクの見積り方法のうち、ばく露の程度とリスクアセスメント対象物の有害性の程度を考慮する方法に、次の2つが追加された。

- 管理濃度が定められている物質については、作業環境測定により測定したその物質の第1評価値を管理濃度と比較する方法
- 濃度基準値が設定されている物質については、個人ばく露測定により測定したその物質の濃度を濃度基準値と比較する方法

❹記録の保存の義務化

リスクアセスメント等について規定の記録の作成と保存が義務化された。保存期間は、次にリスクアセスメントを行うまでの期間（3年以内にリスクアセスメント対象物についてリスクアセスメントを行ったときは、3年間）。

◆電動ファン付き呼吸用保護具の選択、使用の改正 (R5.10.1施行)

化学物質によるばく露防止を目的とした防毒機能を有する電動ファン付き呼吸用保護具が市場に流通しはじめていることから、防じん機能を有する電動ファン付き呼吸用保護具と同様に、譲渡等制限及び型式検定の対象として規定された。また、すでに法令などで規定されている「電動ファン付き呼吸用保護具」は「防じん機能を有する電動ファン付き呼吸用保護具」に名称が変更された。

▶本書で使用する関係法令の略記◀

安衛法：労働安全衛生法	粉じん則：粉じん障害防止規則
安衛令：労働安全衛生法施行令	酸欠則：酸素欠乏症等防止規則
安衛則：労働安全衛生規則	特化則：特定化学物質障害予防規則
労基法：労働基準法	電離則：電離放射線障害防止規則
労基則：労働基準法施行規則	石綿則：石綿障害予防規則
女性則：女性労働基準規則	高圧則：高気圧作業安全衛生規則
年少則：年少者労働基準規則	鉛　則：鉛中毒予防規則
有機則：有機溶剤中毒予防規則	事務所則：事務所衛生基準規則

衛生管理者試験の概要

衛生管理者試験は、労働安全衛生法に基づく国家免許試験です。試験は、公益財団法人 安全衛生技術試験協会（https://www.exam.or.jp/）が全国7か所の安全衛生技術センターで実施しています。

1 試験科目と試験手数料

衛生管理者試験は、第1種と第2種に分かれており、どちらも5肢択一式でマークシートを使用した試験です。合格基準は、どちらも科目ごとの得点が40％以上で、かつ、その合計が60％以上です。

第1種衛生管理者の試験科目や問題数、試験時間は次の通りです。

	試験科目	問題数・配点	試験時間
1	関係法令（有害業務に係るもの）	10問（ 80点）	
2	労働衛生（有害業務に係るもの）	10問（ 80点）	
3	関係法令（有害業務に係るもの以外のもの）	7問（ 70点）	3時間
4	労働衛生（有害業務に係るもの以外のもの）	7問（ 70点）	
5	労働生理	10問（100点）	

第2種衛生管理者免許取得者が第1種衛生管理者試験を受験する場合は、上記の科目のうち有害業務に係る2科目を受験すればよく、試験時間は2時間です。

試験手数料は、第1種、第2種とも8,800円です。

2 受験資格

衛生管理者試験は、誰でも受験できるわけではなく、主に次のような受験資格が必要とされます。また、資格ごとに提出書類が決められています。詳細は、安全衛生技術試験協会や各地の安全衛生技術センターのホームページなどで確認してください。

- 学校教育法による大学（短期大学を含む）または高等専門学校[1]を卒業した者で、その後**1年以上**労働衛生の実務に従事した経験を有する者
- 大学改革支援・学位授与機構により学士の学位を授与された者または専門職大学前期課程を修了した者で、その後**1年以上**労働衛生の実務に従事した経験を有する者

- 省庁大学校[2]を卒業（修了）した者で、その後**1年以上**労働衛生の実務に従事した経験を有する者
- 専修学校の専門課程（2年以上・1,700時間以上）の修了者（大学入学の有資格者に限る）などで、その後大学等において大学改革支援・学位授与機構により学士の学位を授与されるのに必要な所定の単位を修得した者で、その後**1年以上**労働衛生の実務に従事した経験を有する者
- 指定を受けた専修学校の専門課程（4年以上）を一定日以後に修了した者など（学校教育法施行規則第155条第1項該当者）で、その後**1年以上**労働衛生の実務に従事した経験を有する者
- 学校教育法による高等学校または中等教育学校[3]を卒業した者で、その後**3年以上**労働衛生の実務に従事した経験を有する者
- **10年以上**労働衛生の実務に従事した経験を有する者
- 高等学校卒業程度認定試験に合格した者、外国において学校教育における12年の課程を修了した者など学校教育法施行規則第150条に規定する者で、その後**3年以上**労働衛生の実務に従事した経験を有する者

1) 大学、短期大学、高等専門学校には、専修学校・高等専門学校以外の各種専門学校・各種学校等は含まれない。
2)「省庁大学校」には、防衛大学校、防衛医科大学校、水産大学校、海上保安大学校、職業能力開発総合大学校の長期課程・総合課程、気象大学校の大学部及び国立看護大学校の看護学部看護学科（それぞれ旧法令による同等のものを含む）が該当する。
3) 中等教育学校とは中高一貫教育の学校のことで、中学校ではない。

③ 受験申請

「免許試験受験申請書」は、安全衛生技術試験協会本部、各地の安全衛生技術センターなどで無料配布しています。郵送で入手することもできます。申請書類を作成し、受験を希望する安全衛生技術センターに郵送または安全衛生技術センターの窓口に持参します。詳細は、安全衛生技術試験協会のホームページで確認してください。

④ 合格後の手続き

合格者には「免許試験合格通知書」により通知されます。免許試験合格通知書を受け取ったら、都道府県労働局、各労働基準監督署及び各地の安全衛生技術センターで配布している免許申請書に必要事項などを記入（貼付）し、免許試験合格通知書及び必要書類を添付の上、東京労働局免許証発行センターに免許申請をしてください。免許申請をしなければ免許証は交付されません。

第1種衛生管理者試験の出題傾向

　どんな試験にもいえることですが、試験には必ず出題傾向があります。第1種衛生管理者試験の場合は、類似内容の問題や同じ問題が多く出題されています。一方で、過去に出題されたことのない新しい問題が、全科目を通じて数問出題されます。新問題に対しては、どこから出題されるかわからないため、捨て問題にすることも1つの方法ですが、合格基準を意識しながら問題に挑戦してください。

　ここで示す出題傾向は、直近10回分以上の公表問題を分析した結果です。

1 関係法令 (有害業務に係るもの)：10問

　毎回といっていいほど出題されるのが、事業場における**衛生管理者の選任数**や、専属の**産業医・労働衛生コンサルタント**の選任、衛生工学衛生管理者の選任などの状態が法令に違反しているかどうかを問う問題です。ほかには、**有機溶剤中毒予防規則、酸素欠乏症等防止規則**に関する問題が頻出します。

2 労働衛生 (有害業務に係るもの)：10問

　毎回といっていいほど出題されるのが、**有害物質の空気中の状態**や労働衛生保護具、化学物質などによる**健康障害**に関する問題です。ほかには、**局所排気装置**や作業環境測定における管理濃度などの**用語の定義**についても頻出します。

3 関係法令 (有害業務に係るもの以外のもの)：7問

　毎回といっていいほど出題されるのが、**衛生管理者等**や**健康診断、衛生基準、妊産婦等の就業**に関する問題です。ほかには、**産業医**や**衛生委員会、ストレスチェック**についても頻出します。

4 労働衛生 (有害業務に係るもの以外のもの)：7問

　毎回といっていいほど出題されるのが、**食中毒**に関する問題です。ほかには、**腰痛予防対策やメンタルヘルスケア、応急手当等**についても頻出します。

5 労働生理：10問

　毎回といっていいほど出題されるのが、**血液や血液の循環、呼吸**に関する問題です。ほかには、**代謝系や腎臓、体温**についても頻出します。

問題を解くコツ

第1種衛生管理者試験は、出題のしかたが多岐にわたります。たとえば、「該当するもの・しないもの」「違反しているもの・していないもの」を選ぶ問題などが多く、一見難しそうに思えます。しかし、合格に近づくには、試験の勘所をおさえた要領のいい方法があります。

1 誤りを1つ選ぶ問題を落とさない

5つの選択肢の中から、正しいものや該当するもの、違反していないものなどを答える問題に比べ、誤りや該当しないものなどを1つ選ぶ問題は、答えやすく、正答率も高いものです。確実に点をかせげる問題を落とさないことが大切です。

2 わかる問題から解く

出題順に問題を解く必要はありません。自信のない問題や計算問題は後回しにして、わかる問題から片づけるようにしましょう。この場合、何問答えられたか、科目ごとや全体の合格基準の正答数は大丈夫かを意識しながら進めてください。

3 1問を4分以内で解く

44問を3時間で解くことになりますから、1問に4分程度の時間をかけることができます。わかる問題は、ゆっくり問題文を読んでも1～2分で終わるはずですから、あせってミスをしないようにしてください。

4 問題文をよく読む

問題文をさっと読みすぐ選択肢にかかりたくなるのは、誰にでもよくあることです。しかし、問題文には出題者の意図があります。

たとえば、問題文に条件が示されていることがよくあります。問題文を熟読していないと、正答を導き出せなくなることがありますから、要注意です。

5 先に覚えたことを当てはめる

選択肢を1つ1つ丁寧に読んで正答を選ぼうとするのではなく、選択肢に自分の覚えたことを先に当てはめて「×」や「○」を付け、素早く解答する方法も有効です。ただし、このときも問題の意図からズレないよう注意しましょう。

本書の構成と有効な活用法

本書は、第1種衛生管理者試験に合格することを目的に内容を絞り込み、次のように構成しました。

- ●**テキスト**：「関係法令（有害業務に係るもの）」など、本試験の5つの科目の出題順に合わせ、I〜Vで構成。
- ●**練習問題**：テキストの§ごと、または複数の§をまとめた問題。テキストで学習した後どのくらい覚えているか確認することができる。
- ●**攻　略**：試験の科目ごとに、出題率の高い項目の重要事項のまとめ。試験直前に使える。
- ●**模擬試験**：実際の試験問題の科目順と問題数に合わせて2回分を掲載。
- ●**用 語 集**：必要に応じて確認できるよう、説明の必要な語句の意味を掲載。
- ●**索　引**：テキストの大事な語句を五十音順に並べて抽出。語句をヒントに関連する解説ページがわかる。

関係法令で記した法番号は、解説の根拠を示す範囲に留めました。試験で法番号を問われたり、法番号で表したりする問題文はないからです。

本書で掲載した問題は、過去問から抽出し、公表時期がわかるように、たとえば、[H31.4公表][R5.4公表]の形で示しています。また、法改正に合わせて問題文や選択肢の文言を変えた問題については、「一部改変」を加えています。

テキストや問題の解説では、効率よく学習ができるよう、次のような工夫を凝らしています。

POINT	テキストの項目ごとに、試験によく出る事項を簡潔にまとめています。覚えていれば、試験問題の正答率が高くなります。
アドバイス	●引っかけ問題などへの注意喚起。 ●問題を解く上での注意事項やヒント。 これらをまとめた、いわば試験対策です。
用	テキストの解説でこのマークが付いていれば、用語集に解説があることを示します。

加えて、本書には**赤シート**が付いています。テキストや問題の解説で赤シートを使うと、「色文字＋下線」の箇所が一種の穴埋め問題に早変わりします。さらに効果的に記憶学習ができます。ぜひ利用してください。

関係法令

（有害業務に係るもの）

1-1 衛生管理者・産業医

労働安全衛生法では、事業場の業種や有害な業務、規模（常時使用する労働者数）などに応じて、衛生管理者や衛生工学衛生管理者、産業医の選任を義務づけている。

◆ 衛生管理者の選任 （安衛法第12条、安衛令第4条）

衛生管理者とは、一定規模の事業場において衛生に関する技術的事項を管理する者をいう。事業者は、常時 <u>50</u> 人以上の労働者を使用する事業場ごとに、衛生管理者を選任しなければならない。

衛生管理者は、その事業場に<u>専属</u>の者としなければならない。ただし、事業場に 2 人以上の衛生管理者を選任する場合で、その中に**労働衛生コンサルタント**⑯がいるときは、衛生管理者のうち 1 人は<u>専属</u>の者でなくてもよいとされている（安衛則第7条第1項第2号）。たとえば、衛生管理者が 2 人いる事業場で、1 人は専属の衛生管理者、他の 1 人が労働衛生コンサルタントである場合、労働衛生コンサルタントは専属でなくてもよいことになる。

衛生管理者の業務などについては、p.119～120 を参照。

◆ 業種ごとの衛生管理者の資格 （安衛則第7条第1項第3号）

事業者は、表1のように、業種の区分に応じた資格を持つ者の中から衛生管理

■表1　業種の区分と衛生管理者選任資格

業　種	資　格
農林畜水産業、鉱業、建設業、<u>製造業</u>（物の加工業を含む）、電気業、ガス業、水道業、熱供給業、<u>運送業</u>、自動車整備業、機械修理業、<u>医療業</u>及び清掃業	● 第1種衛生管理者免許 ● 衛生工学衛生管理者免許 ● 医師、歯科医師、労働衛生コンサルタント等
その他の業種	● 第1種衛生管理者免許 ● 第2種衛生管理者免許 ● 衛生工学衛生管理者免許 ● 医師、歯科医師、労働衛生コンサルタント等

者を選任しなければならない。

 衛生管理者の選任数 （安衛則第7条第1項第4号）

　衛生管理者の選任数は、事業場の規模に応じて、表2のように定められている。

■表2　衛生管理者の選任数

事業場の規模 （常時使用する労働者数）	衛生管理者の 選任数	事業場の規模 （常時使用する労働者数）	衛生管理者の 選任数
50人以上200人以下	1人以上	1,000人を超え2,000人以下	4人以上
200人を超え500人以下	2人以上	2,000人を超え3,000人以下	5人以上
500人を超え1,000人以下	3人以上	3,000人を超える場合	6人以上

アドバイス　「～超え」には、その数字は含まれない。「200人を超え」ならば201人以上という意味になる。

 専任の衛生管理者が必要な事業場 （安衛則第7条第1項
第5号）

　次に掲げる事業場においては、衛生管理者のうち少なくとも1人を専任の衛生管理者としなければならない。

❶常時1,000人を超える労働者を使用する事業場

❷常時500人を超える労働者を使用する事業場で、坑内労働に常時30人以上の労働者を従事させるもの

❸常時500人を超える労働者を使用する事業場で、労基則第18条各号に掲げる次の有害業務に常時30人以上の労働者を従事させるもの

　●多量の高熱物体を取り扱う業務及び著しく暑熱な場所における業務

　●多量の低温物体を取り扱う業務及び著しく寒冷な場所における業務

　●ラジウム放射線、エックス線その他の有害放射線にさらされる業務

　●土石、獣毛等のじんあいまたは粉末を著しく飛散する場所における業務

　●異常気圧下における業務

　●削岩機、鋲打機等の使用によって身体に著しい振動を与える業務

　●重量物の取扱い等重激なる業務

　●ボイラー製造等強烈な騒音を発する場所における業務

　●鉛、水銀、クロム、砒素、黄りん、弗素、塩素、塩酸、硝酸、亜硫酸、硫酸、一酸化炭素、二硫化炭素、青酸（シアン化水素）、ベンゼン、アニリン、その他これに準ずる有害物の粉じん、蒸気またはガスを発散する場所

アドバイス　塩酸は塩化水素の水溶液で、硝酸などと同じ特定化学物質の第3類物質である。

における業務

 アドバイス　衛生管理者の専属と専任の違いに注意。専属とは1つの事業場に属している者のことで、専任とは1つの事業場で他の業務と兼務することなく衛生管理者の業務だけを遂行する者のこと。

◆ 衛生工学衛生管理者の選任 （安衛則第7条第1項第6号）

衛生工学衛生管理者とは、事業場において衛生工学的対策を業務とする衛生管理者のことをいう。厚生労働大臣が定める講習を受講し、修了試験に合格する必要がある。

常時 500 人を超える労働者を使用する事業場において、次に掲げる業務に労働者を従事させるときは、衛生管理者のうち 1 人を衛生工学衛生管理者免許を受けた者の中から選任しなければならない。

❶ 坑内労働に常時 30 人以上の労働者を従事させるもの
❷ 労基則第 18 条各号に掲げる業務のうち、次の有害業務に常時 30 人以上の労働者を従事させるもの
- 多量の高熱物体を取り扱う業務及び著しく暑熱な場所における業務
- ラジウム放射線、エックス線その他の有害放射線にさらされる業務
- 土石、獣毛等のじんあいまたは粉末を著しく飛散する場所における業務
- 異常気圧下における業務
- 鉛、水銀、クロム、砒素、黄りん、弗素、塩素、塩酸、硝酸、亜硫酸、硫酸、一酸化炭素、二硫化炭素、青酸、ベンゼン、アニリン、その他これに準ずる有害物の粉じん、蒸気またはガスを発散する場所における業務

アドバイス　衛生工学衛生管理者の選任が必要な有害業務に「多量の低温物体を取り扱う業務及び著しく寒冷な場所における業務」は含まれないことに注意。

◆ 産業医 （安衛法第13条）

 産業医とは、事業場において労働者が健康で快適な作業環境のもとで仕事が行えるよう、専門的立場から指導・助言を行う医師をいう。

(1) 産業医の選任 （安衛令第5条、安衛則第13条第1項第4号）

事業者は、常時 50 人以上の労働者を使用する事業場ごとに、医師のうちから産業医を選任し、労働者の健康管理等を行わせなければならない。

常時 3,000 人を超える労働者を使用する事業場では、2 人以上の産業医を選任しなければならない。

その他、産業医の業務などについては、p. 120〜121 を参照。

(2) 専属の産業医が必要な事業場 （安衛則第13条第1項第3号）

次に掲げる事業場においては、<u>専属</u>の産業医を選任しなければならない。

❶ 常時 <u>1,000</u> 人以上の労働者を使用する事業場

❷ 次の業務に常時 <u>500</u> 人以上の労働者を従事させる事業場

- 多量の<u>高熱</u>物体を取り扱う業務及び著しく<u>暑熱</u>な場所における業務
- 多量の<u>低温</u>物体を取り扱う業務及び著しく<u>寒冷</u>な場所における業務
- <u>ラジウム</u>放射線、<u>エックス</u>線その他の有害放射線にさらされる業務
- 土石、獣毛等の<u>じんあい</u>または<u>粉末</u>を著しく飛散する場所における業務
- <u>異常気圧</u>下における業務
- 削岩機、鋲打機等の使用によって、身体に著しい<u>振動</u>を与える業務
- <u>重量</u>物の取扱い等重激な業務
- ボイラー製造等強烈な<u>騒音</u>を発する場所における業務
- <u>坑内</u>における業務
- <u>深夜</u>業を含む業務
- 水銀、砒素、黄りん、<u>弗化水素酸</u>（ふっかすいそさん）、塩酸、硝酸、硫酸、青酸、か性アルカリ、石炭酸その他これらに準ずる有害物を取り扱う業務
- 鉛、水銀、クロム、砒素、黄りん、弗化水素、塩素、塩酸、硝酸、亜硫酸、硫酸、一酸化炭素、二硫化炭素、青酸、ベンゼン、アニリンその他これらに準ずる有害物の<u>ガス</u>、<u>蒸気</u>または<u>粉じん</u>を発散する場所における業務
- <u>病原体</u>によって汚染のおそれが著しい業務

有害業務等を行う事業場における、専任の衛生管理者や衛生工学衛生管理者の選任、専属の産業医の必要の有無をまとめると、次ページの表3のようになる。

POINT

- 2人以上の衛生管理者のうち、1人が労働衛生コンサルタントである場合、その労働衛生コンサルタントは専属でなくてもよい。
- 常時500人を超え1,000人以下の労働者を使用する事業場では、3人以上の衛生管理者を選任する。
- 専任の衛生管理者の選任要件は、常時500人を超える労働者を使用し、坑内労働や有害業務に常時30人以上の労働者を従事させる事業場。
- 常時500人を超える労働者を使用し、坑内労働や一定の有害業務に常時30人以上の労働者を従事させる事業場では、衛生管理者のうち1人を衛生工学衛生管理者免許保持者とする。
- 専属の産業医の選任要件は、常時1,000人以上の労働者を使用する事業場、または一定の有害業務等に常時500人以上の労働者を従事させる事業場。

■表3　有害業務等と衛生管理者などの選任

有害業務等	専任の衛生管理者	衛生工学衛生管理者	専属の産業医
	500人超えの労働者のうち有害業務等従事者常時30人以上		有害業務等従事者常時500人以上
坑内における業務	○	○	○
多量の高熱物体を取り扱う業務及び著しく暑熱な場所における業務	<u>○</u>	<u>○</u>	<u>○</u>
多量の低温物体を取り扱う業務及び著しく寒冷な場所における業務	<u>○</u>	<u>×</u>	<u>○</u>
ラジウム放射線、エックス線その他の有害放射線にさらされる業務	○	○	○
土石、獣毛等のじんあいまたは粉末を著しく飛散する場所における業務	○	○	○
異常気圧下における業務	○	○	○
削岩機、鋲打機等の使用によって身体に著しい振動を与える業務	○	×	○
重量物の取扱い等重激なる業務	○	×	○
ボイラー製造等強烈な騒音を発する場所における業務	○	×	○
鉛、水銀、クロム、砒素、黄りん、弗素、塩素、塩酸、硝酸、亜硫酸、硫酸、一酸化炭素、二硫化炭素、青酸、ベンゼン、アニリン、その他これに準ずる有害物の粉じん、蒸気またはガスを発散する場所における業務	<u>○</u>	<u>○</u>	○（弗素は弗化水素に置き換える。）
水銀、砒素、黄りん、弗化水素酸、塩酸、硝酸、硫酸、青酸、か性アルカリ、石炭酸その他これらに準ずる有害物を取り扱う業務	×	×	○
深夜業を含む業務	×	<u>×</u>	<u>○</u>
病原体によって汚染のおそれが著しい業務	×	×	○

＊○印は、それぞれの選任が必要な業務、×印は不要な業務。

20

1-2 作業主任者

　労働安全衛生法第14条では、事業場において行う一定の作業について、作業主任者の選任を義務づけている。

　作業主任者とは、事業場において作業の管理監督を行う者をいう。

　事業者は、都道府県労働局長の免許を受けた者または都道府県労働局長の登録を受けた者が行う技能講習を修了した者のうちから、表4の作業の区分に応じて作業主任者を選任し、労働者の指揮などを行わせなければならない。

■表4　作業主任者の選任が必要な主な作業と資格（安衛令第6条、安衛則別表第1）

作　　業	作業主任者	資格取得
エックス線装置の使用など放射線業務に係る作業	エックス線作業主任者	免許取得者
ガンマ線照射装置を用いて行う透過写真の撮影の作業	ガンマ線透過写真撮影作業主任者	免許取得者
圧気工法により、大気圧を超える気圧下の作業室などにおいて行う作業（高圧室内作業）	高圧室内作業主任者	免許取得者
石綿等（☞ p.57）を取り扱う作業（試験研究のため取り扱う作業を除く）	石綿作業主任者	技能講習修了者
酸素欠乏危険場所における作業	酸素欠乏危険作業主任者	技能講習修了者
特定化学物質を製造し、または取り扱う作業（試験研究のため取り扱う作業を除く）	特定化学物質作業主任者	技能講習修了者
安衛令別表第4第1号から第10号までに掲げる鉛業務に係る作業	鉛作業主任者	技能講習修了者
屋内作業場、またはタンク、船倉、坑の内部などにおいて有機溶剤を製造し、または取り扱う作業（試験研究のため取り扱う作業を除く）	有機溶剤作業主任者	技能講習修了者

　作業主任者の選任を必要としない作業には、①潜水作業、②粉じん作業、③レーザー光線による金属加工の作業などがある。

POINT

- ●試験研究のため、石綿等、特定化学物質、有機溶剤を取り扱う作業では、作業主任者を選任する必要はない。

1-3 機械等の譲渡等の制限

労働安全衛生法では、特定機械等以外の一定の機械等に譲渡等（譲渡、貸与、設置）の制限を設けている。

 譲渡等の制限（安衛法第42条）

特定機械等（ボイラーなど特に危険な作業を必要とするもの）以外の機械等で、次に掲げる機械等は、厚生労働大臣が定める**規格**または**安全装置**を具備しなければ、譲渡し、貸与し、設置してはならない。

❶安衛法別表第2に掲げるものその他危険もしくは有害な作業を必要とするもの。
❷危険な場所で使用するもの、または危険もしくは健康障害を防止するため使用するもののうち、安衛令で定めるもの。

 譲渡等の制限対象の機械等（安衛法別表第2、安衛令第13条第3項、安衛則第26条・第26条の2）

譲渡等の制限が設けられた主な機械等は、表5の通り。

■表5　譲渡等の制限対象の主な機械等

❶安衛法別表第2等	❷安衛令第13条第3項
●絶縁用保護具 ●防じん用／防毒用**電動ファン付き**呼吸用保護具 ●**防じん**マスク(ろ過材及び面体を有するもの) ●防毒マスク（**ハロゲンガス**用、有機ガス用、**一酸化炭素**用、アンモニア用、亜硫酸ガス用)	●工業用**エックス**線装置（定格管電圧が10kV以上のもの） ●工業用**ガンマ**線照射装置 ●**再圧**室㊙　　●**潜水器** ●チェーンソー（排気量**40**cm³以上の内燃機関を有するもの)

譲渡等の制限の**対象**となっていない装置や器具には、①化学**防護服**、②**送気**マスク、③**防音**保護具、④**防振**手袋、⑤放射線**測定器**などがある。

POINT
- ●譲渡等の制限対象の主な機械等：ハロゲンガス用防毒マスク、特定エックス線装置、排気量40cm³以上の内燃機関を有するチェーンソー。

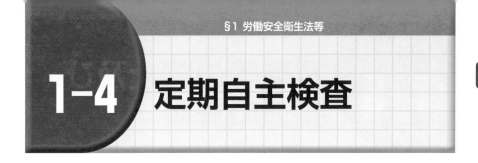

労働安全衛生法第45条では、一定の装置等について、**定期自主検査**（ていきじしゅけんさ）の実施を義務づけている。

事業者は、表6に掲げる装置等について、原則として、<u>1年以内ごとに1回</u>、定期に、自主検査を行い、その結果を<u>3年間</u>保存しなければならない。

■表6 定期自主検査対象の主な装置等と検査頻度 （安衛令第15条第1項、有機則等）

装置・設備	対象作業	検査頻度
局所排気装置 （☞ p.82）	●<u>屋内</u>作業場等において第1種有機溶剤等または第2種有機溶剤等を取り扱う作業、及び、<u>タンク</u>等の内部において吹付けによる第3種有機溶剤等を取り扱う作業	1年以内
プッシュプル型換気装置⊕	●<u>鉛等</u>を取り扱う作業 ●特定化学物質の第1類または第2類を取り扱う作業 ●<u>粉じん</u>作業 ●石綿等の粉じんが発散する屋内作業	
除じん装置	●鉛等を取り扱う作業 ●一定の特定化学物質を取り扱う作業 ●一定の特定<u>粉じん</u>作業 ●石綿等の粉じんが発散する屋内作業	
排ガス処理装置	●<u>弗化水素</u>などの特定化学物質を取り扱う作業（一酸化炭素を含有する気体を除く）	
排液処理装置	●<u>塩酸</u>などの特定化学物質を取り扱う作業（アンモニアを除く）	
特定化学設備及びその附属設備	●特定化学物質のうち、特定第2類物質または第3類物質を取り扱う作業	<u>2年以内</u>
ガンマ線照射装置	●透過写真の撮影に用いられる作業	1か月以内 6か月以内*

＊線源容器の遮へい能力の異常の有無の検査。

定期自主検査の**対象となっていない**装置等には、①<u>全体換気</u>装置⊕、②<u>木工用丸のこ</u>盤を使用する作業場所に設けた局所排気装置などがある。

POINT

●特定化学物質のうち、第3類物質を使用する屋内作業場所に設けた局所排気装置やプッシュプル型換気装置は、定期自主検査の対象ではない。

1-5 製造等の禁止及び製造の許可

労働安全衛生法では、有害性の高い物質について、製造等の禁止や製造の許可の規定を設けている。

製造等の禁止（安衛法第55条、安衛令第16条）

黄りんマッチ、ベンジジン、ベンジジンを含有する製剤その他の労働者に重度の健康障害を生じるものは、製造等（製造、輸入、譲渡、提供、使用）を行ってはならない。

製造等を禁止されている物質は、次の通り。

❶黄りんマッチ

❷ベンジジン及びその塩

❸4-アミノジフェニル及びその塩

❹石綿（石綿分析用試料等（☞p.57）を除く）

❺4-ニトロジフェニル及びその塩

❻ビス（クロロメチル）エーテル

❼ベーターナフチルアミン及びその塩

❽ベンゼンを含有するゴムのりで、その含有するベンゼンの容量が当該ゴムのりの溶剤（希釈剤を含む）の5％を超えるもの

❾上の❷❸❺❻❼の物質をその重量の1％を超えて含有する製剤、または❹の石綿をその重量の0.1％を超えて含有する製剤

アドバイス　「その重量」とは、製剤の総重量のこと。また、特定化学物質（ベンゼンを除く）や有機溶剤に指定されていれば、製造等は禁止されていない。出題されたら、選択肢の物質が特定化学物質や有機溶剤かどうかを先に見極めるとよい。

ただし、試験研究を目的とする場合は、あらかじめ、都道府県労働局長の許可を受けて、上記の物質を製造・輸入・使用することができる。

製造の許可 （安衛法第 56 条、安衛令第 17 条）

　ジクロルベンジジン、ジクロルベンジジンを含有する製剤その他の労働者に重度の健康障害を生ずるおそれのあるものを製造しようとする者は、<u>あらかじめ</u>、厚生労働大臣の<u>許可</u>を受けなければならない。

　製造の許可が必要な物質には、次に掲げる特定化学物質の第 1 類物質と石綿分析用試料等がある。

❶ ジクロルベンジジン及びその塩

❷ <u>アルファ-ナフチルアミン</u>及びその塩

❸ 塩素化ビフェニル（別名：PCB）

❹ オルト-トリジン及びその塩

❺ <u>ジアニシジン</u>及びその塩

❻ <u>ベリリウム</u>及びその化合物

❼ <u>ベンゾトリクロリド</u>

❽ 上の❶〜❻の物質をその重量の 1 ％を超えて含有する製剤、または❼のベンゾトリクロリドをその重量の 0.5 ％を超えて含有する製剤その他の物（合金にあっては、ベリリウムをその重量の 3 ％を超えて含有するものに限る）。

　許可を受けた製造者は、その製造設備を、厚生労働大臣の定める基準に適合するように維持し、また、厚生労働大臣の定める基準に適合する作業方法に従って製造しなければならない。

　厚生労働大臣は、製造者の製造設備や作業方法が基準に適合していないと認めるときは、基準に適合するように製造設備を修理し、改造し、もしくは移転し、または基準に適合する作業方法に従って製造すべきことを命ずることができる。

　また、厚生労働大臣は、製造者がこの法律もしくはこれに基づく命令の規定、またはこれらの規定に基づく処分に違反したときは、許可を取り消すことができる。

POINT

● 製造等を禁止されている主な物質には、ベンジジン及びその塩がある。

● あらかじめ製造許可を必要とする主な第 1 類物質には、アルファ-ナフチルアミン、ジアニシジン、ベリリウム化合物、ベンゾトリクロリドがある。

1-6 特別の 安全衛生教育

　労働安全衛生法第59条第3項では、危険または有害な業務に労働者を就かせるときは、その業務に関する安全または衛生のための**特別の教育**の実施を義務づけている。

　特別の教育の主な対象業務は、次の通り（安衛則第36条）。

❶チェーンソーを用いて行う立木の伐木、かかり木の処理または造材の業務
❷潜水作業者への送気の調節を行うためのバルブまたはコックを操作する業務
❸酸素欠乏危険場所における業務
❹エックス線装置または**ガンマ**線照射装置を用いて行う透過写真の**撮影**の業務
❺特定粉じん作業に係る業務
❻石綿等が使用されている建築物等の**解体**等の作業に係る業務
❼廃棄物の焼却施設に設置された廃棄物焼却炉、集じん機等の設備の**解体**等の業務及びこれに伴うばいじん及び**焼却灰**その他の燃え殻を取り扱う業務

　特別の教育の対象に**該当しない**業務には、①強烈な**騒音**を発する場所における作業に係る業務、②人力により**重量物**を取り扱う業務、③**潜水**業務、④チェーンソー**以外**の振動工具を取り扱う業務、⑤**特定化学**物質を取り扱う業務、⑥**有機溶剤**業務、⑦**鉛**業務などがある。

　また、事業者は、特別の教育の科目の全部または一部について、十分な**知識及び技能**を有していると認められる労働者については、その科目の特別の教育を省略することができる（安衛則第37条）。

　事業者は、特別の教育を行ったときは、受講者、科目等の記録を作成して、これを3年間保存しておかなければならない（安衛則第38条）。

POINT

- 特別の教育の主な対象業務には、チェーンソーを用いて行う造材の業務、エックス線装置またはガンマ線照射装置を用いて行う透過写真の撮影業務、石綿等が使用されている建築物の解体等の作業に係る業務がある。

1-7 作業環境測定

労働安全衛生法では、有害な業務に従事する労働者の健康を保持するために、屋内作業場などの作業環境測定を義務づけている。

◆ 作業環境測定の概要 （安衛法第65条第1項）

事業者は、有害な業務を行う屋内作業場その他一定の作業場では、必要な作業環境測定 （☞p.80）を行い、その結果を記録し、一定期間保存しておかなければならない。

作業環境測定の対象作業場、測定頻度、記録の保存期間などは、表7の通り。なお、表7の◎印の作業環境測定は、**作業環境測定士**、または**作業環境測定機関**が実施しなければならない（作業環境測定法第3条、作業環境測定法施行令第1条）。

■表7　作業環境測定の概要 （安衛令第21条、安衛則・石綿則他）

	対象作業場		測定事項	測定頻度	記録の保存
◎	石綿等を取り扱う屋内作業場		空気中の石綿の濃度	6か月以内	40年間
	著しい騒音を発する屋内作業場		等価騒音レベル（☞p.95）	6か月以内	3年間
	中央管理方式の空気調和設備を設けている事務室		一酸化炭素及び二酸化炭素の含有率	2か月以内	3年間
	作坑内業場の	炭酸ガスが停滞する場所	炭酸ガス濃度	1か月以内	3年間
		気温が28℃を超える場所	気温	半月以内	
		通気設備の設置場所	通気量		
	酸素欠乏危険場所		空気中の酸素濃度（第2種酸素欠乏危険作業では、空気中の酸素及び硫化水素濃度）	その日の作業開始前	3年間
	暑熱、寒冷または多湿の屋内作業場		気温、湿度、ふく射熱	半月以内	3年間
◎	特定化学物質を製造し、取り扱う屋内作業場（第3類物質を除く）		第1類物質、第2類物質の空気中の濃度	6か月以内	3年間（特別管理物質は30年間）

■表7　作業環境測定の概要（つづき）

	対象作業場	測定事項	測定頻度	記録の保存
◎	常時特定粉じん作業を行う屋内作業場	空気中の粉じんの濃度	6か月以内	7年間
◎	一定の鉛業務を行う屋内作業場	空気中の鉛濃度	1年以内	3年間
◎	放射線業務を行う作業場	空気中の放射性物質の濃度	1か月以内	5年間
◎	有機溶剤を製造し、取り扱う屋内作業場（第3種有機溶剤等を除く）	空気中の有機溶剤の濃度	6か月以内	3年間

アドバイス　特定化学物質の第3類物質や第3種有機溶剤等を製造し、取り扱う屋内作業場は対象外であることに注意。

◆ 作業環境測定の対象作業場の具体的な業務

　表7に示した作業環境測定の対象作業場のうち、著しい騒音を発する屋内作業場や暑熱、寒冷または多湿の屋内作業場、一定の鉛業務を行う屋内作業場で行う具体的な業務について、主なものを以下に掲げる。

(1) 著しい騒音を発する屋内作業場の業務（安衛則第588条）

　著しい騒音を発する屋内作業場の主な業務は、❶動力により駆動されるハンマーを用いる金属の鍛造または成型の業務、❷チッパーによりチップする業務。

(2) 暑熱、寒冷または多湿の屋内作業場の業務（安衛則第587条）

　暑熱、寒冷または多湿の屋内作業場の主な業務は、❶溶融ガラスからガラス製品を成型する業務、❷多量の液体空気、ドライアイス等を取り扱う業務、❸多量の蒸気を使用する金属または非金属の洗浄またはめっきの業務。

(3) 一定の鉛業務を行う屋内作業場の業務（安衛令第21条第8号）

　一定の鉛業務を行う屋内作業場の主な業務は、❶鉛蓄電池を解体する工程において鉛等を切断する業務、❷鉛ライニングの業務。

- 作業環境測定士が実施する作業環境測定は、石綿等、特定化学物質、特定粉じん、鉛、放射線、有機溶剤を取り扱う6つの作業場。
- 測定頻度：著しい騒音を発する屋内作業場は6か月以内、通気設備設置の坑内作業場は半月以内、暑熱・寒冷・多湿の屋内作業場は半月以内、鉛業務を行う屋内作業場は1年以内、放射線業務を行う作業場は1か月以内。

1-8 有害な作業環境の衛生基準

労働安全衛生規則では、有害な作業環境の衛生基準として、立入禁止や休憩設備の設置などを定めている。

◆ 有害な作業環境への立入禁止 （安衛則第585条）

事業者は、次の場所に関係者以外の者が立ち入ることについて、禁止する旨を見やすい箇所に表示するなどの方法により禁止するとともに、表示以外の方法により禁止したときは、その場所が立入禁止である旨を見やすい箇所に表示しなければならない。

❶多量の<u>高熱</u>物体を取り扱う場所または著しく<u>暑熱</u>な場所
❷多量の<u>低温</u>物体を取り扱う場所または著しく<u>寒冷</u>な場所
❸有害な光線または超音波にさらされる場所
❹炭酸ガス（二酸化炭素）濃度が<u>1.5</u>％を超える場所
❺酸素濃度が<u>18</u>％に満たない場所
❻硫化水素濃度が100万分の<u>10</u>（<u>10</u>ppm[⊕]）を超える場所
❼ガス、蒸気または粉じんを発散する有害な場所
❽有害物を取り扱う場所
❾<u>病原</u>体による汚染のおそれの著しい場所

立入りを禁止された場所の周囲において作業に従事する者は、これらの場所には、みだりに立ち入ってはならない。

◆ 病原体の処理・騒音の伝ぱの防止

事業者は、病原体により汚染された排気、排液または廃棄物については、<u>消毒</u>、<u>殺菌</u>等適切な処理をした後に、排出し、または廃棄しなければならない（安衛則第581条）。

事業者は、強烈な騒音を発する屋内作業場においては、その伝ぱを防ぐため、<u>隔壁</u>を設ける等必要な措置を講じなければならない（安衛則第584条）。

ダイオキシン類の濃度等の測定 （安衛則第 592 条の2）

　事業者は、廃棄物の焼却施設において、ばいじん及び焼却灰その他の燃え殻を取り扱う業務（設備の解体などの業務及びこれに伴うばいじん及び焼却灰その他の燃え殻を取り扱う業務を除く）を行う作業場については、6か月以内ごとに1回、定期に、作業場における空気中のダイオキシン類の濃度を測定しなければならない。

　廃棄物の焼却施設に設置された廃棄物焼却炉、集じん機等の設備の解体などの業務及びこれに伴うばいじん及び焼却灰その他の燃え殻を取り扱う業務に係る作業を行うときは、作業を開始する前に、作業に係る設備の内部に付着した物に含まれるダイオキシン類の含有率を測定しなければならない。

 ## ふく射熱からの保護 （安衛則第 608 条第 1 項）

　事業者は、屋内作業場に多量の熱を放散する溶融炉などがあるときは、加熱された空気を直接屋外に排出し、またはその放射するふく射熱から労働者を保護する措置を講じなければならない。

 ## 坑内の気温 （安衛則第 611 条）

　事業者は、坑内における気温を37℃以下としなければならない。ただし、高温による健康障害を防止するため必要な措置を講じて人命救助または危害防止に関する作業をさせるときは、この限りでない。

 ## 有害作業場の休憩設備の設置 （安衛則第 614 条）

　事業者は、著しく暑熱、寒冷または多湿の作業場、有害なガス、蒸気または粉じんを発散する作業場その他有害な作業場においては、作業場外に休憩の設備を設けなければならない。

　ただし、坑内等特殊な作業場でこれによることができないやむを得ない事由があるときは、この限りでない。

POINT

- ●主な立入禁止場所は、多量の高熱物体を取り扱う場所、炭酸ガス（二酸化炭素）濃度が1.5％を超える場所、病原体による汚染のおそれの著しい場所。
- ●著しく暑熱または多湿の作業場においては、坑内等特殊な作業場でやむを得ない事由がある場合を除き、作業場外に休憩の設備を設ける。

1-9 特別な健康診断

労働安全衛生法では、有害な業務に従事する労働者に対して、特別な項目について医師による健康診断の実施を義務づけている。

◆ 医師による特別な健康診断 （安衛法第66条第2項、石綿則他）

特別な健康診断（とくべつ けんこうしんだん）（特殊健康診断☞ p.107〜108）とは、有害な業務に常時従事する労働者の健康を保持するために事業者に義務づけられた健康診断をいう。

事業者は、有害な業務に常時従事する労働者に対し、<u>雇入</u>時、その業務への<u>配置替え</u>の際及びその業務に就いた後、原則として<u>6</u>か月以内ごとに1回、定期に、医師による特別の項目について、健康診断を行わなければならない。

特別な健康診断の対象の有害な業務、主な検査項目、実施頻度、健康診断個人票の保存期間は、表8の通り。

■表8　特別な健康診断の概要 （安衛令第22条第1項、石綿則他）

対象業務	主な検査項目	実施頻度	個人票の保存期間
石綿の粉じんを発散する場所における業務	●<u>胸部エックス線</u>直接撮影による検査	6か月以内	40年間
高気圧業務（高圧室内業務または潜水業務）	●耳鳴り等の自覚症状の有無の検査 ●四肢の<u>運動機能</u>の検査 ●尿中の<u>糖</u>及び<u>蛋白</u>の有無の検査	6か月以内	5年間
四アルキル鉛等業務（隔離室で遠隔操作により行うものを除く）	●血液中の鉛の量の検査 ●尿中の<u>デルタアミノレブリン酸</u>の量の検査	6か月以内	5年間
特定化学物質を製造し、取り扱う業務（第3類物質を除く）	●物質の種類による（特化則別表第3）	原則6か月以内	<u>5</u>年間（特別管理物質は<u>30</u>年間）
鉛業務（隔離室で遠隔操作により行うものを除く）	●尿中の<u>デルタアミノレブリン酸</u>の量の検査	原則6か月以内	5年間

■表8　特別な健康診断の概要（つづき）

対象業務	主な検査項目	実施頻度	個人票の保存期間
放射線業務	●白血球数及び白血球百分率の検査 ●赤血球数及び血色素量または**ヘマトクリット**値（☞p.209）の検査 ●白内障の検査	6か月以内	30年間
屋内作業場等において有機溶剤を製造し、取り扱う業務（第3種有機溶剤等の場合はタンク等の内部に限る）	医師が必要と認める項目 ●肝機能検査 ●腎機能検査	6か月以内	5年間

特別な健康診断結果の通知・報告 （安衛法第66条の6）

　事業者は、特別な健康診断を受けた労働者に対し、<u>遅滞なく</u>、健康診断の結果を<u>通知</u>しなければならない。また、<u>定期</u>の健康診断に限り、健康診断結果報告書を所轄労働基準監督署長に<u>提出</u>しなければならない（石綿則他）。

歯科医師による健康診断 （安衛法第66条第3項、安衛令第22条第3項）

　事業者は、一定の有害な業務に従事する労働者に対し、歯科医師による健康診断を行わなければならない。ここでいう有害な業務は、塩酸、硝酸、硫酸、亜硫酸、弗化水素、黄りんその他歯またはその支持組織に有害な物のガス、蒸気または粉じんを発散する場所における業務とする。

　事業者は、これらの有害な業務に常時従事する労働者に対し、その<u>雇入</u>時、その業務への<u>配置替え</u>の際及びその業務に就いた後、<u>6</u>か月以内ごとに1回、定期に、歯科医師による健康診断を行わなければならない（安衛則第48条）。

　事業者は、有害な業務に常時従事する労働者に対し、<u>定期</u>の歯科医師による健康診断を行ったときは、<u>遅滞なく</u>、有害な業務に係る歯科健康診断結果報告書を所轄労働基準監督署長に<u>提出</u>しなければならない（安衛則第52条第2項）。

じん肺健康診断

　じん肺法によるじん肺健康診断は、粉じん作業についての職歴の調査やエックス線写真（直接撮影による胸部全域のエックス線写真）による検査などによって行われる。

(1) じん肺管理区分・定期健康診断の実施 （じん肺法第4条第2項・第8条）

　じん肺健康診断の結果に基づき、表9のように、じん肺管理区分を管理1から管理4までに区分し、常時粉じん作業に従事する労働者等に対して、区分に応じて定期健康診断などの健康管理を行わなければならない。

■表9　じん肺管理区分と定期健康診断の頻度

管理区分	じん肺健康診断の結果	定期健康診断
管理1	じん肺の<u>所見</u>がないと認められるもの	3年以内に1回
管理2	エックス線写真の像が第<u>1</u>型で、じん肺による著しい<u>肺機能</u>の障害がないと認められるもの	1年以内に1回
管理3	イ　エックス線写真の像が第<u>2</u>型で、じん肺による著しい<u>肺機能</u>の障害がないと認められるもの	
管理3	ロ　エックス線写真の像が第3型または第4型で、じん肺による著しい肺機能の障害がないと認められるもの	
管理4	(1) エックス線写真の像が第4型と認められるもの (2) エックス線写真の像が第1型、第2型、第3型または第4型で、じん肺による著しい肺機能の障害があると認められるもの	

　じん肺管理区分が管理<u>4</u>と決定された者及び合併症にかかっていると認められる者は、<u>療養</u>を要するものとする（じん肺法第23条）。

(2) じん肺管理区分の決定手続き （じん肺法第13条第2項）

　都道府県労働局長は、事業者から、じん肺の所見があると診断された労働者について、エックス線写真及びじん肺健康診断の結果を証明する書面等が提出されたときは、これらを基礎として、<u>地方じん肺</u>診査医の診断または審査により、当該労働者についてじん肺管理区分を決定する。

(3) 記録の作成・保存 （じん肺法第17条）

　事業者は、じん肺健康診断に関する記録を作成し、この記録及びエックス線写真を<u>7</u>年間保存しなければならない。

POINT
- 高圧室内業務・潜水業務の健康診断検査項目は、四肢の運動機能の検査。
- 鉛健康診断の検査項目は、尿中のデルタアミノレブリン酸の量の検査。
- 放射線業務の健康診断検査項目は、赤血球数及び血色素量またはヘマトクリット値や白内障の検査。

1-10 健康管理手帳

労働安全衛生法では、重度の健康障害を発症するおそれのある業務に従事していた者を健康管理手帳の交付対象としている。

◆ 健康管理手帳の交付 (安衛法第67条第1項・第3項)

都道府県労働局長は、がんその他の重度の健康障害を生ずるおそれのある業務に従事していた者のうち、一定の要件に該当する者に対し、離職の際、または離職の後に、その業務に係る健康管理手帳を交付するものとする。ただし、現にその業務に係る健康管理手帳を所持している者については、新たに交付しない。

健康管理手帳の交付対象業務、交付の要件は、表10の通り。

■表10　健康管理手帳の交付対象業務・交付要件 (安衛令第23条、安衛則第53条第1項)

交付対象業務	交付要件
ジアニシジン及びその塩を製造し、または取り扱う業務	3か月以上の従事経験者
ベータ-ナフチルアミン及びその塩を製造し、または取り扱う業務	
ベンジジン及びその塩を製造し、または取り扱う業務	
1,2-ジクロロプロパンを取り扱う業務（印刷機などの設備の清掃業務に限る）	2年以上の従事経験者
MOCAを製造し、または取り扱う業務	
ビス（クロロメチル）エーテルを製造し、または取り扱う業務	3年以上の従事経験者
ベンゾトリクロリドを製造し、または取り扱う業務	
塩化ビニルを重合⑪する業務、または遠心分離機を用いてポリ塩化ビニルの懸濁液⑭から水を分離する業務	4年以上の従事経験者
クロム酸及び重クロム酸ならびにこれらの塩を製造し、または取り扱う業務	
オルト-トルイジンを製造し、または取り扱う業務	5年以上の従事経験者
コークスまたは製鉄用発生炉ガスを製造する業務	

■表10　健康管理手帳の交付対象業務・交付要件（つづき）

交付対象業務	交付要件
無機砒素化合物の製造工程で粉砕をし、三酸化砒素の製造工程で焙焼・精製を行うなどの業務	5年以上の従事経験者
石綿等の製造・取扱いに伴い石綿の粉じんを発散する場所における業務	次のいずれかに該当すること。 ●両肺野に石綿による不整形陰影、または石綿による胸膜肥厚があること。 ●石綿等が吹き付けられた建築物・工作物等の解体作業などに1年以上従事した経験があり、かつ、初めて石綿等の粉じんにばく露⑱した日から10年以上を経過していること。 ●10年以上の従事経験者
粉じん作業に係る業務	じん肺管理区分が管理2または管理3であること。
ベリリウム及びその化合物を製造し、または取り扱う業務	両肺にベリリウムによるび慢性の結節性陰影があること。

　健康管理手帳の交付対象に**該当しない**業務には、①特定化学物質では、<u>水銀</u>、シアン化ナトリウム、ベンゼン、<u>硝酸</u>などを取り扱う業務、②メタノールなどを取り扱う<u>有機溶剤</u>業務、③<u>鉛</u>業務などがある。

アドバイス　特定化学物質のうち、第3類物質を取り扱う業務はすべて健康管理手帳の交付対象ではない。第1類物質と第2類物質は物質による。物質名でしっかり覚える。

健康管理手帳の申請（安衛則第53条第3項）

　健康管理手帳の交付を申請しようとする者は、申請書に必要書類を添えて、離職の際であれば事業場の所轄都道府県労働局長に、離職後であれば申請者の住所を管轄する都道府県労働局長に提出する。

POINT

- 健康管理手帳の主な交付対象は、ビス（クロロメチル）エーテルを製造・取り扱う業務で3年以上の従事経験がある者、粉じん作業の業務でじん肺管理区分が管理2または管理3であること。
- 健康管理手帳の交付対象に該当しない主な業務は、特定化学物質では水銀、シアン化ナトリウム、ベンゼン、硝酸などを取り扱う業務、メタノールなどを取り扱う有機溶剤業務、鉛業務。

1-11 記録の作成・報告

　事業者が法令に基づき衛生管理者の選任などの措置を行ったときの記録の作成や、**所轄労働基準監督署長**への報告・提出をまとめると、表11のようになる。ここでは、有害な業務か否かにかかわらず、すべての事業者を対象として掲げた。

■表11　記録の作成・報告

種　類	作成する記録等	報告・提出
総括安全衛生管理者	選任報告書	○
衛生管理者		
安全管理者㊟		
産業医		
衛生委員会	議事録	×
定期自主検査	対象装置・設備ごとに規定された事項	×
特別の安全衛生教育	実施記録	×
作業環境測定	測定記録	×
特別な健康診断	健康診断の種類に応じた結果報告書（**定期**のものに限る）	○
雇入時の健康診断	健康診断結果	×
定期健康診断	定期健康診断結果報告書（常時**50**人以上の労働者を使用する事業者に義務化）	○
ストレスチェック	心理的な負担の程度を把握するための検査結果等報告書（常時**50**人以上の労働者を使用する事業者に義務化）	○
長時間労働者への面接指導	面接指導結果の記録	×
事業の廃止（特別管理物質または石綿等の取扱い事業者）	特化則、石綿則に定められた記録や健康診断個人票など	○

＊○印は所轄労働基準監督署長に提出を要するもの、×印は提出不要のもの。

POINT

● 所轄労働基準監督署長への報告・提出が不要なものは、作業主任者の選任、定期自主検査の結果、作業環境測定の結果、雇入時の健康診断結果。

[R 2.10 公表]

問1 　常時 800 人の労働者を使用する製造業の事業場における衛生管理体制に関する (1)～(5) の記述のうち、法令上、誤っているものはどれか。

　　ただし、800 人中には、製造工程において次の業務に常時従事する者が含まれているが、他に有害業務に従事している者はいないものとし、衛生管理者及び産業医の選任の特例はないものとする。

　　鉛の粉じんを発散する場所における業務‥‥‥‥‥‥ 30 人
　　深夜業を含む業務‥‥‥‥‥‥‥‥‥‥‥‥‥‥‥‥‥300 人

(1)　衛生管理者は、3 人以上選任しなければならない。

(2)　衛生管理者のうち 1 人については、この事業場に専属ではない労働衛生コンサルタントのうちから選任することができる。

(3)　衛生管理者のうち 1 人を、衛生工学衛生管理者免許を有する者のうちから選任しなければならない。

(4)　衛生管理者のうち少なくとも 1 人を、専任の衛生管理者としなければならない。

(5)　産業医は、この事業場に専属の者を選任しなければならない。

[R 2.4 公表]

問2 　ある製造業の事業場の労働者数及び有害業務等従事状況並びに産業医及び衛生管理者の選任の状況は、次の①～③のとおりである。この事業場の産業医及び衛生管理者の選任についての法令違反の状況に関する (1)～(5) の記述のうち、正しいものはどれか。

　　ただし、産業医及び衛生管理者の選任の特例はないものとする。

①　労働者数及び有害業務等従事状況

　　常時使用する労働者数は 800 人であり、このうち、深夜業を含む業務に常時 500 人が、著しく暑熱な場所における業務に常時 20 人が従事している。

②　産業医の選任の状況

　　選任している産業医は 1 人である。この産業医は、この事業場に専属の者ではないが、産業医としての法令の要件を満たしている医師である。

③　衛生管理者の選任の状況

　　選任している衛生管理者は 3 人である。このうち 1 人は、この事業場に専属でな

い労働衛生コンサルタントで、衛生工学衛生管理者免許を有していない。

　他の2人は、この事業場に専属で、共に衛生管理者としての業務以外の業務を兼任しており、また、第一種衛生管理者免許を有しているが、衛生工学衛生管理者免許を有していない。

- (1)　選任している産業医がこの事業場に専属でないことが違反である。
- (2)　選任している衛生管理者数が少ないことが違反である。
- (3)　衛生管理者として選任している労働衛生コンサルタントがこの事業場に専属でないことが違反である。
- (4)　衛生工学衛生管理者免許を有する者のうちから選任した衛生管理者が1人もいないことが違反である。
- (5)　専任の衛生管理者が1人もいないことが違反である。

[R 3. 4 公表]

問3　次の作業のうち、法令上、作業主任者を選任しなければならないものはどれか。

- (1)　製造工程において硝酸を用いて行う洗浄の作業
- (2)　強烈な騒音を発する場所における作業
- (3)　レーザー光線による金属加工の作業
- (4)　セメント製造工程においてセメントを袋詰めする作業
- (5)　潜水器からの給気を受けて行う潜水の作業

[R 4. 10 公表]

問4　厚生労働大臣が定める規格を具備しなければ、譲渡し、貸与し、又は設置してはならない機械等に該当するものは、次のうちどれか。

- (1)　聴覚保護具
- (2)　防振手袋
- (3)　化学防護服
- (4)　放射線装置室
- (5)　排気量 40cm^3 以上の内燃機関を内蔵するチェーンソー

[R 5. 4 公表]

問5　次の装置のうち、法令上、定期自主検査の実施義務が規定されているものはどれか。

- (1)　塩化水素を重量の 20%含有する塩酸を使用する屋内の作業場所に設けた局所排気装置
- (2)　アーク溶接を行う屋内の作業場所に設けた全体換気装置

(3) エタノールを使用する作業場所に設けた局所排気装置

(4) アンモニアを使用する屋内の作業場所に設けたプッシュプル型換気装置

(5) トルエンを重量の 10%含有する塗料を用いて塗装する屋内の作業場所に設けた局所排気装置

[R 3. 10公表]

問6 次の特定化学物質を製造しようとするとき、労働安全衛生法に基づく厚生労働大臣の許可を必要としないものはどれか。

(1) ベンゾトリクロリド

(2) ベリリウム

(3) オルト-フタロジニトリル

(4) ジアニシジン

(5) アルファ-ナフチルアミン

[R 4. 10公表]

問7 次の業務に労働者を就かせるとき、法令に基づく安全又は衛生のための特別の教育を行わなければならないものに該当しないものはどれか。

(1) 石綿等が使用されている建築物の解体等の作業に係る業務

(2) 潜水作業者への送気の調節を行うためのバルブ又はコックを操作する業務

(3) 廃棄物の焼却施設において焼却灰を取り扱う業務

(4) 特定化学物質のうち第二類物質を取り扱う作業に係る業務

(5) エックス線装置を用いて行う透過写真の撮影の業務

[R 2.4公表]

問8 次の法定の作業環境測定を行うとき、作業環境測定士に測定を実施させなければならないものはどれか。

(1) チッパーによりチップする業務を行い著しい騒音を発する屋内作業場における等価騒音レベルの測定

(2) パルプ液を入れてある槽の内部における空気中の酸素及び硫化水素の濃度の測定

(3) 有機溶剤等を製造する工程で有機溶剤等の混合の業務を行う屋内作業場における空気中のトルエン濃度の測定

(4) 溶融ガラスからガラス製品を成型する業務を行う屋内作業場における気温、湿度及びふく射熱の測定

(5) 通気設備が設けられている坑内の作業場における通気量の測定

問9 労働安全衛生規則の衛生基準について、誤っているものは次のうちどれか。

(1) 硫化水素濃度が 5 ppm を超える場所には、関係者以外の者が立ち入ることを禁止し、かつ、その旨を見やすい箇所に表示しなければならない。

(2) 強烈な騒音を発する屋内作業場においては、その伝ぱを防ぐため、隔壁を設ける等必要な措置を講じなければならない。

(3) 屋内作業場に多量の熱を放散する溶融炉があるときは、加熱された空気を直接屋外に排出し、又はその放射するふく射熱から労働者を保護する措置を講じなければならない。

(4) 病原体により汚染された排気、排液又は廃棄物については、消毒、殺菌等適切な処理をした後に、排出し、又は廃棄しなければならない。

(5) 著しく暑熱又は多湿の作業場においては、坑内等特殊な作業場でやむを得ない事由がある場合を除き、休憩の設備を作業場外に設けなければならない。

解答&解説

問1 答：(5)

(1)：正しい。常時 500 人を超え 1,000 人以下（この事業場は 800 人）の労働者を使用する事業場では、衛生管理者を 3 人以上選任しなければならない。

(2)：正しい。事業場に 2 人以上の衛生管理者がおり、このうち 1 人が**労働衛生コンサルタント**である場合、衛生管理者の 1 人は専属である必要はないと定められている。この事業場には 3 人以上の衛生管理者がいることになるので、そのうち 1 人は、事業場に**専属でない**労働衛生コンサルタントのうちから選任することができる。

(3)、(4)：正しい。常時 500 人を超える労働者を使用し、鉛の粉じんを発散する場所における業務に常時従事する労働者が 30 人以上の事業場では、衛生管理者のうち 1 人を**衛生工学衛生管理者免許**を有する者のうちから選任し、衛生管理者のうち少なくとも 1 人を**専任の衛生管理者**としなければならない。

(5)：「専属の者」は誤り。専属の産業医の選任要件は、常時 1,000 人以上の労働者を使用する事業場、または、有害業務等に常時 500 人以上の労働者を従事させる事業場。この事業場は、深夜業を含む業務及び鉛の粉じんを発散する場所における業務に常時従事する労働者がどちらも 500 人未満なので、専属の産業医を選任する必要はない。

問2 答：(1)

(1)：正しい。深夜業を含む業務に常時従事する労働者が 500 人以上（この事業場は 500 人）の事業場では、**専属の産業医**を選任しなければならない。よって、法令違反である。

(2)：「少ないことが違反」は誤り。常時 500 人を超え 1,000 人以下（この事業場は 800 人）の労働者を使用する事業場に必要な衛生管理者数は 3 人以上（この事業場は 3 人）

なので、違反していない。

(3)：「専属でないことが違反」は誤り。事業場に2人以上の衛生管理者がおり、このうち1人が**労働衛生コンサルタント**である場合、衛生管理者の1人は専属である必要はないと定められている。この事業場には3人の衛生管理者がいるので、そのうち1人は、事業場に専属でない労働衛生コンサルタントのうちから選任することができる。

(4)、(5)：「1人もいないことが違反」は誤り。事業場の業務に有害業務等が含まれる場合、衛生工学衛生管理者免許を有する衛生管理者や専任の衛生管理者の選任要件は、常時500人を超える労働者を使用し、有害業務に常時従事させる労働者が30人以上の事業場。この事業場は、常時500人を超える労働者を使用しているが、著しく暑熱な場所における業務に常時従事する労働者が20人なので、**衛生工学衛生管理者免許**を有する衛生管理者も、**専任の衛生管理者**も選任する必要はない。

問3　答：(1)

(1)：選任が必要。硝酸は特定化学物質。**特定化学物質**を取り扱う作業では、**特定化学物質作業主任者**を選任しなければならない。

(2)〜(5)：選任は不要。強烈な騒音を発する場所における作業、レーザー光線による金属加工の作業（レーザー業務）、セメント製造工程においてセメントを袋詰めする作業（粉じん作業）、潜水器からの給気を受けて行う潜水作業では、いずれも作業主任者を選任する必要はない。

問4　答：(5)

(5)：該当する。排気量40cm³以上の内燃機関を内蔵する**チェーンソー**には、譲渡等の制限が設けられている。

(1)〜(4)：該当しない。聴覚保護具、防振手袋、化学防護服、放射線装置室には、いずれも譲渡等の制限は設けられていない。

問5　答：(5)

(1)、(4)：実施対象ではない。塩化水素を重量の1％を超えて含有する塩酸やアンモニアは特定化学物質の第3類物質。第3類物質を使用する屋内の作業場所に設けた局所排気装置やプッシュプル型換気装置は、定期自主検査の対象装置ではない。

(2)：実施対象ではない。アーク溶接を行う作業場所に設けたものを含め、**全体換気装**置は定期自主検査の対象装置ではない。

(3)：実施対象ではない。エタノールは、有機則で定める有機溶剤ではないため、作業場所に設けた局所排気装置は定期自主検査の対象装置ではない。

(5)：実施対象。トルエンを重量の5％を超えて含有する塗料は**第2種有機溶剤等**。第2種有機溶剤等を取り扱う**屋内**の作業場所に設けた**局所排気装置**は、定期自主検査の対象装置。

問6　答：(3)

製造しようとするとき、あらかじめ、厚生労働大臣の許可を必要とする特定化学物質は**第1類物質**。これに該当しないものが答。

(3)：許可不要。オルト-フタロジニトリルは第2類物質。

(1)、(2)、(4)、(5)：許可必要。ベンゾトリクロリド、ベリリウム、ジアニシジン、アルファ−ナフチルアミンは、いずれも**第1類物質**。

問7　答：(4)

(4)：該当しない。第2類物質を含め**特定化学**物質を取り扱う作業に係る業務は、特別の教育の対象業務ではない。

(1)～(3)、(5)：該当する。**石綿等**が使用されている建築物の**解体等**の作業に係る業務、**潜水作業者**への送気の調節を行うためのバルブまたはコックを操作する業務、廃棄物の**焼却施設**において**焼却灰を取り扱う業務**、**エックス線装置**を用いて行う透過写真の**撮影**の業務、これらの業務に労働者を就かせるときは、特別の教育を行わなければならない。

問8　答：(3)

(1)：チッパーによりチップする業務を行い著しい**騒音**を発する屋内作業場における等価騒音レベルの測定は、作業環境測定士でなくてもよい。

(2)：パルプ液を入れてある槽の内部（第2種酸素欠乏危険場所）における空気中の酸素及び硫化水素の濃度の測定は、作業環境測定士でなくてもよい。

(3)：トルエンは**第2種有機溶剤**。第1種有機溶剤等や第2種有機溶剤等を取り扱う屋内作業場における空気中の有機溶剤の濃度の測定は、作業環境測定士に実施させなければならない。

(4)：溶融ガラスからガラス製品を成型する業務を行う屋内作業場（**暑熱**の屋内作業場）における気温、湿度及びふく射熱の測定は、作業環境測定士でなくてもよい。

(5)：通気設備が設けられている**坑内**の作業場における通気量の測定は、作業環境測定士でなくてもよい。

問9　答：(1)

(1)：「5 ppm」は誤り。硫化水素濃度が10ppm を超える場所には、関係者以外の者が立ち入ることを禁止し、かつ、その旨を見やすい箇所に表示しなければならない。

(2)：正しい。**強烈な騒音**を発する屋内作業場においては、その伝ぱを防ぐため、**隔壁を設ける**等必要な措置を講じなければならない。

(3)：正しい。屋内作業場に**多量の熱**を放散する溶融炉があるときは、加熱された空気を直接**屋外**に**排出**し、またはその放射するふく**射熱**から労働者を保護する措置を講じなければならない。

(4)：正しい。**病原体**により汚染された排気、排液または廃棄物については、**消毒**、**殺菌**等適切な処理をした後に、排出し、または廃棄しなければならない。

(5)：正しい。著しく**暑熱**または**多湿**の作業場においては、坑内等特殊な作業場でやむを得ない事由がある場合を除き、休憩の設備を**作業場外**に設けなければならない。

2-1 有機溶剤中毒予防規則

ゆうきようざいちゅうどくよぼうきそく
　有機溶剤中毒予防規則は、作業場において有機溶剤業務に従事する労働者の有機溶剤中毒による健康障害を予防するための省令。

 有機溶剤の性質

　有機溶剤は、他の物質を溶かす性質を持つ有機化合物の総称。常温では<u>液体</u>で、揮発性が高いため、<u>蒸気</u>となって作業者の呼吸を通じて体内に吸収されやすく、また、<u>脂溶性</u>（油に溶けやすい性質）があるため、皮膚からも吸収される。

 用語の定義（有機則第1条・第2条）

　有機溶剤中毒予防規則で使用する用語の意義は、次の通り。

- **有機溶剤**：安衛令別表第6の2に掲げる有機溶剤をいう。
- **有機溶剤等**：有機溶剤または有機溶剤含有物をいう。
- **有機溶剤含有物**：有機溶剤と有機溶剤以外の物との混合物で、有機溶剤をその混合物の重量の<u>5</u>％を超えて含有するものをいう。

　たとえば、第1種有機溶剤を総重量の4％、第2種有機溶剤を総重量の8％含有し、残りは有機溶剤以外の物質からなる混合物の場合は、第2種有機溶剤等に分類される。

- **屋内作業場等**：屋内作業場のほか、船舶・車両・タンク等の内部をいう。
- **タンク等の内部**：地下室の内部その他通風が不十分な屋内作業場、船倉の内部その他通風が不十分な船舶の内部、タンク・ピット・坑などの内部のほか、通風が不十分な場所などをいう。

◆ **有機溶剤の区分**（安衛令別表第6の2、有機則第1条・第25条）

　有機溶剤は、次ページの表12のように、**第1種有機溶剤等**、**第2種有機溶剤等**、**第3種有機溶剤等**の3つに区分される。

　事業者は、屋内作業場等において有機溶剤業務に労働者を従事させるときは、

種類	物質名	表示
第1種有機溶剤等	● 1,2-ジクロル*エチレン（別名：二塩化アセチレン） ● <u>二硫化炭素</u>	第1種有機溶剤等 <u>赤</u>
第2種有機溶剤等	●アセトン　　　　●キシレン　　　　●酢酸エチル ●トルエン　　　　●メタノール 　　　　　　　　　　　　　全35物質（☞ 後見返し）	第2種有機溶剤等 <u>黄</u>
第3種有機溶剤等	●ガソリン　　　●コールタールナフサ（ソルベントナフサを含む）　　●石油エーテル　　●石油ナフサ ●石油ベンジン　　　　　　全7物質（☞ 後見返し）	第3種有機溶剤等 <u>青</u>

＊「クロル」は「クロロ」と表記されることがある。

その有機溶剤業務に係る有機溶剤等の区分を、色分け及び色分け以外の方法により、見やすい場所に表示しなければならない。

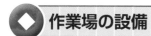

作業場の設備

有機溶剤業務を行う作業場に設ける設備は、種ごとに定められている。

(1) 第1種有機溶剤等・第2種有機溶剤等 （有機則第5条）

事業者は、<u>屋内</u>作業場等において、第1種有機溶剤等または第2種有機溶剤等に係る有機溶剤業務に労働者を従事させるときは、作業場所に次の設備・装置を設けなければならない。ただし、有機溶剤等を入れたことのある**タンク**の内部における業務を除く。

- ●有機溶剤の蒸気の発散源を<u>密閉</u>する設備
- ●<u>局所</u>排気装置　　　●**プッシュプル**型換気装置[⊕]

(2) 第3種有機溶剤等 （有機則第6条）

事業者は、**タンク**等の内部において、第3種有機溶剤等に係る有機溶剤業務に労働者を従事させるときは、作業場所に次の設備・装置を設けなければならない。ただし、有機溶剤等を入れたことのある**タンク**の内部及び<u>吹付け</u>による業務を除く。

- ●有機溶剤の蒸気の発散源を<u>密閉</u>する設備
- ●<u>局所</u>排気装置　　　●**プッシュプル**型換気装置
- ●<u>全体換気</u>装置[⊕]

タンク等の内部において、<u>吹付け</u>による第3種有機溶剤等の業務に労働者を従事させるときは、作業場所に有機溶剤の蒸気の発散源を<u>密閉</u>する設備、<u>局所</u>排気装置、**プッシュプル**型換気装置を設けなければならない。

(3) 設備の特例 （有機則第8条〜第10条）

　設備の特例として、有機溶剤業務のうち、❶<u>臨時</u>に行う業務、❷<u>短時間</u>の業務（繰り返し作業を除く）、❸局所排気装置などの設置が<u>困難</u>な場合などは、条件（全体換気装置の設置、送気マスクの使用）によって、有機溶剤の蒸気の発散源を密閉する設備や局所排気装置、プッシュプル型換気装置などを設けなくてよいとされている。

◆ 換気装置の性能等

　事業者は、作業場所に設ける局所排気装置などの装置について一定の措置を講じなければならない。

(1) 排気口 （有機則第15条の2）

　事業者は、局所排気装置、プッシュプル型換気装置、全体換気装置または排気管等の排気口を直接<u>外気</u>に向かって開放しなければならない。

　また、事業者は、<u>空気清浄装置</u> （☞p.83） を設けていない局所排気装置、プッシュプル型換気装置または排気管等の排気口の高さを屋根から <u>1.5</u>m 以上としなければならない。ただし、排気口から排出される有機溶剤の濃度が厚生労働大臣が定める濃度に満たない場合は、この限りでない。

(2) 局所排気装置の性能 （有機則第16条）

　局所排気装置は、表13のように、型式に応じた制御風速を出し得る能力を有するものでなければならない。

■表13　局所排気装置の性能

型　式		制御風速 (m/s)
囲い式フード		<u>0.4</u>
外付け式フード	側方吸引型	<u>0.5</u>
	下方吸引型	0.5
	上方吸引型	<u>1.0</u>

◆ その他の有機溶剤業務の措置

　有機溶剤等の色分けや作業場の設備のほか、有機溶剤業務に労働者を従事させる事業者に義務づけられている主な措置は、次ページの表14の通り。

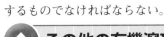

- ●有機溶剤等の色分け表示：第1種は赤、第2種は黄、第3種は青。
- ●作業場所に設ける局所排気装置の制御風速の出し得る能力は、囲い式フードでは 0.4m/s、側方吸引型外付け式フードでは 0.5m/s。
- ●作業環境測定と定期の有機溶剤等健康診断は、どちらも6か月以内ごとに1回、実施する。

■表14　有機溶剤業務の主な措置

	措　　　置
有機溶剤作業主任者の選任 (有機則第19条)	●屋内作業場等において、有機溶剤を製造し、または取り扱うときは、有機溶剤作業主任者技能講習を修了した者のうちから、有機溶剤作業主任者を選任する。ただし、有機溶剤等を用いて行う試験研究の業務を除く。
定期自主検査 (有機則第20条・第20条の2・第21条)	●第1種有機溶剤等または第2種有機溶剤等の有機溶剤業務を行う屋内作業場等（第3種有機溶剤等の場合は、吹付けによる業務を行うタンク等の内部）に設けた局所排気装置またはプッシュプル型換気装置について、1年以内ごとに1回、定期に、自主検査を行う（1年を超える期間使用しないものは、使用しない期間においてはこの限りでない）。 ●自主検査を行ったときは、一定の事項を記録し、これを3年間保存する。
掲示 (有機則第24条)	●屋内作業場等において、有機溶剤業務に労働者を従事させるときは、❶有機溶剤により生ずるおそれのある疾病の種類及びその症状、❷有機溶剤等の取扱い上の注意事項、❸有機溶剤による中毒が発生したときの応急処置を見やすい場所に掲示する。
作業環境測定 (有機則第28条、作業環境測定法第3条)	●第1種有機溶剤等及び第2種有機溶剤等に係る有機溶剤業務を行う屋内作業場では、6か月以内ごとに1回、定期に、その有機溶剤の空気中の濃度を測定する。 ●測定を行ったときは、そのつど一定の事項を記録し、これを3年間保存する。 ●測定は、作業環境測定士、または作業環境測定機関が実施する。
有機溶剤等健康診断 (有機則第29条・第30条)	●屋内作業場等（第3種有機溶剤等にあってはタンク等の内部に限る）において、有機溶剤業務に常時従事する労働者に対し、雇入れの際、その業務への配置替えの際及びその後6か月以内ごとに1回、定期に、特別な項目について医師による健康診断を行う。 ●健康診断の結果に基づき、有機溶剤等健康診断個人票を作成し、これを5年間保存する。
緊急診断 (有機則第30条の4)	●労働者が有機溶剤により著しく汚染され、またはこれを多量に吸入したときは、速やかに、その労働者に医師による診察または処置を受けさせる。
呼吸用保護具を使用する業務 (有機則第33条)	次の業務に従事する労働者には、送気マスク、有機ガス用防毒マスクまたは有機ガス用の防毒機能を有する電動ファン付き呼吸用保護具を使用させる。 ●第3種有機溶剤等に係る有機溶剤業務で、全体換気装置を設けたタンク等の内部における業務。 ●プッシュプル型換気装置を設け、ブース内の気流を乱すおそれのある形状を有する物について有機溶剤業務を行う屋内作業場等における業務。
空容器の処理 (有機則第36条)	●有機溶剤等を入れてあった空容器で有機溶剤の蒸気が発散するおそれのあるものについては、容器を密閉するか、または容器を屋外の一定の場所に集積しておく。

46

2-2 粉じん障害防止規則

粉じん障害防止規則は、粉じんにさらされる労働者の健康障害を防止するための省令。

粉じんとは

粉じんとは、一般的には、空気またはガスなどに含まれる固体の粒子をいう。粉じん障害防止規則では、鉱物等（土石、岩石または鉱物）の掘削やセメントなどを袋詰めする作業などで発生する粒子をいう。粉じんを吸引しつづけると肺は線維増殖性変化を起こすことがある（☞p.99）。

用語の定義 （粉じん則第2条）

粉じん障害防止規則で使用する用語の意義は、次の通り。

- **粉じん作業**：粉じん則別表第1に掲げる、<u>手持式</u>動力工具により鉱物等を掘削する場所における作業、ガラスを製造する工程において原料を溶鉱炉に<u>投げ入れる</u>作業、セメントやフライアッシュ®を<u>袋詰め</u>する作業、耐火物を用いた炉を<u>解体</u>する作業などをいう。
- **特定粉じん発生源**：粉じん則別表第2に掲げる、坑内において鉱物等を<u>動力</u>により掘削する箇所、<u>屋内</u>作業場においてガラスを製造する工程で原料を<u>混合</u>する箇所、<u>屋内</u>作業場においてセメントやフライアッシュ、粉状のアルミニウムを<u>袋詰め</u>する箇所などをいう。
- **特定粉じん作業**：粉じん作業のうち、その粉じん発生源が特定粉じん発生源であるものをいう。

アドバイス 同じ作業でも、「手持式動力工具」や「可搬式動力工具」を使用するときは粉じん作業に、それ以外の動力を使用するときは特定粉じん作業に区分されることが多い。

粉じん発生源の設備等

粉じん発生源に設ける設備は、作業区分に応じて定められている。

(1) 特定粉じん発生源の設備等 （粉じん則第4条）

事業者は、特定粉じん発生源における粉じんの発散を防止するため、<u>屋内</u>の特定粉じん発生源については、その区分に応じて次のいずれかの措置またはこれと同等以上の措置を講じなければならない。

- <u>湿潤</u>な状態に保つための設備の設置
- <u>密閉</u>する設備の設置
- <u>局所</u>排気装置の設置
- <u>プッシュプル</u>型換気装置の設置

(2) 特定粉じん発生源以外の設備等 （粉じん則第5条）

事業者は、特定粉じん作業<u>以外</u>の粉じん作業を行う屋内作業場については、粉じん作業に係る粉じんを減少させるため、<u>全体換気</u>装置による換気の実施またはこれと同等以上の措置を講じなければならない。

 特定粉じん発生源の設備の要件等

特定粉じん発生源に設置する局所排気装置やプッシュプル型換気装置、除じん装置には、一定の設置要件や方式が定められている。

(1) 局所排気装置等の要件 （粉じん則第11条）

事業者は、特定粉じん発生源に設ける局所排気装置については、次に定めるところに適合するものとしなければならない。

❶フード （☞ p.83）は、粉じんの発生源ごとに設けられ、かつ、外付け式フードは、粉じん発生源にできるだけ<u>近い</u>位置に設けられていること。

❷ダクト （☞ p.83）は、長さができるだけ短く、ベンドの数ができるだけ少なく、かつ、適当な箇所に掃除口が設けられている等掃除しやすい構造のものであること。

❸除じん装置を付設する局所排気装置の排風機 （☞ p.83）は、原則として、除じんをした後の<u>空気</u>が通る位置に設けられていること。

❹排出口は、原則として、<u>屋外</u>に設けられていること。

プッシュプル型換気装置については、上の❷～❹に適合するものとしなければならない。

(2) 除じん装置の設置・方式 （粉じん則第10条・第13条第1項）

事業者は、一定の特定粉じん発生源に設ける局所排気装置及びプッシュプル型換気装置には、<u>除じん</u>装置を設けなければならない。

これらの除じん装置は、ヒューム⑰とヒューム以外の粉じんとに応じて、表15

のいずれかの除じん方式ま
たはこれらと同等以上の性
能を有する除じん方式によ
る除じん装置としなければ
ならない。

■表15　除じん方式

粉じんの種類	除じん方式
ヒューム	●ろ過除じん方式 ●電気除じん方式
ヒューム以外の粉じん	●サイクロンによる除じん方式 ●スクラバ®による除じん方式 ●ろ過除じん方式 ●電気除じん方式

 ## その他の粉じん作業の措置

　粉じん作業場の設備のほか、粉じん作業に労働者を従事させる事業者に義務づけられている主な措置は、表16の通り。

■表16　粉じん作業の主な措置

	措　置
定期自主検査 （粉じん則第17条第2項・第18条）	●局所排気装置、プッシュプル型換気装置及び除じん装置については、1年以内ごとに1回、定期に、自主検査を行う（1年を超える期間使用しないものは、使用しない期間においてはこの限りでない）。 ●自主検査を行ったときは、一定の事項を記録し、これを3年間保存する。
休憩設備 （粉じん則第23条）	●粉じん作業に労働者を従事させるときは、粉じん作業を行う作業場以外の場所に休憩設備を設ける。ただし、坑内等特殊な作業場で、これによることができないやむを得ない事由があるときを除く。
清掃の実施 （粉じん則第24条）	●粉じん作業を行う屋内の作業場所については、毎日1回以上、清掃を行う。
作業環境測定 （粉じん則第25条・第26条第1項・第2項・第8項）	●常時特定粉じん作業を行う屋内作業場については、6か月以内ごとに1回、定期に、作業場における空気中の粉じんの濃度を測定する。（鉱物等の特定粉じん作業を行う屋内作業場については、粉じん中の遊離けい酸の含有率を測定する。） ●測定を行ったときは、そのつど、一定の事項を記録して、これを7年間保存する。

POINT

●屋内の特定粉じん発生源に設ける設備・装置は、湿潤な状態に保つための設備、密閉する設備、局所排気装置、プッシュプル型換気装置のいずれか。

●粉じん作業を行う屋内の作業場所は、毎日1回以上、清掃を行う。

●作業環境測定：常時特定粉じん作業を行う屋内作業場では、6か月以内ごとに1回、定期に、空気中の粉じんの濃度を測定し、一定の事項を記録して、これを7年間保存する。

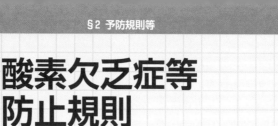

2-3 酸素欠乏症等防止規則

酸素欠乏症等防止規則は、空気中の酸素濃度が低い場所などで作業を行う労働者の酸素欠乏症等を防止するための省令。

◆ 用語の定義 (酸欠則第2条)

酸素欠乏症等防止規則で使用する用語の意義は、次の通り。

- **酸素欠乏**：空気中の酸素の濃度が18%未満である状態をいう。
- **酸素欠乏等**：空気中の酸素の濃度が18%未満である状態または空気中の硫化水素の濃度が100万分の10（10ppm※）を超える状態をいう。
- **酸素欠乏症**：酸素欠乏の空気を吸入することにより生ずる症状が認められる状態をいう（☞ p.105）。
- **硫化水素中毒**：硫化水素の濃度が100万分の10（10ppm）を超える空気を吸入することにより生ずる症状が認められる状態をいう。
- **酸素欠乏症等**：酸素欠乏症または硫化水素中毒をいう。
- **第1種酸素欠乏危険作業**：第2種酸素欠乏危険作業以外の作業をいう。
- **第2種酸素欠乏危険作業**：❶海水が滞留したことのあるピットの内部など、❷し尿、汚水、パルプ液その他腐敗し、または分解しやすい物質を入れてあり、または入れたことのある暗きょやピットなどの内部で、酸素欠乏症及び硫化水素中毒にかかるおそれのある場所における作業をいう。

◆ 作業環境測定 (酸欠則第3条)

事業者は、酸素欠乏危険場所において作業を行う作業場について、その日の作業を開始する前に、空気中の酸素の濃度を測定しなければならない。

第2種酸素欠乏危険作業に係る作業場にあっては、その日の作業を開始する前に、空気中の酸素及び硫化水素の濃度を測定しなければならない。

事業者は、測定を行ったときは、そのつど、一定の事項を記録して、これを3年間保存しなければならない。

換気 (酸欠則第5条・第5条の2)

　事業者は、酸素欠乏危険作業に労働者を従事させる場合は、作業を行う場所の空気中の酸素の濃度を <u>18</u>％以上に保つように換気しなければならない。第<u>2</u>種酸素欠乏危険作業に係る場所にあっては、空気中の酸素の濃度を <u>18</u>％以上、かつ、<u>硫化水素</u>の濃度を 100 万分の 10 以下に保つように換気しなければならない。

　酸素または硫化水素の濃度が法定の基準を満たすようにするため、酸素欠乏危険作業を行う場所の換気が行われるときは、<u>純酸素</u>を使用してはならない。

　爆発、酸化等を防止するため換気することができない場合または作業の性質上換気することが著しく困難な場合は、労働者の人数と同数以上の空気呼吸器等（<u>空気</u>呼吸器、<u>酸素</u>呼吸器または<u>送気</u>マスク）を備え、労働者にこれを使用させる。

 その他の酸素欠乏危険作業の措置

　作業環境測定や換気、保護具の使用のほか、酸素欠乏危険作業に労働者を従事させる事業者に義務づけられている主な措置は、表 17 の通り。

■表17　酸素欠乏危険作業の主な措置

	措　　置
酸素欠乏危険作業主任者の選任 (酸欠則第11条)	●第1種酸素欠乏危険作業の場合は、<u>酸素欠乏</u>危険作業主任者技能講習または<u>酸素欠乏・硫化水素</u>危険作業主任者技能講習を修了した者のうちから、酸素欠乏危険作業主任者を選任する。 ●第2種酸素欠乏危険作業の場合は、<u>酸素欠乏・硫化水素</u>危険作業主任者技能講習を修了した者のうちから、酸素欠乏危険作業主任者を選任する。
特別の教育 (酸欠則第12条)	●第1種酸素欠乏危険作業の業務に労働者を就かせるときは、労働者に対し、第1種酸素欠乏危険作業に係る特別の教育を行う。 ●第2種酸素欠乏危険作業の業務に労働者を就かせるときは、労働者に対し、第2種酸素欠乏危険作業に係る特別の教育を行う。
作業指揮者の選任 (酸欠則第25条の2)	●<u>し尿</u>、汚水など腐敗・分解しやすい物質を入れてあり、または入れたことのあるポンプや配管等などを改造、修理、清掃等を行う場合で、これらの設備を<u>分解</u>する作業に労働者を従事させるときは、硫化水素中毒の防止について必要な知識を有する者のうちから<u>指揮者</u>を選任し、作業を指揮させる。

POINT

- 作業環境測定：その日の作業を開始する前に、酸素欠乏危険作業を行う作業場では空気中の酸素の濃度を、第2種酸素欠乏危険作業を行う作業場では空気中の酸素及び硫化水素の濃度を測定する。
- 換気ができない場合は、労働者に空気呼吸器等を使用させる。

2-4 特定化学物質障害予防規則

特定化学物質障害予防規則は、化学物質によるがん、皮膚炎、神経障害など、労働者の健康障害を予防するための省令。

◆ 特定化学物質の区分

特定化学物質とは、労働者に重い健康障害を発生させる可能性が高い化学物質として、安衛令別表第3で定められた物質をいう。

特定化学物質は、障害を引き起こすばく露量や管理の程度などによって、第1類物質～第3類物質に区分される。

(1) 特定化学物質の区分 （安衛令別表第3、特化則第2条第1項）

特定化学物質の区分は、表18の通り。

■表18　特定化学物質の区分

類	物　質
第1類物質 (製造許可物質)	●ジクロルベンジジン及びその塩 ●アルファーナフチルアミン及びその塩 ●塩素化ビフェニル（別名：PCB）　　●オルト-トリジン及びその塩 ●ジアニシジン及びその塩　　　　　●ベリリウム及びその化合物 ●ベンゾトリクロリド　　●上の物質を含有する製剤その他の物
第2類物質	●塩素　　●オルト-トルイジン　　●**クロム**酸及びその塩 ●クロロホルム　　●コールタール　　●酸化プロピレン ●**シアン化**カリウム　　●**シアン化**ナトリウム　　●四塩化炭素 ●重クロム酸及びその塩　　●スチレン　　●トリクロロエチレン ●ナフタレン　　●弗化水素　　●ベンゼン ●ホルムアルデヒド　　●硫化水素　　　全60物質（☞前見返し）
第3類物質	●アンモニア　　●一酸化炭素　　●塩化水素　　●硝酸 ●二酸化硫黄　　●フェノール　　●ホスゲン　　●硫酸 ●上の物質を含有する製剤その他の物

アドバイス　特定化学物質の物質名は覚えきれないとあきらめず、まず、製造許可物質である第1類物質と頻出する第3類物質を確実に覚えるとよい。

(2) 第1類物質の製造許可 （安衛法第56条第1項、特化則第48条）

　特定化学物質のうち、労働者に重度の健康障害を生じるおそれのある第1類物質を製造しようとする者は、<u>あらかじめ</u>、厚生労働大臣の<u>許可</u>を受けなければならない。製造の許可は、第1類物質ごとに、かつ、製造するプラントごとに行う。

(3) 第2類物質の分類 （特化則第2条）

　第2類物質は、さらに、次の4つに分類される （☞前見返し）。

❶特定第2類物質 （オルト-トルイジン及びその製剤など）

❷特別有機溶剤等 （クロロホルムなどの特別有機溶剤及びその製剤）

　　有機溶剤のうち、発がんのおそれがある物質については、有機則から除外され、特別有機溶剤等として特化則対象物質に指定されている。ただし、呼吸用保護具などの規定は有機則が一部適用される。

❸オーラミン等 （オーラミン及びその製剤など）

❹管理第2類物質 （❶❷❸以外の物質）

(4) 特別管理物質に関する措置

　特別管理物質とは、第1類物質及び第2類物質のうち、発がん性またはその疑いのある物質をいう （☞前見返し）。

　事業者は、特別管理物質を製造し、または取り扱う作業場において行った作業環境測定の記録や、特定化学物質健康診断個人票は<u>30</u>年間保存しなければならない （特化則第36条第3項・第40条第2項）。

　また、特別管理物質を製造し、または取り扱う事業者は、事業を<u>廃止</u>しようとするときは、特別管理物質等関係記録等報告書に、❶<u>作業環境</u>測定の記録またはその写し、❷常時作業に従事した労働者の<u>氏名</u>、作業の<u>概要</u>及び作業に従事した<u>期間</u>などの記録またはその写し、❸特定化学物質健康診断<u>個人票</u>またはその写しを添えて、所轄労働基準監督署長に提出する （特化則第53条）。

◆ 用後処理

　特定化学物質の**用後処理**には、除じん、排ガス処理、排液処理などがある。

(1) 除じん （特化則第9条）

　事業者は、第2類物質の粉じんを含有する気体を排出する製造設備の<u>排気</u>筒または第1類物質もしくは一定の第2類物質の粉じんを含有する気体を排出する作業場所に設けた<u>局所</u>排気装置もしくは<u>プッシュプル</u>型換気装置には、粉じんの粒径に応じ、次ページの表19のいずれかの除じん方式による除じん装置またはこ

れらと同等以上の性能を有する除じん装置を設けなければならない。

■表 19　除じん方式　　　　　　　　　　　　　　　粒径の単位：マイクロメートル（μm）

粉じんの粒径	除じん方式	粉じんの粒径	除じん方式
5 未満	●ろ過除じん方式 ●電気除じん方式	20 以上	●マルチサイクロンによる除じん方式 ●スクラバによる除じん方式 ●ろ過除じん方式 ●電気除じん方式
5 以上 20 未満	●スクラバによる除じん方式 ●ろ過除じん方式 ●電気除じん方式		

(2) 排ガス処理 （特化則第 10 条）

　事業者は、表 20 の物質のガスまたは蒸気を含有する気体を排出する製造設備の排気筒または一定の第 2 類物質を取り扱う作業場所に設けた局所排気装置もしくはプッシュプル型換気装置には、いずれかの処理方式による排ガス処理装置またはこれらと同等以上の性能を有する排ガス処理装置を設けなければならない。

■表 20　排ガス処理方式

物　質	処理方式	物　質	処理方式
アクロレイン	●吸収方式 ●直接燃焼方式	硫化水素	●吸収方式 ●酸化・還元方式
弗化水素	●吸収方式 ●吸着方式	硫酸ジメチル	●吸収方式 ●直接燃焼方式

(3) 排液処理 （特化則第 11 条）

　事業者は、表 21 の物質を含有する排液（第 1 類物質を製造する設備からの排液を除く）については、いずれかの処理方式による排液処理装置またはこれらと同等以上の性能を有する排液処理装置を設けなければならない。

■表 21　排液処理方式

物　質	処理方式	物　質	処理方式
アルキル水銀化合物、硫化ナトリウム	●酸化・還元方式	シアン化カリウム、シアン化ナトリウム	●酸化・還元方式 ●活性汚泥方式
塩酸、硝酸、硫酸	●中和方式	ペンタクロルフェノール（別名：PCP）及びそのナトリウム塩	●凝集沈でん方式

 その他の特定化学物質の製造・取扱いの措置

　用後処理のほか、特定化学物質を製造し、または取り扱う業務に労働者を従事させる事業者に義務づけられている主な措置は、表 22 の通り。

■表 22　特定化学物質の製造・取扱いの主な措置

	措　置
作業場の設備 （特化則第 3 条第 1 項・第 5 条第 1 項・第 38 条の 21 第 1 項）	(1) 第 1 類物質を容器に入れ、容器から取り出し、または反応槽等へ投入する作業を行う作業場所 ● 第 1 類物質のガス、蒸気もしくは粉じんの発散源を<u>密閉</u>する設備 ● <u>囲い式フード</u>の局所排気装置またはプッシュプル型換気装置 (2) 特定第 2 類物質または管理第 2 類物質のガス、蒸気もしくは粉じんが発散する屋内作業場 ● 特定第 2 類物質もしくは管理第 2 類物質のガス、蒸気もしくは粉じんの発散源を密閉する設備 ● 局所排気装置またはプッシュプル型換気装置 (3) 金属アーク溶接等作業®を行う屋内作業場では、溶接ヒュームを減少させるため、<u>全体換気</u>装置による換気の実施またはこれと同等以上の措置を講ずる。
特定化学物質作業主任者の選任 （特化則第 27 条）	● 特定化学物質を製造し、取り扱う作業（特別有機溶剤業務に係る作業を除く）の場合は、特定化学物質及び四アルキル鉛等作業主任者<u>技能講習</u>を修了した者のうちから、特定化学物質作業主任者を選任する。 ● 特別有機溶剤業務に係る作業の場合は、<u>有機溶剤</u>作業主任者技能講習を修了した者のうちから、特定化学物質作業主任者を選任する。 ● 金属アーク溶接等作業の場合は、<u>金属アーク溶接等作業主任者限定</u>技能講習を修了した者のうちから、金属アーク溶接等作業主任者を選任することができる。
定期自主検査 （特化則第 29 条・第 30 条・第 32 条）	● 局所排気装置、プッシュプル型換気装置、除じん装置、排ガス処理装置及び排液処理装置について、<u>1</u> 年以内ごとに 1 回、定期に、装置の種類に応じ自主検査を行う（1 年を超える期間使用しない装置は、使用しない期間においてはこの限りでない）。 ● 自主検査を行ったときは、一定の事項を記録し、これを<u>3</u> 年間保存する。
作業環境測定 （特化則第 36 条）	● 第 1 類物質または第 2 類物質を製造し、または取り扱う屋内作業場（特別有機溶剤業務に係る作業を行う屋内作業場を除く）では、<u>6</u> か月以内ごとに 1 回、定期に、第 1 類物質または第 2 類物質の空気中における濃度を測定する。 ● 測定を行ったときは、そのつど測定結果など一定の事項を記録し、これを<u>3</u> 年間保存する。
特定化学物質健康診断 （特化則第 39 条・第 40 条）	● 第 1 類物質及び一部の第 2 類物質を製造し、または取り扱う業務に常時従事する労働者に対し、業務の区分に応じ、雇入れまたはその業務への配置替えの際及びその後<u>6</u> か月以内ごとに 1 回、定期に、特別の項目について医師による健康診断を行う。 ● 健康診断の結果に基づき、特定化学物質健康診断個人票を作成し、これを<u>5</u> 年間保存する。

POINT

● 第 1 類物質を製造しようとする者は、あらかじめ、厚生労働大臣の許可を受ける。
● 酸（塩酸、硝酸、硫酸）の排液処理は中和方式、シアン化カリウム・シアン化ナトリウムの排液処理は酸化・還元方式もしくは活性汚泥方式で行う。

2-5 電離放射線障害防止規則

でんりほうしゃせんしょうがいぼうしきそく
電離放射線障害防止規則は、放射線業務に従事する労働者が電離放射線にさらされて起こる健康障害を防止するための省令。

電離則でいう**電離放射線**は、粒子線（アルファ線、重陽子線及び陽子線、ベータ線及び電子線、中性子線）または電磁波（ガンマ線及びエックス線）を指す（電離則第2条）。

管理区域の明示（電離則第3条）

かんりくいき
管理区域とは、放射線を取り扱う場所を標識によって明示し、関係者以外の者の立入りを禁止するために設けられた区域で、次のいずれかに該当するものをいう。

❶外部放射線による実効線量（作業場所の放射線量）と空気中の放射性物質による実効線量（人体に取り込まれる可能性のある放射線量）との合計が3か月間につき<u>1.3</u>mSv（ミリシーベルト）を超えるおそれのある区域。

❷放射性物質の表面密度が法令で定める表面汚染に関する限度の10分の1を超えるおそれのある区域。

外部放射線による実効線量の算定は、<u>1</u>cm線量当量（人体の皮膚表面からの深さ1cmで受ける放射線量）によって行う。

放射線業務従事者の被ばく限度（電離則第4条）

事業者は、管理区域内において放射線業務に従事する労働者（男性または妊娠する可能性がないと診断された女性）の受ける実効線量が<u>5</u>年間につき<u>100</u>mSvを超えず、かつ、<u>1</u>年間につき<u>50</u>mSvを超えないようにしなければならない。

妊娠する可能性があると診断された女性の放射線業務従事者の場合は、<u>3</u>か月間につき<u>5</u>mSvを超えないようにしなければならない。

POINT

●管理区域とは、外部放射線による実効線量と空気中の放射性物質による実効線量との合計が3か月間につき1.3mSvを超えるおそれのある区域。

2-6 石綿障害予防規則

　石綿 障 害予防規則は、石綿を含有する建材を使用した建築物の解体作業などにおける石綿ばく露防止対策の徹底を図るための省令。

　石綿（アスベスト）とは、天然に産する繊維状けい酸塩鉱物。現在では、試験研究や石綿分析用試料等（石綿の分析のための試料や教育の用などに供される石綿）を除き、原則として製造等が禁止されている。

　石綿等（石綿及び石綿を総重量の0.1％を超えて含有する製剤）を取り扱う業務に労働者を従事させる事業者に義務づけられている主な措置は、表23の通り。

■表23　石綿等取扱い業務の主な措置

	措　　置
定期自主検査 (石綿則第21条〜 第23条)	●石綿等の粉じんが発散する屋内作業場に設ける局所排気装置、プッシュプル型換気装置、除じん装置については、原則として、1年以内ごとに1回、定期に、装置の種類に応じ自主検査を行う。 ●自主検査を行ったときは、一定の事項を記録し、これを3年間保存する。
作業の記録 (石綿則第35条)	●石綿等の粉じんを発散する場所で常時作業に従事する労働者については、1か月を超えない期間ごとに、労働者の氏名、作業の概要及び作業に従事した期間、事前調査の結果の概要、作業の実施状況の記録の概要などを記録し、これをその労働者が常時当該作業に従事しないこととなった日から40年間保存する。
作業環境測定 (石綿則第36条)	●石綿等を取り扱う屋内作業場について、6か月以内ごとに1回、定期に、石綿の空気中における濃度を測定する。 ●測定を行ったときは、そのつど一定の事項を記録し、これを40年間保存する。
石綿健康診断 (石綿則第40条・ 第41条)	●石綿の粉じんを発散する場所における業務に常時従事する労働者に対し、雇入時または配置替えの際及びその後6か月以内ごとに1回、定期に、特別の項目について医師による健康診断を行う。 ●健康診断の結果に基づき、石綿健康診断個人票を作成し、これをその労働者が常時当該作業に従事しないこととなった日から40年間保存する。
事業廃止の報告 (石綿則第49条)	事業を廃止しようとするときは、石綿関係記録等報告書に次の記録などを添えて、所轄労働基準監督署長に提出する。 ●常時作業に従事する労働者の作業の記録またはその写し ●作業環境測定の記録またはその写し ●石綿健康診断個人票またはその写し

2-7 その他の予防規則等

その他の主な予防規則等には、高気圧作業安全衛生規則や鉛中毒予防規則がある。

 高気圧作業安全衛生規則

高気圧作業安全衛生規則は、高圧室内業務や潜水業務に従事する労働者が高気圧障害などの健康障害の発症を防止するための省令。高圧則で使用する主な用語の意義は、次の通り（高圧則第1条の2）。

- **高気圧障害**：高気圧による減圧症、酸素、窒素または炭酸ガスによる中毒その他の高気圧による健康障害（☞ p.104）をいう。
- **高圧室内業務**：潜函工法その他の圧気工法により、大気圧を超える気圧下の作業室またはシャフトの内部において行う高圧室内作業に係る業務をいう。
- **潜水業務**：潜水器を用い、かつ、空気圧縮機もしくは手押しポンプによる送気またボンベからの給気を受けて、水中において行う業務をいう。
- **作業室**：潜函工法その他の圧気工法による作業を行うための大気圧を超える気圧下の作業室をいう。
- **気こう室**：高圧室内業務に従事する労働者（高圧室内作業者）が、作業室への出入りに際し加圧または減圧を受ける室をいう。

 鉛中毒予防規則

鉛中毒予防規則は、鉛業務に従事する労働者の鉛中毒による健康障害を予防するための省令。

鉛中毒とは、鉛や鉛合金などの摂取を原因とする重金属中毒。鉛の精錬・製錬、鉛電池の製造・解体などを行う作業場で、鉛の粉じんなどを吸入して中毒症状を引き起こすことがある。

また、鉛則で定義する**鉛等**とは、鉛や鉛合金、鉛化合物及びこれらと他との混合物をいう。

練習問題 ❷ §2 予防規則等

[R4.10公表]

問10 有機溶剤等を取り扱う場合の措置について、有機溶剤中毒予防規則に違反しているものは次のうちどれか。

ただし、同規則に定める適用除外及び設備の特例はないものとする。

(1) 屋内作業場で、第二種有機溶剤等が付着している物の乾燥の業務に労働者を従事させるとき、その作業場所の空気清浄装置を設けていない局所排気装置の排気口で、厚生労働大臣が定める濃度以上の有機溶剤を排出するものの高さを、屋根から2mとしている。

(2) 第三種有機溶剤等を用いて払しょくの業務を行う屋内作業場について、定期に、当該有機溶剤の濃度を測定していない。

(3) 屋内作業場で、第二種有機溶剤等が付着している物の乾燥の業務に労働者を従事させるとき、その作業場所に最大0.4m/sの制御風速を出し得る能力を有する側方吸引型外付け式フードの局所排気装置を設け、かつ、作業に従事する労働者に有機ガス用防毒マスクを使用させている。

(4) 屋内作業場で、第二種有機溶剤等を用いる試験の業務に労働者を従事させるとき、有機溶剤作業主任者を選任していない。

(5) 有機溶剤等を入れてあった空容器で有機溶剤の蒸気が発散するおそれのあるものを、屋外の一定の場所に集積している。

[R3.4公表]

問11 屋内作業場において、第二種有機溶剤等を使用して常時洗浄作業を行う場合の措置として、法令上、誤っているものは次のうちどれか。

ただし、有機溶剤中毒予防規則に定める適用除外及び設備の特例はないものとする。

(1) 作業場所に設けた局所排気装置について、外付け式フードの場合は0.4m/sの制御風速を出し得る能力を有するものにする。

(2) 有機溶剤等の区分の色分けによる表示を黄色で行う。

(3) 作業場における空気中の有機溶剤の濃度を、6か月以内ごとに1回、定期に測定し、その測定結果等の記録を3年間保存する。

(4) 作業に常時従事する労働者に対し、6か月以内ごとに1回、定期に、特別の項目について医師による健康診断を行い、その結果に基づき作成した有機溶剤等健

康診断個人票を 5 年間保存する。

(5) 作業場所に設けたプッシュプル型換気装置について、原則として、1 年以内ごとに 1 回、定期に、自主検査を行い、その検査の結果等の記録を 3 年間保存する。

［R 3. 10 公表］

問12 粉じん障害防止規則に基づく措置に関する次の記述のうち、誤っているものはどれか。

ただし、同規則に定める適用除外及び特例はないものとする。

(1) 屋内の特定粉じん発生源については、その区分に応じて密閉する設備、局所排気装置、プッシュプル型換気装置若しくは湿潤な状態に保つための設備の設置又はこれらと同等以上の措置を講じなければならない。

(2) 常時特定粉じん作業を行う屋内作業場については、6 か月以内ごとに 1 回、定期に、空気中の粉じんの濃度の測定を行い、その測定結果等を記録して、これを 7 年間保存しなければならない。

(3) 特定粉じん発生源に係る局所排気装置に、法令に基づき設ける除じん装置は、粉じんの種類がヒュームである場合には、サイクロンによる除じん方式のものでなければならない。

(4) 特定粉じん作業以外の粉じん作業を行う屋内作業場については、全体換気装置による換気の実施又はこれと同等以上の措置を講じなければならない。

(5) 粉じん作業を行う屋内の作業場所については、毎日 1 回以上、清掃を行わなければならない。

［R 1. 10 公表］

問13 酸素欠乏症等防止規則に関する次の記述のうち、誤っているものはどれか。

(1) し尿を入れたことのあるポンプを修理する場合で、これを分解する作業に労働者を従事させるときは、指揮者を選任し、作業を指揮させなければならない。

(2) 汚水を入れたことのあるピットの内部における清掃作業の業務に労働者を就かせるときは、第一種酸素欠乏危険作業に係る特別の教育を行わなければならない。

(3) 爆発、酸化等を防止するため、酸素欠乏危険作業を行う場所の換気を行うことができない場合には、空気呼吸器、酸素呼吸器又は送気マスクを備え、労働者に使用させなければならない。

(4) タンクの内部その他通風が不十分な場所において、アルゴン等を使用して行う溶接の作業に労働者を従事させるときは、作業を行う場所の空気中の酸素の濃度を 18%以上に保つように換気し、又は労働者に空気呼吸器等を使用させなければ

ならない。

(5)　第一種酸素欠乏危険作業を行う作業場については、その日の作業を開始する前に、当該作業場における空気中の酸素濃度を測定しなければならない。

解答＆解説

問10　答：（3）

(1)：違反していない。**空気清浄装置を設けていない局所排気装置**の**排気口**で、厚生労働大臣が定める濃度以上の有機溶剤を排出するものの高さは、屋根から **1.5m 以上**（この事業場では 2 m）と規定されている。

(2)：違反していない。**第 3 種有機溶剤等**を取り扱う屋内作業場については、**作業環境測定**が義務づけられていない。

(3)：「0.4m/s」は違反している。第 2 種有機溶剤等の業務を行う屋内作業場に設ける側方吸引型外付け式フードの局所排気装置は、0.5m/s の制御風速を出し得る能力を有するものにしなければならない。

(4)：違反していない。**試験の業務として有機溶剤等を用いる**場合は、**有機溶剤作業主任者**を選任する必要はない。

(5)：違反していない。有機溶剤等を入れてあった**空容器**で有機溶剤の蒸気が発散するおそれのあるものは、容器を密閉するか、容器を**屋外の一定の場所**に集積しておかなければならない。

問11　答：（1）

　問題文の条件は、「**屋内作業場**」「**第 2 種有機溶剤等**」「**洗浄作業**」の 3 つ。

(1)：「**外付け式フード**」は誤り。作業場所に設ける局所排気装置について、0.4m/s の制御風速を出し得る能力を有するものにしなければならないのは、**囲い式フード**の場合。外付け式フードの場合は、側方吸引型と下方吸引型が 0.5m/s、上方吸引型が 1.0m/s の制御風速を出し得る能力を有するものにしなければならない。

(2)：正しい。**第 2 種有機溶剤等**の区分の色分け表示は、**黄色**。

(3)：正しい。**第 2 種有機溶剤等**を取り扱う**屋内作業場**では、空気中の有機溶剤の濃度を、**6 か月以内**ごとに 1 回、定期に測定し、その測定結果等の記録を **3 年間**保存する。

(4)：正しい。**屋内作業場**で第 2 種有機溶剤等を取り扱う作業に常時従事する労働者に対しては、**6 か月以内**ごとに 1 回、定期に、特別の項目について医師による健康診断を行い、その結果に基づき作成した有機溶剤等健康診断個人票を **5 年間**保存する。

(5)：正しい。第 2 種有機溶剤等を取り扱う**屋内作業場**に設けた**プッシュプル型換気装置**については、原則として、**1 年以内**ごとに 1 回、定期に、自主検査を行い、その検査の結果等の記録を **3 年間**保存する。

問12　答：（3）

(1)：正しい。屋内の**特定粉じん発生源**については、その区分に応じて**密閉する設備**、**局所排気装置**、**プッシュプル型換気装置**もしくは**湿潤な状態**に保つための設備の設置またはこれらと同等以上の措置を講じなければならない。

(2)：正しい。常時特定粉じん作業を行う屋内作業場については、**6か月以内**ごとに1回、定期に、空気中の粉じんの濃度の測定を行い、その測定結果等を記録して、これを**7年間**保存しなければならない。

(3)：「サイクロンによる除じん方式」は誤り。特定粉じん発生源に係る局所排気装置に、法令に基づき設ける除じん装置は、粉じんの種類がヒュームである場合には、**ろ過**除じん方式または**電気**除じん方式のものでなければならない。サイクロンによる除じん方式は、粉じんの種類がヒューム**以外**の場合。

(4)：正しい。**特定粉じん作業以外**の粉じん作業を行う屋内作業場については、**全体換気装置**による換気の実施またはこれと同等以上の措置を講じなければならない。

(5)：正しい。粉じん作業を行う屋内の作業場所については、**毎日**1回以上、清掃を行わなければならない。

問13　答：(2)

(1)：正しい。**し尿を入れたことのあるポンプを修理する場合で、これを分解する作業**（**第2種酸素欠乏危険作業**）に労働者を従事させるときは、硫化水素中毒の防止について必要な知識を有する者のうちから、**作業指揮者**を選任し、作業を指揮させなければならない。

(2)：「第1種酸素欠乏危険作業」は誤り。汚水を入れたことのあるピットの内部における清掃作業（第<u>2</u>種酸素欠乏危険作業）の業務に労働者を就かせるときは、第<u>2</u>種酸素欠乏危険作業に係る特別の教育を行わなければならない。

(3)：正しい。爆発、酸化等を防止するため、酸素欠乏危険作業を行う場所の**換気**を行うことができない場合には、**空気呼吸器、酸素呼吸器**または**送気マスク**を備え、労働者に使用させなければならない。酸素呼吸器は、圧縮酸素形循環式呼吸器と酸素発生形循環式呼吸器の総称。

(4)：正しい。タンクの内部その他通風が不十分な場所において、アルゴン等を使用して行う溶接の作業（**第1種酸素欠乏危険作業**）を行う場所では、空気中の**酸素**の濃度を**18％以上**に保つように換気しなければならない。また、換気ができない場合は、労働者に**空気呼吸器等**（送気マスク、空気呼吸器、酸素呼吸器）を使用させなければならない。

(5)：正しい。**第1種酸素欠乏危険作業**を行う作業場については、その日の作業を**開始する前**に、当該作業場における空気中の**酸素濃度**を測定しなければならない。

3-1 有害業務等の労働時間延長の制限

労働基準法に基づく時間外労働に関する労使協定（☞p.142）を締結し、これを所轄労働基準監督署長に届け出た場合であっても、坑内労働その他健康上特に有害な業務では、労働時間の延長が1日につき**2**時間を超えてはならない（労基法第36条第6項第1号）。

労働時間の延長が制限されている有害業務等は、次の通り（労基則第18条）。

❶坑内労働

❷多量の高熱物体を取り扱う業務及び著しく暑熱な場所における業務

❸多量の低温物体を取り扱う業務及び著しく寒冷な場所における業務

❹ラジウム放射線、エックス線その他の有害放射線にさらされる業務

❺土石、獣毛等のじんあいまたは粉末を著しく飛散する場所における業務

❻異常気圧下における業務

❼削岩機、鋲打機等の使用によって身体に著しい振動を与える業務

❽重量物の取扱い等重激なる業務

❾ボイラー製造等強烈な騒音を発する場所における業務

❿鉛、水銀、クロム、砒素、黄りん、弗素、塩素、塩酸、硝酸、亜硫酸、硫酸、一酸化炭素、二硫化炭素、青酸、ベンゼン、アニリン、その他これに準ずる有物の粉じん、蒸気またはガスを発散する場所における業務

アドバイス これらの有害業務等は、専任の衛生管理者が必要な業務（☞p.17）と同じ。まとめて覚えるとよい。

1日2時間の労働時間延長の制限が**適用されない**業務には、①多湿な場所における業務、②腰部に負担のかかる立ち作業の業務、③病原体によって汚染された物を取り扱う業務、④酸素欠乏危険作業の業務などがある。

POINT

● 1日2時間を超える労働時間の延長が認められない業務は、多量の低温物体を取り扱う業務、異常気圧下における業務、有害物の粉じん、蒸気またはガスを発散する場所における業務。

3-2 危険有害業務の就業制限

労働基準法では、年少者や女性労働者を保護する観点から、有害な業務について就業制限を設けている。

◆ 年少者の就業制限 （労基法第62条第1項・第63条）

労基法における年少者とは、満18歳に満たない者のことをいう。

使用者は、満18歳に満たない者を危険な業務や規定の重量物を取り扱う業務、有害な物質を取り扱う業務などに就かせてはならないと定められている。

(1) 重量物の制限 （年少則第7条）

使用者は、年少者の年齢・性の区分に応じて、表24の重量以上の重量物を取り扱う業務に就かせてはならない。

■表24　年少者の重量制限　　　　　　　　　　　　　重量の単位：kg

年齢・性		重　量	
		断続作業の場合	継続作業の場合
満16歳未満	女	<u>12</u>	8
	男	15	10
満16歳以上満18歳未満	女	<u>25</u>	15
	男	30	<u>20</u>

(2) 危険有害業務の制限 （年少則第8条）

年少者の就業が禁止されている業務のうち、衛生管理関連の主な有害業務等は、次の通り。

❶坑内労働
❷水銀、砒素、黄りん、弗化水素酸、塩酸、硝酸、シアン化水素、水酸化ナトリウム、水酸化カリウム、石炭酸その他これらに準ずる有害物を取り扱う業務

❸鉛、水銀、クロム、砒素、黄りん、弗素、塩素、シアン化水素、アニリンその他これらに準ずる有害物の<u>ガス</u>、<u>蒸気</u>または<u>粉じん</u>を発散する場所における業務

❹土石、獣毛等の<u>じんあい</u>または<u>粉末</u>を著しく飛散する場所における業務

❺<u>ラジウム</u>放射線、<u>エックス</u>線その他の有害放射線にさらされる業務

❻多量の<u>高熱</u>物体を取り扱う業務及び著しく<u>暑熱</u>な場所における業務

❼多量の<u>低温</u>物体を取り扱う業務及び著しく<u>寒冷</u>な場所における業務

❽<u>異常気圧</u>下における業務

❾削岩機、鋲打機等身体に著しい<u>振動</u>を与える機械器具を用いて行う業務

❿強烈な<u>騒音</u>を発する場所における業務

⓫<u>病原体</u>によって著しく汚染のおそれのある業務

年少者の就業制限が<u>設けられていない</u>業務には、①満18歳未満の者が行う<u>10</u>kgの重量物を断続的に取り扱う業務、②<u>赤外</u>線または<u>紫外</u>線にさらされる業務、③<u>超音波</u>にさらされる業務などがある。

女性労働者の就業制限 （労基法第64条の2・第64条の3）

使用者は、母性保護のため、一定の危険な業務に女性労働者を就かせてはならないと定められている。女性労働者に就業制限が設けられている業務には、❶坑内業務、❷重量物を取り扱う業務、❸有害な業務がある。

女性労働者の就業制限は、妊婦、産婦、その他の女性労働者に区分されている。**妊婦**とは妊娠中の女性をいい、**産婦**とは産後1年を経過しない女性をいう。

(1) 重量物の制限 （女性則第2条）

使用者は、妊産婦については、重量物を取り扱う業務に就かせてはならないと定められている。妊産婦以外の女性労働者については、年齢の区分に応じて表25の重量以上の重量物を取り扱う業務に就かせてはならない。

■表25　女性労働者の重量制限　重量の単位：kg

年　齢	重　量	
	断続作業の場合	継続作業の場合
満16歳未満	<u>12</u>	8
満16歳以上満18歳未満	<u>25</u>	15
満18歳以上	30	<u>20</u>

(2) 坑内業務・有害業務の制限 （女性則第1条・第2条）

女性労働者の就業が制限されている❶の坑内業務、❸の有害な業務（衛生管理関連の業務）は、次ページの表26の通り。

■表26　女性労働者の有害業務等の就業制限

有害業務等		妊婦	産婦	その他の女性	条　件
坑内業務		×	△	△	産婦から従事しない旨の申出があった場合には、就業させてはならない。
多量の高熱物体を取り扱う業務		×	△	○	
著しく暑熱な場所における業務		×	△	○	
多量の低温物体を取り扱う業務		×	△	○	
著しく寒冷な場所における業務		×	△	○	
異常気圧下における業務		×	△	○	
規制対象の有害物を発散する場所における業務	作業環境測定の結果、第3管理区分となった屋内作業場での業務	×	×	×	
	タンク内、船倉内などで規制対象の化学物質の蒸気や粉じんの発散が著しく、呼吸用保護具の使用が義務づけられている業務				
削岩機、鋲打機等身体に著しい振動を与える機械器具を用いて行う業務		×	×	○	

＊○印は就業制限がない業務、×印は就業させてはならない業務、△印は条件によって就業させてはならない業務または条件付で就業可能な業務。

　表26中の「規制対象の有害物」は、次の26物質。

❶特化則の適用を受ける塩素化ビフェニルなどの14物質

❷鉛則の適用を受ける鉛及び鉛化合物

❸有機則の適用を受けるキシレン、スチレン、トルエン、二硫化炭素、メタノールなどの11物質

POINT

● 年少者の就業制限業務には、多量の高熱物体を取り扱う業務、多量の低温物体を取り扱う業務、著しく寒冷な場所における業務、強烈な騒音を発する場所における業務、病原体によって著しく汚染のおそれのある業務がある。

● すべての女性労働者に就業が禁止されている重量物取扱業務は、20kg以上の重量物を継続作業で取り扱う業務。

練習問題 ❸　§3 労働基準法等

[R5.4公表]

問14 労働基準法に基づく有害業務への就業制限に関する次の記述のうち、誤っているものはどれか。

(1) 満18歳未満の者は、多量の低温物体を取り扱う業務に就かせてはならない。

(2) 妊娠中の女性は、異常気圧下における業務に就かせてはならない。

(3) 満18歳以上で産後8週間を経過したが1年を経過しない女性から、著しく暑熱な場所における業務に従事しない旨の申出があった場合には、当該業務に就かせてはならない。

(4) 満18歳以上で産後8週間を経過したが1年を経過しない女性から、さく岩機、鋲打機等身体に著しい振動を与える機械器具を用いて行う業務に従事したい旨の申出があった場合には、当該業務に就かせることができる。

(5) 満18歳以上で産後1年を経過した女性は、多量の低温物体を取り扱う業務に就かせることができる。

解答&解説

問14 答：(4)

(1)：正しい。**多量の低温物体**を取り扱う業務は、満18歳未満の者の就業は禁止されている。

(2)：正しい。**異常気圧下**における業務は、妊娠中の女性（**妊婦**）の就業は禁止されている。

(3)：正しい。**著しく暑熱な場所**における業務は、満18歳以上で産後8週間を経過したが1年を経過しない女性（**産婦**）から、従事しない旨の**申出**があった場合は就業が禁止されている。

(4)：「当該業務に就かせることができる」は誤り。さく岩機、鋲打機等身体に著しい<u>振動</u>を与える機械器具を用いて行う業務は、満18歳以上で産後8週間を経過したが1年を経過しない女性（**産婦**）から、従事したい旨の<u>申出</u>があった場合でも、就業が<u>禁止</u>されている。

(5)：正しい。満18歳以上で産後1年を経過した女性（**妊産婦以外の女性労働者**）は、**多量の低温物体**を取り扱う業務に就かせることができる。

出題率の高い項目の重要事項を要約してまとめた。試験直前に赤シートを使って確認できる。

項目	重要事項	解説頁
衛生管理者	● 2 人以上の衛生管理者のうち、1 人が労働衛生コンサルタントである場合、その労働衛生コンサルタントは専属でなくてもよい。 ● 常時 500 人を超え 1,000 人以下の労働者を使用する事業場では、3 人以上の衛生管理者を選任する。 ● 専任の衛生管理者の選任要件は、常時 500 人を超える労働者を使用し、坑内労働や有害業務に常時 30 人以上の労働者を従事させる事業場。	16〜17
衛生工学衛生管理者	● 常時 500 人を超える労働者を使用し、坑内労働や一定の有害業務に常時 30 人以上の労働者を従事させる事業場では、衛生管理者のうち 1 人を衛生工学衛生管理者免許保持者とする。	18
産業医	● 専属の産業医の選任要件は、常時 1,000 人以上の労働者を使用する事業場、または一定の有害業務等に常時 500 人以上の労働者を従事させる事業場。	19
作業主任者	● 試験研究のため、石綿等、特定化学物質、有機溶剤を取り扱う作業では、作業主任者を選任する必要はない。	21
機械等の譲渡等の制限	● 譲渡等の制限対象の主な機械等：ハロゲンガス用防毒マスク、特定エックス線装置、排気量 40cm³ 以上の内燃機関を有するチェーンソー。	22
製造の許可	● あらかじめ製造許可を必要とする主な第 1 類物質：アルファ-ナフチルアミン、ジアニシジン、ベリリウム化合物、ベンゾトリクロリド。	25
特別の安全衛生教育	● 主な対象業務：チェーンソーを用いて行う造材の業務、エックス線装置またはガンマ線照射装置を用いて行う透過写真の撮影業務、石綿等が使用されている建築物の解体等の作業に係る業務。	26
作業環境測定	● 測定頻度：著しい騒音＝6 か月以内、通気設備設置の坑内＝半月以内、暑熱・寒冷・多湿＝半月以内、鉛＝1 年以内、放射線＝1 か月以内。	27〜28
有害な作業環境の衛生基準	● 主な立入禁止場所は、多量の高熱物体を取り扱う場所、炭酸ガス（二酸化濃度が 1.5%を超える場所、病原体による汚染のおそれがない場所。 ● 著しく暑熱または多湿の作業場においては、坑内等特殊な作業場でやむを得ない事由がある場合を除き、作業場外に休憩の設備を設ける。	29〜30
有機溶剤中毒予防規則	● 有機溶剤等の色分け表示：第 1 種は赤、第 2 種は黄、第 3 種は青。 ● 作業場所に設ける局所排気装置の制御風速の出し得る能力は、囲い式フードでは 0.4m/s、側方吸引型外付け式フードでは 0.5m/s。 ● 作業環境測定と定期の有機溶剤等健康診断は、どちらも 6 か月以内ごとに 1 回、実施する。	44〜46
酸素欠乏症等防止規則	● 作業環境測定：その日の作業を開始する前に、酸素欠乏危険作業を行う作業場では空気中の酸素の濃度を、第 2 種酸素欠乏危険作業を行う作業場では空気中の酸素及び硫化水素の濃度を測定する。 ● 換気ができない場合は、労働者に空気呼吸器等を使用させる。	50〜51
危険有害業務の就業制限	● 年少者の就業制限業務：多量の高熱物体を取り扱う業務、多量の低温物体を取り扱う業務、著しく寒冷な場所における業務、強烈な騒音を発する場所における業務、病原体によって著しく汚染のおそれのある業務。 ● すべての女性労働者に就業が禁止されている重量物取扱業務は、20kg 以上の重量物を継続作業で取り扱う業務。	65

労働衛生
（有害業務に係るもの）

1-1 労働衛生の3管理

　労働衛生とは、労働者の健康と安全を確保するための諸対策を講ずることをいう。労働衛生対策では、労働衛生管理体制の確立や労働衛生教育の徹底のもと、労働衛生の3管理を総合的に実施する必要がある。

　労働衛生の3管理とは、**作業環境管理**、**作業管理**及び**健康管理**を指す。これらは、労働衛生管理の基本となるものである。

 作業環境管理

　作業環境管理とは、有害要因の状態を把握し、作業環境での有害要因の発散を防止し、作業環境を<u>良好な</u>状態に維持していくための一連の管理をいう。

　作業環境管理を進めるには、的確な作業環境測定（☞p.80）を行い、その結果に基づき、有害要因が作業環境中に発散しないよう、次のような防止対策を実施する必要がある。

❶有害物質の製造、使用の中止、有害性の少ない物質への転換
❷生産工程や作業方法の改良による有害物質の発散防止
❸有害物質を取り扱う設備の<u>密閉</u>化と自動化
❹有害物質を取り扱う生産工程の隔離と遠隔操作の採用
❺<u>局所</u>排気装置（☞p.82）の設置またはプッシュプル型換気装置⊕の設置による有害物質の拡散防止
❻全体換気装置⊕の設置による汚染物質の希釈排出

 作業管理

　作業管理とは、作業者の有害要因へのばく露⊕や作業負荷を<u>軽減</u>する作業方法を定め、それが適切に実施されるよう管理することをいう。

　作業管理を進めるには、作業の実態を調査・分析して評価し、作業の標準化、労働者の教育、作業方法の改善などを行っていくことが重要である。

　作業管理の手法には、<u>労働生理学</u>的手法、<u>人間工学</u>的手法、生産技術的手法などがあり、その手法は多岐にわたる。

作業管理の内容には、作業方法を変更して作業負荷や姿勢などによる身体への悪影響を減少させることや、<u>労働衛生保護具</u>（☞ p. 85）の適正な使用により有害な物質への身体ばく露を少なくすることが含まれる。

作業管理の具体的な対策例として、次のようなものが挙げられる。

❶作業場所の設定・管理
❷作業時間管理
❸作業方法（<u>姿勢</u>、動作）の管理
❹放射線業務における<u>管理区域</u>の設定
❺立入禁止などの<u>標識</u>の掲示
❻振動工具の取扱い業務における、その振動工具の振動<u>ばく露</u>時間の制限
❼強烈な騒音を発する場所の作業における、<u>耳栓</u>や<u>耳覆い</u>の使用
❽有害物質の発生する場所における、防毒マスクや防じんマスクの使用

◆ 健康管理

<u>健康管理</u>とは、労働者の<u>健康診断</u>を実施することにより健康の異常を早期に発見し、適切な措置を講じたり、その進行や増悪を防止したりして、日常の作業や生活面での助言や指導などを行う健康確保のための管理をいう。

健康管理には、主に次のようなものがある。

❶有害要因による労働者の健康影響の有無を評価し、健康障害の発生・増悪を防止する。
❷労働者が作業環境や作業に健康面で適応しているかどうかを評価し、就業適性を確保する。
❸労働者が健康を保持増進できるよう支援する。

健康診断実施後の措置として、たとえば、医師からの意見に基づく<u>配置転換</u>、作業時間の短縮、深夜作業の制限などが挙げられる。

アドバイス｜ 作業環境管理は作業場所に対する管理、作業管理と健康管理はヒトに対する管理と覚える。

POINT
- 設備の密閉化や局所排気装置の機能の測定は、作業環境管理に含まれる。
- 振動ばく露時間の制限や労働衛生保護具の適正な使用は、作業管理に含まれる。
- 医師からの意見に基づく配置転換は、健康管理に含まれる。

1-2 化学物質の リスクアセスメント

労働安全衛生法第57条の3の規定に基づき、事業者には、リスクアセスメント対象物について、リスクアセスメントの実施が義務づけられている。「化学物質による健康障害防止のための濃度の基準の適用等に関する技術上の指針」と相まって、リスクアセスメント等を実施するために、「化学物質等による危険性又は有害性等の調査等に関する指針（化学物質リスクアセスメント指針）」（以下、指針と略記）が策定されている。

リスクアセスメントとは

指針における**リスク**とは、特定されたリスクアセスメント対象物による危険性または有害性（ハザード、危険有害因子ともいう）などによって労働者に危険を及ぼし、または健康障害を生ずる<u>おそれ</u>の程度及び危険または<u>健康障害</u>の程度をいう。

リスクアセスメントとは、リスクアセスメント対象物による危険性または有害性の特定、リスクの見積りの調査をいう。さらに、リスクアセスメントにリスク低減措置を加えて**リスクアセスメント等**という。

また、**リスクアセスメント対象物**とは、リスクアセスメントの実施が義務づけられている安衛令第18条各号に掲げる物及び安衛法第57条の2第1項に規定する通知対象物をいう。

リスクアセスメント等の実施体制

事業者は、主に次のような体制でリスクアセスメント等を実施する。

❶総括安全衛生管理者（☞p.118）が選任されている場合には、その者にリスクアセスメント等の実施を<u>統括管理</u>させる。

❷安全管理者⑩または衛生管理者が選任されている場合には、その者にリスクアセスメント等の実施を管理させる。

❸<u>化学物質</u>管理者を選任し、安全管理者または衛生管理者が選任されている場合にはその管理の下、<u>化学物質</u>管理者にリスクアセスメント等に関する技術

的事項を管理させる。

❹安全衛生委員会⊕、安全委員会⊕または衛生委員会（☞p.122）が設置されている場合には、これらの委員会においてリスクアセスメント等に関することを<u>調査</u>審議させる。また、リスクアセスメント等の対象業務に従事する労働者に化学物質の管理の実施状況を<u>共有</u>し、管理の実施状況について、労働者の意見を<u>聴取</u>する機会を設け、リスクアセスメント等の実施を決定する段階において労働者を<u>参画</u>させる。

リスクアセスメントの実施時期

事業者は、次に掲げる時期にリスクアセスメントを実施する。

❶リスクアセスメント対象物を原材料等として<u>新規</u>に採用し、または<u>変更</u>するとき。

❷リスクアセスメント対象物を製造し、または取り扱う業務に係る作業の方法または手順を<u>新規</u>に採用し、または<u>変更</u>するとき。

❸リスクアセスメント対象物による危険性または有害性などについて変化が生じ、または生ずるおそれがあるとき。

情報の入手

事業者は、リスクアセスメント等の実施に当たって、次に掲げる情報に関する資料等を入手する。情報の入手に当たっては、定常的な作業に係る資料等だけでなく、非定常作業に係る資料等も入手する必要がある。

❶リスクアセスメント対象物の<u>安全データシート</u>（SDS：Safety Data Sheet）などの危険性または有害性に関する情報

❷<u>作業標準</u>、<u>作業手順書</u>などの作業の実施状況に関する情報

❸リスクアセスメント対象物に係る機械設備のレイアウトなど、作業の周辺の環境に関する情報

❹<u>作業環境</u>測定結果等

❺災害事例、災害統計等

事業者は、情報の入手に当たり、新たにリスクアセスメント対象物を外部から<u>譲渡・提供</u>を受けようとするときは、そのリスクアセスメント対象物を譲渡・提供する者から、そのリスクアセスメント対象物の<u>安全データシート</u>（SDS）を確実に入手することに留意する。

リスクアセスメント等の実施内容

事業者は、リスクアセスメント等として、次に掲げる事項を実施する。

❶リスクアセスメント対象物による危険性または有害性の<u>特定</u>

❷特定されたリスクアセスメント対象物による危険性または有害性などのリスクの<u>見積り</u>

❸リスクの見積りに基づく<u>リスク低減措置</u>の内容の検討。労働者のばく露の程度を最小限度とすることやばく露の程度を濃度基準値以下とすることを含めて検討する。

❹リスク低減措置の<u>実施</u>（努力義務）

❺リスクアセスメント結果等の記録及び<u>保存</u>ならびに<u>周知</u>

 ## 危険性または有害性の特定

事業者は、リスクアセスメント対象物について、リスクアセスメント等の対象となる業務を洗い出した上で、原則として、次の❶～❸に即して危険性または有害性を特定する。

❶国連勧告の「化学品の分類及び表示に関する世界調和システム（<u>GHS</u>：Globally Harmonized Systm of Classificaion and Labelling of Chemicals)」に基づき分類されたリスクアセスメント対象物の危険性または有害性

❷リスクアセスメント対象物の<u>管理濃度</u>及び<u>濃度</u>基準値。これらが設定されていない場合は、日本産業衛生学会の<u>許容濃度</u>、または<u>ばく露</u>限界の値

❸<u>皮膚</u>等障害化学物質等（安衛則 594 条の 2 参照）への該当性

 ## リスクの見積り

事業者は、リスク低減措置の内容を検討するため、次のいずれかの方法により、リスクアセスメント対象物によるリスクを見積もる。

❶リスクアセスメント対象物が労働者に危険を及ぼし、またはリスクアセスメント対象物により労働者の健康障害を生ずるおそれの程度（<u>発生可能性</u>）及び危険または健康障害の程度（<u>重篤度</u>）を考慮する方法

❷労働者がリスクアセスメント対象物にさらされる程度（<u>ばく露</u>の程度）及びリスクアセスメント対象物の<u>有害性</u>の程度を考慮する方法

❸これら 2 つの方法に準ずる方法

(1) 発生可能性と重篤度を考慮する方法

リスクアセスメント対象物による危険または健康障害の発生可能性と重篤度を考慮してリスクを見積もる具体的な方法には、次の5つがある。

❶ 発生可能性及び重篤度を相対的に<u>尺度</u>化し、それらを縦軸と横軸とし、あらかじめ発生可能性及び重篤度に応じてリスクが割り付けられた<u>表</u>を使用してリスクを見積もる方法

❷ 発生可能性及び重篤度を一定の尺度によりそれぞれ<u>数値</u>化し、それらを加算または乗算等してリスクを見積もる方法

❸ 発生可能性及び重篤度を段階的に<u>分岐</u>していくことによりリスクを見積もる方法

❹ ILO（国際労働機関）の化学物質リスク簡易評価法（<u>コントロール・バンディング</u>）などを用いてリスクを見積もる方法

❺ 化学プラント等の化学反応のプロセス等による災害シナリオを仮定して、その事象の発生可能性と重篤度を考慮する方法

(2) ばく露の程度とリスクアセスメント対象物の有害性の程度を考慮する方法

リスクアセスメント対象物へのばく露の程度とリスクアセスメント対象物の有害性の程度を考慮してリスクを見積もる具体的な方法には、次の5つがある。

❶ 管理濃度が定められている物質については、作業環境測定により測定したその物質の第<u>1</u>評価値をその物質の<u>管理濃度</u>と比較する方法

❷ 濃度基準値が設定されている物質については、個人ばく露測定により測定したその物質の濃度をその物質の<u>濃度基準</u>値と比較する方法

❸ 管理濃度または濃度基準値が設定されていない物質については、対象の業務について作業環境測定等により測定した作業場所におけるその物質の気中濃度等をその物質の<u>ばく露</u>限界と比較する方法

❹ 数理モデルを用いて対象の業務に係る作業を行う労働者の周辺のリスクアセスメント対象物の気中濃度を<u>推定</u>し、その物質の<u>濃度基準</u>値または<u>ばく露</u>限界と比較する方法

❺ リスクアセスメント対象物への労働者のばく露の程度及びその物質による有害性の程度を相対的に<u>尺度</u>化し、それらを縦軸と横軸とし、あらかじめばく露の程度及び有害性の程度に応じてリスクが割り付けられた<u>表</u>を使用してリスクを見積もる方法

リスク低減措置の検討・実施

事業者は、法令に定められた措置がある場合は、必ずその措置を実施するとともに、次の❶〜❹の優先度の高い順で労働者がリスクアセスメント対象物にばく露する程度を最小限度とするため、リスク低減措置の内容を検討し、実施する。

❶ 危険性または有害性の<u>より低い</u>物質への代替、化学反応のプロセスなどの<u>運転条件</u>の変更、リスクアセスメント対象物の形状の<u>変更</u>

❷ 機械設備等の防爆構造化や安全装置の二重化などの<u>工学</u>的対策
機械設備等の密閉化や局所排気装置の設置などの<u>衛生工学</u>的対策

❸ 作業手順の改善、立入禁止などの<u>管理</u>的対策

❹ リスクアセスメント対象物の有害性に応じた
有効な<u>保護具</u>の選択及び使用

アドバイス リスク低減措置の検討・実施は、作業環境管理の「使わない」「閉じ込める」「外に出す」（❶、❷）、作業管理の「作業手順」「保護具」（❸、❹）の順に行うと覚える。

 ## 労働者への周知・記録の保存

事業者は、❶リスクアセスメント対象物の名称、❷業務の内容、❸リスクアセスメントの結果、❹実施するリスク低減措置の内容を労働者に<u>周知</u>する。

事業者は、上の❶〜❹の事項について記録を作成し、次にリスクアセスメントを行うまでの期間（リスクアセスメントを行った日から起算して<u>3</u>年以内にそのリスクアセスメント対象物についてリスクアセスメントを行ったときは、<u>3</u>年間）保存しなければならない。

POINT

● リスク低減措置の検討・実施は、優先度の高い❶危険性や有害性のより低い物質への代替、化学反応のプロセスなどの運転条件の変更→❷工学的対策・衛生工学的対策→❸管理的対策→❹保護具の選択・使用の順に行う。

練習問題 ❶ §1 労働衛生対策

［R5.4公表一部改変］

問1 リスクアセスメント対象物による健康障害のリスクの低減措置について、法令に定められた措置以外の措置を検討する場合、優先度の最も高いものは次のうちどれか。

(1) リスクアセスメント対象物に係る機械設備等の密閉化
(2) リスクアセスメント対象物に係る機械設備等への局所排気装置の設置
(3) 作業手順の改善
(4) リスクアセスメント対象物の有害性に応じた有効な保護具の選択及び使用
(5) 化学反応のプロセス等の運転条件の変更

解答&解説

問1 答：(5)

リスクの低減措置を検討するときは、次の順に行う。

❶危険性または有害性の<u>より低い</u>物質への代替や化学反応のプロセスなどの<u>運転条件</u>の変更

↓

❷工学的対策、衛生工学的対策（防爆構造化、設備の<u>密閉</u>化、<u>局所</u>排気装置の設置）

↓

❸管理的対策（<u>作業手順</u>の改善、立入禁止）

↓

❹<u>保護具</u>の選択・使用

　これに当てはめると、選択肢 (1)～(5) のうち、優先度の最も高いものは (5) の化学反応のプロセス等の運転条件の変更となる。

2-1 空気中に発散する有害物質

　空気中に発散した有害物質は、作業環境中に拡散し、ばく露**した労働者の体内に侵入する。有害物質の発散防止は、作業環境管理の対策の1つである。

◆ 空気中の有害物質

　有害物質は、物理化学的な性質や取扱方法によって、ガス、蒸気、ミスト、粉じん、ヒュームなどとして空気中に発散する。

　このうち、ガスと蒸気は気体状物質に、ミストは液体粒子状物質に、粉じんとヒュームは固体粒子状物質に分類される。

　主な有害物質が空気中に発散したときの状態は、表1の通り。

■表1　有害物質の空気中の状態

有害物質	状態	性　状
アンモニア	ガス	常温、常圧（25℃、1気圧）で気体のもの。
一酸化炭素		
エチレンオキシド		
塩化水素		
塩化ビニル		
塩素		
二酸化硫黄		
ホルムアルデヒド		
硫化水素		
アクリロニトリル	蒸気	常温、常圧で液体または固体の物質が蒸気圧に応じて揮発または昇華**して気体となっているもの。
アセトン		
水銀		
トリクロロエチレン		
トルエン		
ニッケルカルボニル		
二硫化炭素		
フェノール		
硫酸ジメチル		

 アドバイス　試験では、空気中の状態が蒸気の物質が問われることが多い。蒸気として存在する物質を先に覚えるとよい。

有害物質	状態	性　状
塩素化ビフェニル クロム酸 コールタール 硝酸 硫酸	ミスト	液体の微細な粒子が空気中に浮遊しているもの（粒径 5 ～100 μm 程度）。
石綿 オルト-トリジン 五酸化バナジウム ジクロロベンジジン 二酸化マンガン 弗化ベリリウム 無水クロム酸 硫化カドミウム	粉じん （ダスト）	固体に研磨、切削、粉砕などの機械的な作用を加えて発生した固体粒子が空気中に浮遊しているもの（粒径 1～150 μm 程度）。
酸化鉛 酸化カドミウム 酸化ベリリウム	ヒューム	金属の蒸気などの気体が空気中で凝固⑱、化学変化を起こし、固体の微粒子となって空気中に浮遊しているもの（粒径 0.1～1 μm 程度）。

有害物質の発散・滞留

　作業場所における有害物質は、原材料がそのまま発散したり、中間体（製品に至る前の段階の生成物）や製品、副産物などが発散したりすることがある。

　たとえば、**クロム酸**による金属のめっき作業では、クロム酸の入っためっき槽からめっき対象物を取り出す際にクロム酸がミストとして作業環境中に発散し、**金属の溶接**では、高温になった金属がヒュームとして作業環境中に発散する。

　これらのミストやヒュームは、空気中で複数の粒子がくっつき、粒径の大きな粒子に凝集して早期に落下するものもあるが、数 μm の粒径のものは空気中に長く滞留する。

　また、**有機溶剤**の蒸気は空気より重いため、作業空間の床付近に滞留して蒸気濃度が高くなる。**粉じん**などの有害物質は、作業空間の床に堆積すると、人の移動などによる空気の動きにより再発じんして作業環境中に拡散することがある。

POINT
- 空気中の状態がガスの有害物質：アンモニア、塩化ビニル、塩素、二酸化硫黄、ホルムアルデヒド、硫化水素。
- 空気中の状態が蒸気の有害物質：アセトン、二硫化炭素、フェノール。
- 空気中の状態が粉じんの有害物質：ジクロロベンジジン。

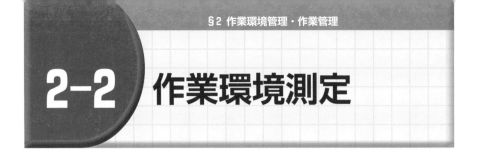

2-2 作業環境測定

労働安全衛生法第 65 条の規定に基づく作業環境測定は、重要な作業環境管理対策である。

 用語の定義

作業環境測定とは、作業環境の実態を把握するため空気環境その他の作業環境について行うデザイン、サンプリング及び分析（解析を含む）をいう（安衛法第 2 条第 1 項第 4 号）。作業環境測定で使用する用語の意義は、表 2 の通り。

■表2 用語の意義

用語	意義
A 測定	単位作業場所における気中有害物質の濃度の<u>平均的</u>な分布を知るために行う測定。測定点の高さの範囲は、床上 <u>50</u>cm 以上 150cm 以下。
A 測定の第 1 評価値	単位作業場所について考えられるすべての測定点の作業時間中の気中有害物濃度の測定値のうち、<u>高濃度</u>側から 5 ％に相当する濃度の推定値。
A 測定の第 2 評価値	単位作業場所における気中有害物質の<u>算術平均</u>濃度の推定値。
B 測定	単位作業場所で、❶発散源とともに移動しながら行う作業がある場合、❷原材料の反応槽への投入など、<u>間欠</u>的に有害物質の発散を伴う作業がある場合、❸有害物質の発散源の<u>近く</u>で固定して行う作業がある場合などにおいて、A 測定の結果だけでは労働者の高濃度のばく露を見逃すおそれのあるようなときに、気中有害物質の<u>最高濃度</u>を知るために行う測定。
管理濃度	有害物質に関する作業環境の状態を<u>単位作業場所</u>の作業環境測定結果から<u>評価</u>するための指標。
単位作業場所	作業場の区域のうち、労働者の作業中の<u>行動</u>範囲、有害物質の<u>分布</u>等の状況等に基づき定められる、作業環境測定のために必要な区域。

 作業環境測定結果の評価

作業環境測定の評価は、A 測定では測定値を用いて求めた<u>第 1 評価値</u>及び<u>第 2 評価値</u>を、B 測定では測定値そのものを評価に用いて、単位作業場所ごとに第 1 管理区分から第 3 管理区分に区分することによって行う。

管理区分は、A測定のみを実施した場合と、A測定とB測定を実施した場合で評価が異なる。

■表3　A測定のみを実施した場合の管理区分

A測定		
第1評価値＜管理濃度	第2評価値≦管理濃度≦第1評価値	第2評価値＞管理濃度
第1管理区分	第2管理区分	第3管理区分

■表4　A測定とB測定を実施した場合の管理区分

A測定値／B測定値	A測定		
	第1評価値＜管理濃度	第2評価値≦管理濃度≦第1評価値	第2評価値＞管理濃度
B測定 B測定値＜管理濃度	第1管理区分	第2管理区分	第3管理区分
管理濃度≦B測定値≦管理濃度の1.5倍	第2管理区分	第2管理区分	第3管理区分
B測定値＞管理濃度の1.5倍	第3管理区分	第3管理区分	第3管理区分

 ## 管理区分に応じて講ずべき主な措置

作業環境測定結果の評価により決定された管理区分に応じて講ずべき主な措置は、表5の通り。

■表5　管理区分に応じて講ずべき主な措置

管理区分	状態	措置
第1管理区分	作業環境管理が適切であると判断される状態。	現在の状態を維持するように努める。
第2管理区分	作業環境管理になお改善の余地があると判断される状態。	施設、設備、作業工程または作業方法の点検を行い、その結果に基づき、作業環境を改善するため必要な措置を講ずるよう努める。
第3管理区分	作業環境管理が適切でないと判断される状態。	施設、設備、作業工程または作業方法の点検を行い、その結果に基づき、作業環境を改善するため必要な措置を講じ、管理区分が第1管理区分または第2管理区分となるようにする。

POINT

- B測定は、単位作業場所の有害物質の発散源の近くで作業が行われる場合などに、気中有害物質の最高濃度を知るために行う測定。
- 管理濃度は、有害物質に関する作業環境の状態を単位作業場所の作業環境測定結果から評価するための指標。

2-3 局所排気装置

局所排気装置の設置は、作業環境管理の有効な方法の1つである。局所排気装置の設置には、有害物が作業者の位置まで拡散しないようにする効果がある。

◆ 局所排気装置の構成

局所排気装置は、作業者が有害物質にばく露されないようにするための装置。有害物質(ガス、蒸気、粉じんなど)の発散源の近くに吸い込み口(フード)を設けて吸引気流をつくり、有害物質が拡散する前に、有害物質を含有する空気をできるだけ高濃度の状態で局所的に吸引除去する。

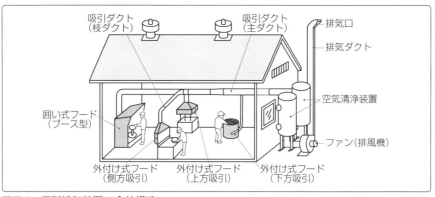

■図1 局所排気装置の全体構造

局所排気装置を設置する場合は、作業場所への給気量が不足すると排気効果が<u>低下</u>するため、排気量に<u>見合った</u>給気経路の確保が必要である。

空気清浄装置を設けた場合の局所排気装置は、発散源の側から、次の順で構成されている。

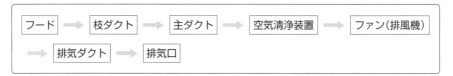

フード

　フードとは、有害物質をできるだけ発散源近くで高濃度のまま捕捉する吸い込み口。発散源を囲うように、また、作業に支障をきたさないように設置する。

　フードの開口部に<u>フランジ</u>（縁取り、つば）を付けると、気流の整流作用（流れの乱れを整える作用。また、一方向へ流れるようにする作用）が増し、<u>少ない</u>排風量で<u>大きな</u>吸入効果が得られる。

　フードには、**囲い式フード**、**外付け式フード**、**レシーバ式フード**がある。それぞれの区分は、次ページの表6の通り。

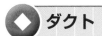 **ダクト**

　ダクトとは、フードで捕捉した有害物質及び空気を排気口に搬送するための導管。フードから空気清浄装置またはファンまでの吸引ダクト（枝ダクトとそれらを連結した主ダクト）と、ファンから排気口までの排気ダクトがある。

　ダクトは、長さが<u>長い</u>ほど、また、断面積が<u>小さい</u>（細い）ほど、ダクトの抵抗により圧力損失が<u>増大</u>する。逆に、断面積が太すぎると搬送速度は<u>遅く</u>なる。

　ダクトの断面は、角形より<u>円形</u>のものがよく、曲がり部分をできるだけ<u>少なく</u>するように配管し、主ダクトと枝ダクトとの合流角度は<u>45°</u>を超えないようにする。

◆ **空気清浄装置・ファン**

　空気清浄装置（くうきせいじょうそうち）とは、ダクトにより運ばれてくる有害物質を大気に放出する前に除去し、清浄な空気にする装置。空気清浄装置には、ガスや蒸気を除去する排ガス処理装置と、粉じんを除去する除じん装置がある。

　ファン（排風機（はいふうき））とは、フードから流入した空気をダクトや空気清浄装置を通して<u>吸引</u>し、排気口から大気中に排出するために必要なエネルギーをつくる装置。

　空気清浄装置を付設する局所排気装置では、ファン（排風機）は、清浄空気が通るよう、空気清浄装置と<u>排気</u>ダクトの間に設ける。

POINT
- フードの開口部にフランジを付けると、気流の整流作用が増し、少ない排風量で大きな吸入効果が得られる。
- ダクトは、長いほど、断面積が小さい（細い）ほど、圧力損失が増大する。
- ドラフトチェンバ型フードと建築ブース型フードは、作業面を除き周りが覆われているもので、囲い式フードに分類される。

■表6　フードの区分

フードの区分		分類上の区別	図	排気効果
囲い式フード	カバー型	●発散源の周りを囲み、隙間程度の開口部、観察口、小作業孔が給気口となっている。		高
	グローブボックス型			
	ドラフトチェンバ型	●開口された**作業面**（1面）を除き、発散源の周りを囲い込んでいる。		
	建築ブース型			
外付け式フード	側方吸引型（スロット型）	●外付け式フードは、発散源の近くに独立して設置し、有害物質を吸い込み**気流**によりフードまで吸引する。 ●囲い式フードと比較して、余分な空気を吸い込むことになるため、吸引風量を**大きく**する必要がある。 ●側方吸引型や下方吸引型の方が、上方吸引型より一般的に有効である。ただし、熱による**上昇**気流がある場合は、上方吸引型が有効なことがある。		
	側方吸引型（ルーバ型）			
	下方吸引型（グリッド型）			
	上方吸引型（長方形型）			
レシーバ式フード	キャノピー型	●レシーバ式フードは、発散源から一定の気流があり、有害物質がその気流に乗って**飛散**するときの**速度**を利用して有害物質を捕捉する。 ●キャノピー型は、発散源からの熱による**上昇**気流を利用して有害物質を捕捉する。		低
	カバー型（グラインダ型）			

2-4 労働衛生保護具

　有害物質や有害エネルギー、身体的負荷から労働者を保護するために、有効な労働衛生保護具を選定・整備することは、作業管理の1つである。

◆ 労働衛生保護具の種類

　労働衛生保護具には、主に次のような種類がある。

❶呼吸用保護具　　　❹遮光保護具
❷防音保護具　　　　❺化学防護服、化学防護手袋
❸保護めがね

　リスクアセスメントの結果に基づく措置として、労働者に保護具を使用させるときは、保護具着用管理責任者を選任しなければならないこととなっている。

◆ 呼吸用保護具

　呼吸用保護具とは、有害物質の吸入による健康障害または急性中毒を防止するための保護具をいう。呼吸用保護具には、図2のような種類がある。

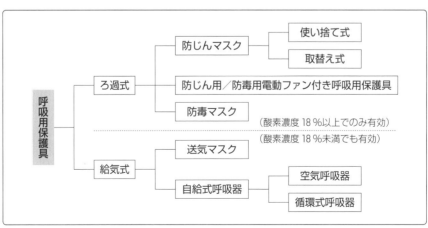

■図2　呼吸用保護具の種類

(1) 呼吸用保護具の使用方法

呼吸用保護具の使用方法などの詳細は、表 7 の通り。

■表 7　呼吸用保護具

種　類		定義・使用方法	図
防じんマスク	使い捨て式	●防じんマスクは、空気中に浮遊する粒子状物質（粉じん、ミスト、ヒューム®など）をろ過材（フィルタ）によって捕集し、着用者に清浄な空気を供給する呼吸用保護具。 ●型式検定合格標章のあるものを使用する。	
	取替え式	●有毒ガス等（有毒なガス及び蒸気）が存在する場所では、防じんマスクを使用してはならない。 ●粉じん等の有害性が高い場合や高濃度ばく露のおそれがある場合は、できるだけ粒子捕集効率が高いものを選ぶ。	
電動ファン付き呼吸用保護具	防じん用	●防じん機能を有する電動ファン付き呼吸用保護具は、ろ過材で粒子状物質を除去した清浄な空気を電動ファンにより着用者に供給する呼吸用保護具。 ●防じん用電動ファン付き呼吸用保護具は、粉じん等の種類及び作業内容に応じ、定められた区分に該当するものを使用する。	＜半面型＞
	防毒用	●防毒機能を有する電動ファン付き呼吸用保護具は、吸収缶で有毒なガス、蒸気を除去した清浄な空気を電動ファンにより着用者に供給する呼吸用保護具で、ハロゲンガス用、有機ガス用、アンモニア用、亜硫酸ガス用の 4 種類がある。 ●防毒電動ファン付き呼吸用保護具の吸収缶の色などは、防毒マスクに準ずる。 ●防じん用、防毒用のどちらも型式検定合格標章のあるものを使用する。	＜全面型＞
防毒マスク		●防毒マスクは、空気中の有毒なガス、蒸気を吸収缶により除去した清浄な空気を着用者に供給する呼吸用保護具。 ●吸収缶が除毒能力を喪失するまでの時間を破過時間という。 ●吸収缶の色：ハロゲンガス用は灰及び黒、有機ガス用は黒、一酸化炭素用は赤、アンモニア用は緑、亜硫酸ガス用は黄赤、シアン化水素用は青。 ●型式検定合格標章のあるものを使用する。 ●隔離式防毒マスクは、直結式防毒マスクよりも有毒ガスの濃度が高い大気中で使用できる。 ●2 種類以上の有毒ガスが混在している場所では、作業環境中に混在する 2 種類以上の有毒ガスについてそれぞれ合格した吸収缶を選ぶ。 ●ガスや蒸気の有害物質が粉じん等と混在している場所では、防じん機能を有する防毒マスク（吸収缶のろ過材がある部分に白線がある）を選ぶ。	＜半面型＞ ＜全面型＞

※左端に縦書きで「ろ過式」が「防じんマスク」から「防毒マスク」までの範囲にかかっている。

■表7　呼吸用保護具（つづき）

種　類		定義・使用方法	図
給気式	送気マスク	●清浄な空気を<u>パイプ</u>や<u>ホース</u>などにより着用者に供給する呼吸用保護具。自然の大気を空気源とする<u>ホースマスク</u>と、設備からの圧縮空気を空気源とする<u>エアラインマスク</u>がある。	
	自給式呼吸器　空気呼吸器	●<u>ボンベ</u>に充てんされた清浄空気を着用者に供給する呼吸用保護具。	
	自給式呼吸器　循環式呼吸器	●着用者の呼気中の二酸化炭素を清浄缶によって吸収し、高圧酸素容器から酸素を補給して着用者に給気する<u>圧縮</u>酸素形と、酸素発生缶によって酸素を連続的に発生させて供給する酸素<u>発生</u>形がある。	

(2) ろ過式呼吸用保護具のその他の使用上の注意事項

　ろ過式呼吸用保護具には、表7の使用方法以外に、次のような注意事項がある。

❶ろ過式呼吸用保護具を使用するときは、要求防護係数（化学物質の濃度をばく露限界で割った値）を<u>上回る</u>指定防護係数を有する呼吸用保護具を選択する。

❷有害物質の濃度が<u>不明</u>な場所では、防じんマスクなどの<u>ろ過式</u>呼吸用保護具は使用してはならない。

❸<u>高濃度</u>の有害ガス等に対しては、防毒マスクなどの<u>ろ過式</u>呼吸用保護具ではなく、<u>送気</u>マスクまたは<u>自給式</u>呼吸器を使用する。

❹ろ過材に付着した粉じん等を取り除くために、圧搾空気などで<u>吹き飛ば</u>したり、ろ過材を強く<u>たたいたり</u>する行為は、ろ過材を破損させるほか、粉じん等を再飛散させることになるので、行ってはならない。

❺面体がある呼吸用保護具を使用するときは、面体と顔面の密着性を確保するため、<u>しめひも</u>は<u>耳</u>にかけることなく<u>後頭部</u>で固定する。また、<u>タオル</u>や接眼<u>メリヤス</u>を面体と顔面の間に入れると、密着性が<u>悪く</u>なるため使用しない。

❻酸素濃度<u>18</u>％未満の場所では、<u>送気</u>マスクまたは<u>自給式</u>呼吸器を使用する。防じんマスクなどの<u>ろ過式</u>呼吸用保護具は使用してはならない。

◆ 防音保護具

　<ruby>防音保護具<rt>ぼうおんほごぐ</rt></ruby>は、騒音にさらされる作業者の聴覚を騒音のばく露から保護する。等価騒音レベル（☞p.95）で85dB以上の環境では、防音保護具の使用が必要である。

　防音保護具には<u>耳栓</u>と<u>耳覆い</u>（イヤーマフ）が

■図3　耳栓　　■図4　耳覆い

あり、耳栓は遮音性能により1種（低音から高音までを遮音するもの）と2種（主として高音を遮音するもので、会話域程度の低音を比較的通すもの）に区分されている。

耳栓と耳覆いのどちらを選ぶかは、作業の性質や騒音の特性で決まるが、<u>非常に強烈</u>な騒音に対しては耳栓と耳覆いとの<u>併用</u>が有効である。

 ## 保護めがね

保護めがねは、研磨、研削、切断、粉砕、めっき、化学分析、化学薬品取扱いなどの作業で<u>飛散</u>する粒子や薬品の飛沫から作業者の眼を保護する。

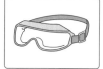

■図5　ゴーグル型
　　　保護めがね

保護めがねを選ぶときは、主に次の点に注意する。

❶ JIS 適合品であること。
❷軽量で長時間使用しても苦痛を伴わず、汗ずれすることも少ないもの。
❸視界や保護範囲が広いもの。

 ## 遮光保護具

遮光保護具は、溶接作業や溶鉱炉等の炉前作業、レーザー取扱作業、水銀ランプによる殺菌消毒などの作業において、<u>有害</u>光線を遮断して、作業者の眼を保護する。

光の波長ごとに遮光能力を規定し、<u>遮光度</u>番号が定められており、溶接作業などの作業に応じて、適切な遮光度番号のものを選ぶ必要がある。

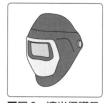

■図6　遮光保護具

 ## 保護クリーム

保護クリームは、保護具には含まれていないが、有害物質が直接<u>皮膚</u>に付着しないようにするため使用することがある。保護クリームを<u>皮膚</u>の露出部に塗布し、保護層をつくることによって皮膚を保護する。

作業前に塗布し、作業終了後は洗い流さなければならない。皮膚の手入れ用クリームとは別のものであることを周知徹底させる必要がある。

POINT
- 防毒マスクの吸収缶の色は、ハロゲンガス用が灰及び黒、有機ガス用が黒、一酸化炭素用が赤、シアン化水素用が青。
- 防じんマスクなど面体がある呼吸用保護具を使用するときは、しめひもを耳にかけたり、面体と顔面の間にタオルなどを入れたりしない。

練習問題 ❷　§2 作業環境管理・作業管理

[H31. 4 公表]

問2　次の化学物質のうち、常温・常圧（25℃、1気圧）の空気中で蒸気として存在
するものはどれか。

ただし、蒸気とは、常温・常圧で液体又は固体の物質が蒸気圧に応じて揮発又
は昇華して気体となっているものをいうものとする。

(1)　塩化ビニル　　　　(4)　硫化水素

(2)　ホルムアルデヒド　(5)　アンモニア

(3)　二硫化炭素

[R 2. 10 公表]

問3　化学物質とその常温・常圧（25℃、1気圧）の空気中における状態との組合せ
として、誤っているものは次のうちどれか。

ただし、「ガス」とは、常温・常圧で気体のものをいい、「蒸気」とは、常温・
常圧で液体又は固体の物質が蒸気圧に応じて揮発又は昇華して気体となっている
ものをいうものとする。

(1)　ホルムアルデヒド………ガス　　(4)　二酸化硫黄………………蒸気

(2)　塩化ビニル………………ガス　　(5)　アクリロニトリル………蒸気

(3)　二硫化炭素………………蒸気

[H31. 4 公表]

問4　厚生労働省の「作業環境測定基準」及び「作業環境評価基準」に基づく作業環
境測定及びその結果の評価に関する次の記述のうち、誤っているものはどれか。

(1)　管理濃度は、有害物質に関する作業環境の状態を単位作業場所の作業環境測定
結果から評価するための指標として設定されたものである。

(2)　A測定は、単位作業場所における有害物質の気中濃度の平均的な分布を知るた
めに行う測定である。

(3)　B測定は、単位作業場所中の有害物質の発散源に近接する場所で作業が行われ
る場合において、有害物質の気中濃度の最高値を知るために行う測定である。

(4)　A測定の第二評価値は、単位作業場所における気中有害物質の幾何平均濃度の
推定値である。

(5) A測定の第二評価値が管理濃度を超えている単位作業場所の管理区分は、B測定の結果に関係なく第三管理区分となる。

[R2.4公表]

問5 局所排気装置に関する次の記述のうち、正しいものはどれか。

(1) ダクトの形状には円形、角形などがあり、その断面積を大きくするほど、ダクトの圧力損失が増大する。

(2) フード開口部の周囲にフランジがあると、フランジがないときに比べ、気流の整流作用が増すので、大きな排風量が必要となる。

(3) ドラフトチェンバ型フードは、発生源からの飛散速度を利用して捕捉するもので、外付け式フードに分類される。

(4) 建築ブース型フードは、作業面を除き周りが覆われているもので、外付け式フードに分類される。

(5) ダクトは、曲がり部分をできるだけ少なくするように配管し、主ダクトと枝ダクトとの合流角度は45°を超えないようにする。

[R3.10公表]

問6 呼吸用保護具に関する次の記述のうち、正しいものはどれか。

(1) 防毒マスクの吸収缶の色は、一酸化炭素用は黒色で、有機ガス用は赤色である。

(2) 高濃度の有害ガスに対しては、防毒マスクではなく、送気マスクか自給式呼吸器を使用する。

(3) 型式検定合格標章のある防じんマスクでも、ヒュームのような微細な粒子に対して使用してはならない。

(4) 防じんマスクの手入れの際、ろ過材に付着した粉じんは圧縮空気で吹き飛ばすか、ろ過材を強くたたいて払い落として除去する。

(5) 防じんマスクは作業に適したものを選択し、顔面とマスクの面体の高い密着性が要求される有害性の高い物質を取り扱う作業については、使い捨て式のものを選ぶ。

解答&解説

問2 答：(3)

(3)：二硫化炭素の空気中の状態は**蒸気**。

(1)、(2)、(4)、(5)：塩化ビニル、ホルムアルデヒド、硫化水素、アンモニアは、いずれも空気中の状態は<u>ガス</u>。

問3　答：(4)

(4)：「蒸気」は誤り。二酸化硫黄の空気中の状態は<u>ガス</u>。

(1)、(2)：正しい。ホルムアルデヒドと塩化ビニルは、どちらも空気中の状態は<u>ガス</u>。

(3)、(5)：正しい。二硫化炭素とアクリロニトリルは、どちらも空気中の状態は<u>蒸気</u>。

問4　答：(4)

(1)：正しい。管理濃度は、有害物質に関する作業環境の状態を<u>単位作業場所</u>の作業環境測定結果から<u>評価</u>するための指標として設定されたものである。

(2)：正しい。A測定は、単位作業場所における有害物質の気中濃度の<u>平均的な分布</u>を知るために行う測定である。

(3)：正しい。B測定は、単位作業場所中の有害物質の発散源に<u>近接する場所</u>で作業が行われる場合において、有害物質の気中濃度の<u>最高値</u>を知るために行う測定である。

(4)：「幾何平均濃度」は誤り。A測定の第2評価値は、単位作業場所における気中有害物質の<u>算術平均</u>濃度の推定値である。

(5)：正しい。A測定の<u>第2評価値</u>が管理濃度を超えている単位作業場所の管理区分は、B測定の結果に関係なく<u>第3管理区分</u>となる。

問5　答：(5)

(1)：「断面積を大きくするほど」は誤り。ダクトは、断面積を<u>小さく</u>（<u>細く</u>）するほど、ダクトの圧力損失が増大する。

(2)：「大きな排風量が必要となる」は誤り。フード開口部の周囲にフランジがあると、フランジがないときに比べ、気流の整流作用が増し、<u>少ない</u>排風量で大きな吸入効果が得られる。

(3)：誤り。発生源からの飛散速度を利用して有害物質を捕捉するフードは、<u>レシーバ</u>式フード。ドラフトチェンバ型フードは、開口された<u>作業面</u>を除き、発散源の周りを囲い込んでいるもので、<u>囲い式</u>フードに分類される。

(4)：「外付け式フード」は誤り。建築ブース型フードは、<u>囲い式</u>フードに分類される。

(5)：正しい。ダクトは、曲がり部分をできるだけ<u>少なく</u>するように配管し、主ダクトと枝ダクトとの合流角度は<u>45°</u>を超えないようにする。

問6　答：(2)

(1)：誤り。防毒マスクの吸収缶の色は、一酸化炭素用が<u>赤色</u>で、有機ガス用が<u>黒色</u>。

(2)：正しい。高濃度の有害ガスに対しては、防毒マスクではなく、<u>送気マスク</u>か<u>自給式呼吸器</u>を使用する。

(3)：「使用してはならない」は誤り。型式検定に合格した防じんマスクは、ヒュームのような微細な粒子に対して有効なので、型式検定合格標章のあるものを<u>使用</u>する。

(4)：誤り。防じんマスクの手入れの際、ろ過材に付着した粉じんを圧縮空気で<u>吹き飛ばし</u>たり、ろ過材を強く<u>たたいたり</u>すると、ろ過材を破損させるほか、粉じんを再飛散させることになるので行ってはならない。

(5)：「使い捨て式」は誤り。防じんマスクを使用して有害性の高い物質を取り扱うときは、できるだけ粒子捕集効率が<u>高い</u>ものを選ぶ。

3-1 化学物質等による健康障害

化学物質等（単体の化学物質及びその化合物）による健康障害は、物質の性質や濃度、ばく露[⊕]時間などによって症状はさまざまである。ここでは、主に特定化学物質による健康障害について取り上げる。

◆ ガス中毒

ガス中毒には、**一酸化炭素**、**シアン化水素**、**硫化水素**などの窒息性ガスによるものと、**塩素**、**二酸化硫黄**、**二酸化窒素**などの刺激性ガスによるものがある。

窒息性ガスとは呼吸困難を起こさせる毒性ガスの総称で、刺激性ガスとは吸入すると気道粘膜内の液体に溶解して炎症反応を引き起こすガスの総称。

◆ 酸・アルカリによる健康障害

酸・アルカリによる健康障害を起こす代表的な物質には、**弗化水素**（ふっかすいそ）がある。

その他、強酸（硝酸、硫酸、塩酸）や強アルカリ（水酸化ナトリウム、水酸化カリウムなど）は、高濃度で皮膚に接触すると、化学熱傷（☞p.199）をきたし、酸やアルカリのミストは、気管や鼻粘膜に粘膜刺激症状や熱傷を生じる。

◆ その他の化学物質等による健康障害

その他の化学物質等による健康障害には、**塩化ビニル**、**ベンゼン**によるものがある。塩化ビニルやベンゼンは、特定化学物質の第2類物質の特別管理物質に指定されている。

主な化学物質等による健康障害の発症原因や症状は、表8の通り。

- ●一酸化炭素中毒は、一酸化炭素が赤血球中のヘモグロビンと強く結合し、体内の各組織が酸素欠乏状態に陥ることによって発症する。
- ●硫化水素による中毒の症状は、意識消失、呼吸麻痺。
- ●弗化水素による慢性中毒の症状は、骨の硬化、斑状歯。

■表8　主な化学物質等による健康障害

物質		性質・発症原因	症状
窒息性ガス	一酸化炭素	●通風の悪い場所でのアーク溶接やエンジンの<u>排気</u>ガス、<u>たばこ</u>の煙に含まれる。 ●無色・無臭の気体で、刺激性がないため、吸入しても<u>気がつかない</u>ことが多い。 ●一酸化炭素が赤血球中の**ヘモグロビン**㊟と強く結合し、**ヘモグロビン**と酸素の結びつきを阻害する。その結果、体内の各組織が酸素欠乏状態に陥る。	●初期：**息切れ**、**頭痛**、めまい、吐き気 ●重症：虚脱、意識混濁 ●後遺症：健忘、歩行困難などの**パーキンソン**症状
	シアン化水素（青酸）	●**アーモンド**臭のある無色の気体。 ●肺や<u>皮膚</u>から吸収され、細胞内での<u>酸素</u>利用を阻害して酸素欠乏症を生じる。	●**呼吸**困難、**痙攣**、呼吸麻痺
	硫化水素	●石油精製過程や下水処理場、硫黄泉などで発生する。 ●<u>腐卵</u>臭のある気体。 ●細胞レベルで<u>酸素</u>摂取を阻害して細胞内窒息を引き起こす。	●低濃度：眼や気道の<u>粘膜刺激症状</u> ●高濃度：脳幹への直接的な作用によって**意識消失**、**呼吸麻痺**、昏睡
刺激性ガス	塩素	●黄緑色で刺激臭の強い気体。 ●消毒や漂白などに用いられる<u>次亜塩素酸塩</u>溶液と、洗浄や水処理などに用いられる<u>酸性</u>溶液が混触すると、<u>塩素</u>を発生し、中毒を起こす。	●刺激性が強く、眼、鼻、喉などに対する<u>粘膜刺激症状</u> ●高濃度：肺水腫
	二酸化硫黄	●硫黄や硫黄化合物の燃焼により生じる無色で刺激臭のある気体。 ●皮膚や粘膜の水分に溶けて<u>亜硫酸</u>になり、粘膜刺激を生じる。	●慢性中毒：慢性<u>気管支炎</u>、<u>歯牙</u>酸蝕症
	二酸化窒素	●赤褐色の気体。 ●水に容易に溶けて、硝酸と<u>亜硝酸</u>になる。	●慢性中毒：慢性<u>気管支炎</u>、<u>歯牙</u>酸蝕症、**胃腸障害**
酸・アルカリ	弗化水素	●弗化水素の水溶液は弗化水素酸と呼ばれ、強い腐食性・刺激性がある。 ●皮膚から吸収されると、血液に入り**カルシウム**と結合して低カルシウム血症を生じる。	●低カルシウム血症による嘔吐、痙攣、腎障害など ●慢性中毒：骨の硬化、**斑状**歯、<u>歯牙</u>酸蝕症
その他	塩化ビニル	●ポリ塩化ビニルなどの合成原料として用いられる、無色の気体。	●慢性ばく露：<u>肝血管肉腫</u>、<u>指の骨</u>の溶解、<u>皮膚</u>の硬化
	ベンゼン	●特有の臭いがあり、無色で揮発性の液体。 ●造血組織に毒性を示す。	●長期間ばく露：再生不良性貧血などの<u>造血器障害</u> ●<u>白血</u>病に至るおそれがある

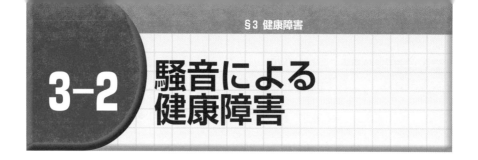

3-2 騒音による健康障害

作業に伴い発生する 85dB を超えるような大きな音による騒音性難聴が、騒音による健康障害とされている。

◆ 騒音とは

騒音とは、耳にうるさく感じる音の総称で、不快な音や振動をいう。騒音は、精神的疲労を生じさせたり、<u>自律神経系</u>や<u>内分泌系</u>へも影響を与え、交感神経の活動の<u>亢進</u>や副腎皮質ホルモンの分泌の<u>増加</u>が認められることがある。

ヒトの聴覚 (☞ p. 242) は、音の大小と高低を感知して認識する。

(1) 音の大小

音の大小は、音圧（音の圧力）レベルによって決まり、単位をデシベル(dB)で表す。音圧レベルは、通常、その音圧とヒトが聴くことができる最も小さな音圧 ($20\,\mu\mathrm{Pa}$) との比の常用対数を <u>20</u> 倍して求められる。

(2) 音の高低

音の高低は、周波数によって決まり、単位をヘルツ(Hz)で表す。周波数は 1 秒間当たりの振動回数を表し、1 Hz は 1 秒当たり 1 回の振動である。

ヒトが感知できる音の周波数は、<u>20</u>Hz から <u>20,000</u>Hz 程度で、会話音域は通常、<u>500</u>Hz から <u>2,000</u>Hz 程度である。

ヒトの聴覚は低音（低周波の音）よりも高音（高周波の音）の方がよく聴こえ、4,000Hz あたりの音に関する感度が一番高いといわれている。

(3) 騒音レベルの測定

騒音レベルの測定は、通常、騒音計の周波数補正回路の <u>A</u> 特性で行い、その大きさは <u>dB(A)</u> で表す。

ヒトに聴こえる音は、同じ音圧レベルでも周波数が異なると同じ大きさには聴こえない。騒音計には、周波数によって異なるさまざまな聴こえ方に対応するよう周波数補正回路が備わっている。この周波数補正値を **A 特性**という。

表9は、騒音レベルによってヒトがどのように感じるかを表したものである。

■表9　騒音レベルとヒトの感じ方

騒音レベル	感じ方	例
100dB	耳を覆いたくなる	ガード下の電車通過音
90dB	目前の人と話しができない	パチンコ店内
80dB	大きな声を張りあげないと話しができない	地下鉄の車内
70dB	意識して声を大きくして話す	バスの車内
60dB	うるさいが、普通に会話ができる	忙しい事務室
50dB	ざわざわと、いつまでも音が耳につく	一般的な事務室
30dB	静かに落ち着いた感じ	ホテルの室内

 等価騒音レベル

等価騒音レベルとは、時間とともに変動している騒音レベルを、一定時間内の<u>エネルギー</u>的な<u>平均値</u>として表したもの。単位はデシベル（dB）で表す。

等価騒音レベルは、変動する騒音に対するヒトの<u>生理・心理</u>的反応とよく対応しているため、作業環境における騒音の大きさを示すものとして広く用いられる。

 騒音性難聴

騒音性難聴とは、長期間騒音にばく露されつづけることによって発生する聴覚障害。<u>内耳の蝸牛</u>にある聴覚器官の<u>有毛細胞</u>の変性によって起こる。

騒音性難聴は、通常、会話音域より<u>高い音域</u>（4,000Hz付近）から聴力低下が始まるため、初期には騒音性難聴に<u>気づかない</u>ことが多く、また、<u>治りにくい</u>という特徴がある。

騒音性難聴では、4,000Hz付近で著しい聴力低下を示し、この聴力低下の型を<u>c^5dip</u>（シーゴディップ、またはシーファイブディップ）という。

また、騒音性難聴は、感音性難聴で、<u>耳鳴り</u>を伴うことが多い。感音性難聴は、内耳または内耳から奥にある聴覚神経に起こる難聴。

POINT

- ●騒音は、自律神経系や内分泌系へも影響を与える。
- ●等価騒音レベルとは、変動する騒音レベルを、一定時間内のエネルギー的な平均値として表したもので、ヒトの生理・心理的反応とよく対応する。
- ●騒音性難聴は、内耳の蝸牛にある聴覚器官の有毛細胞の変性によって起こる。

3-3 金属による健康障害

　鉛やマンガンなどの粉じん、ヒューム⊕、ミストを吸入すると、金属中毒を発症する。主な金属による健康障害は、表10の通り。

■表10　主な金属による健康障害

金属		性質・発症原因	症　状
カドミウム		●ヒュームや粉じんは、主に経気道的に吸収される。 ●経口的に摂取された場合は、消化管から吸収されて肝臓や腎臓に蓄積される。	●急性中毒：<u>上気道</u>炎、<u>肺炎</u> ●慢性中毒：<u>腎</u>障害（低分子<u>蛋白</u>尿、<u>骨軟化</u>症）、<u>肺気腫</u>、犬歯・門歯の<u>黄色</u>環
クロム		●ヒューム、粉じん、ミストの状態で発生する。	●皮膚接触：充血、水疱、潰瘍 ●気道吸入：上気道の刺激症状、<u>鼻中隔</u>穿孔、<u>肺</u>がん、上気道がん ●長期間ばく露：<u>アレルギー性</u>接触性皮膚炎
水銀	金属水銀	●常温（25℃）で唯一の<u>液体</u>の金属。 ●金属水銀の標的臓器は脳である。	●感情不安定、幻覚などの<u>精神</u>障害、手指の<u>震え</u>
	無機水銀	●気道や消化管から吸収される。	●<u>腎</u>障害（血尿、蛋白尿）
鉛		●ヒューム、粉じんを吸入して発症する。 ●体内に入ると骨などに蓄積される。	●<u>貧血</u>、伸筋麻痺、腹部の<u>疝痛</u>⊕、末梢神経障害
砒素		●鉱物に含有されており、金属精錬の過程でも排出される。	●角化症、<u>黒皮</u>症などの皮膚障害、<u>溶血</u>性貧血、<u>鼻中隔</u>穿孔、末梢神経障害
ベリリウム		●ヒューム、粉じんの状態で発生し、経気道的に吸収される。	●<u>気管支</u>喘息、肺炎、<u>接触性</u>皮膚炎、肺の<u>肉芽腫</u>（慢性ベリリウム肺）
マンガン		●脳に沈着しやすく、大脳基底核の神経細胞の変性が起こる。	●筋のこわばり、震え、歩行困難などの<u>パーキンソン</u>病に似た症状

POINT

- ●金属水銀中毒の症状は、感情不安定、幻覚などの精神障害、手指の震え。
- ●鉛中毒の症状は、貧血、伸筋麻痺、腹部の疝痛、末梢神経障害。
- ●マンガン中毒では、筋のこわばり、震え、歩行困難などのパーキンソン病に似た症状がみられる。

3-4 有機溶剤による健康障害

有機溶剤は、有機溶剤中毒予防規則（☞p.43）によって、取扱い方法や作業場の設備などが規制されている。

有機溶剤の性質

有機溶剤（☞p.43）はすべて<u>脂溶性</u>（油に溶けやすい性質）を有する液体。脂溶性のほか、揮発性、引火性を有するものが多い。アセトンやメタノールなど、水溶性と脂溶性をともに有する（両親媒性という）ものがある。

有機溶剤の蒸気は空気より<u>重い</u>ため、低所に滞留しやすく、通風の悪い場所や地下室、ピットなどでの取扱いには注意が必要である。

有機溶剤の人体への影響

有機溶剤の人体に対する主な影響は、次の通り。

❶揮発性が高いため、<u>呼吸器</u>から吸入されやすい。

❷脂溶性を有するため、<u>皮膚</u>や粘膜から吸収され、脂肪の多い<u>脳</u>や脂肪組織に取り込まれやすい。

❸高濃度のばく露による急性中毒では、<u>中枢</u>神経系抑制作用により、<u>酩酊</u>状態をきたし、重篤な場合は死に至る。

❹低濃度の<u>繰り返し</u>ばく露による慢性中毒では、頭痛、めまい、記憶力減退、不眠などの<u>不定愁訴</u>（体のさまざまな不調を訴えるが、明確な疾病の原因がない状態）がみられる。

❺中枢神経系の中毒症状は、<u>頭痛</u>、めまい、失神、麻酔作用、<u>意識障害</u>など。

❻呼吸器系の中毒症状は、<u>咳</u>、<u>上気道</u>の炎症など。

❼皮膚や粘膜に対する刺激症状は、<u>結膜炎</u>、湿疹、皮膚の<u>角化</u>、亀裂など。

❽一般に、塩素などでハロゲン化されているものは、<u>肝</u>障害や<u>腎</u>障害を引き起こしやすい。

主な有機溶剤による健康障害

主な有機溶剤による健康障害の症状などは、表11の通り。

■表11　主な有機溶剤による健康障害

有機溶剤	性質・発症原因	症　状
キシレン	●接着剤や塗料の溶剤に用いられる。 ●尿中代謝物の**メチル馬尿酸**は、生物学的モニタリング[用]の指標として利用される。	●中枢神経系の機能障害、肝障害、腎障害
酢酸メチル	●マニキュア、ラッカー、香料の溶剤として用いられる。 ●体内でメタノールに代謝され、メタノールと同様の障害を生じる。	●<u>視力</u>低下、<u>視野</u>狭窄
N, N-ジメチルホルムアミド	●合成繊維、合成皮革、塗料などの製造工程で溶剤として用いられる。 ●皮膚から吸収されやすい。	●長期間ばく露：**頭痛**、めまい、消化不良、<u>肝機能</u>障害
トルエン	●揮発性が高く、主に蒸気として肺から吸入される。 ●尿中代謝物の**馬尿酸**は、生物学的モニタリングの指標として利用される。	●中枢神経系の機能障害、腎障害
二硫化炭素	●化学繊維などの製造工程で溶剤として用いられる。 ●揮発性が高いため肺から吸入され、皮膚からも吸収される。	●高濃度の急性ばく露：**精神**障害 ●低濃度の長期間ばく露：動脈硬化の進行、網膜細動脈瘤を伴う<u>脳血管</u>障害
ノルマルヘキサン	●溶媒や接着剤などで用いられる。 ●肺や皮膚から速やかに吸収される。 ●尿中代謝物の<u>2,5-ヘキサンジオン</u>は、生物学的モニタリングの指標として利用される。	●頭痛、<u>末梢</u>神経障害（**多発**性神経炎）
メタノール	●水溶性と脂溶性を有する。 ●接着剤、合成樹脂、医薬品の原料などに用いられる。	●低濃度の長期間ばく露：<u>視神経</u>障害

POINT

- ●有機溶剤はすべて脂溶性を有し、蒸気は空気より重い。
- ●有機溶剤は、呼吸器から吸収されやすく、皮膚からも吸収され、脂肪の多い脳などに入りやすい。
- ●ノルマルヘキサンによる健康障害は、末梢神経障害。
- ●メタノールは、低濃度でも長期間のばく露により視神経障害を起こす。

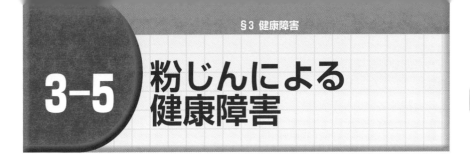

3-5 粉じんによる健康障害

粉じんは、鉱物の掘削だけでなく、金属の溶接でも発生する。粉じん作業は、粉じん障害防止規則（☞ p.47）やじん肺法などによって規制されている。

粉じんの分類

粉じん（☞ p.47）は、表12のように分類される。

■表12　粉じんの分類

粉じん名		種　類
無機性粉じん	金属性粉じん	金属の切断・研磨・溶接作業などの際に飛散する粉じん
	鉱物性粉じん	土石・岩石・鉱物の採取及び加工の際や、石綿（アスベスト）から飛散する粉じん
有機性粉じん	動物性粉じん	毛皮の加工の際に飛散する粉じん
	植物性粉じん	木材（米杉、ラワン）の加工の際に飛散する粉じん

金属性粉じんや鉱物性粉じんはじん肺を発症し、動物性粉じんや植物性粉じんはぜんそくや気管支炎を引き起こす。

粉じん則やじん肺法で定められた粉じん作業には、有機性粉じんは含まれておらず、非生物体の固体粒子による粉じんが対象となる。

じん肺

じん肺とは、粉じんを吸入することによって、肺に生じた線維増殖性変化を主体とする疾病。肺の線維化した組織は、酸素と二酸化炭素の交換に役立たなくなり、やがて肺でのガス交換が十分にできなくなる。

自覚症状は初期にはあまりみられないが、進行すると咳、痰、呼吸困難を生じ、他覚症状としてチアノーゼ❸などがみられる。

じん肺がある程度進行すると、粉じんへのばく露を中止しても肺に生じた病変は治らず、線維化が進行する傾向がある。じん肺そのものについては、現在、有効な治療方法が確立されていない。

また、じん肺は種々の合併症を起こしやすく、主な合併症には<u>肺結核</u>、結核性<u>胸膜炎</u>、続発性<u>気管支</u>炎、続発性<u>気胸</u>、原発性<u>肺</u>がんがある。

　じん肺は、粉じんの種類によって次のように<u>区分</u>されている。

❶けい肺：遊離けい酸の粉じんによるもの。

❷石綿肺：石綿（アスベスト）の粉じんによるもの。

❸溶接工肺：<u>鉄化合物</u>（酸化鉄など）やけい酸の粉じんによるもの。

❹炭素肺・黒鉛肺：<u>炭素</u>や黒鉛の粉じんによるもの。

❺アルミニウム肺：<u>アルミニウム</u>やその化合物の粉じんによるもの。

　このうち、けい肺と石綿肺について解説する。

(1) けい肺

　けい肺とは、鉱物性粉じんに含まれる<u>遊離けい酸</u>(SiO_2)を吸入することによって発症するじん肺をいう。遊離けい酸は、けい素と酸素からなる鉱物で、肺の線維化を起こす作用が強い。

　けい肺は、ずい道工事や、窯業、ガラス工業などで発症する。進行すると、エックス線写真で粒状影が見えるようになり、けい肺と診断される。

　自覚症状は、一般的なじん肺の症状と同じで、進行すると咳、痰が始まり、やがて<u>呼吸困難</u>に陥る。けい肺が重症化すると、けい肺結節が形成される。

(2) 石綿肺

　石綿肺とは、石綿（アスベスト）(☞p.57) 繊維の粉じんを吸入することによって発症するじん肺をいう。石綿繊維は、肺の奥深くまで入り込み、瘢痕化（変性化）を引き起こす。石綿繊維を吸入すると、石灰化を伴う胸膜<u>肥厚</u>（プラーク）を生じる。吸入した繊維の量により、<u>肺</u>がんや<u>中皮腫</u>（胸膜や腹膜の中皮細胞から発生する悪性の腫瘍）の原因になることもある。

　自覚症状は、一般的なじん肺の症状と同じで、咳、痰が始まり、やがて呼吸困難に陥る。

　なお、石綿については、石綿障害予防規則 (☞p.57) により規制されている。

POINT

● じん肺は、肺に生じた線維増殖性変化を主体とする疾病。

● じん肺の合併症には、肺結核、結核性胸膜炎、続発性気管支炎、続発性気胸、原発性肺がんなどがある。

● 遊離けい酸を吸入するとけい肺を発症し、咳、痰が始まり呼吸困難に陥る。

3-6 放射線による健康障害

一般的に、「放射線」という場合は、電離放射線のことをいう。電離放射線は、電離放射線障害防止規則（☞ p.56）によって規制されている。

◆ 電離放射線の種類

物質を構成する元素には、自然に崩壊してほかの元素に変わるときに放射線を放出するものがある。このような元素を**放射性同位元素（ラジオアイソトープ）**という。

電離放射線には、アルファ線などの<u>粒子</u>線と、ガンマ線やエックス線、一部の紫外線などの<u>電磁波</u>があり、どちらにも物質を透過する作用や電離作用（放射線が持つエネルギーによって、物質の電子がはじき出される作用）がある。

ガンマ線は放射性同位元素から放射される電磁波で、**エックス線**はエックス線装置を用いて発生させる人工の電磁波である。ガンマ線やエックス線は、紫外線より波長が<u>短い</u>電磁波である。

◆ 電離放射線による健康障害

次ページの表13のように、電離放射線の被ばくによる人体への影響には、大きく分けて身体的影響と遺伝的影響がある。さらに、身体的影響は、被ばく後の症状が出るまでの期間により、急性障害と晩発障害に分類される。また、放射線の影響が生じるメカニズムにより、確定的影響と確率的影響に分類される。

身体的影響は被ばく者本人に出る影響で、**遺伝的影響**は被ばく者の子孫に出る影響。

急性障害は被ばく後<u>数週間</u>以内に発症し、**晩発障害**は被ばく後<u>半年</u>から<u>数十年</u>の潜伏期間を経て発症する。

確定的影響は、被ばく線量が一定のしきい値（影響の出る最低の線量値）を超えると、脱毛や白内障などの障害が現れ、障害の<u>程度</u>は被ばく線量に依存する。

確率的影響は、しきい値がなく、被ばくすると発がんや遺伝的影響が出現するが、その<u>発生</u>率は、被ばく線量が多くなるほど<u>高く</u>なる。

影響		障　害	影響
身体的影響	急性障害	急性放射線症（急性死、悪心、嘔吐、<u>中枢</u>神経系障害）	確定的影響
		<u>造血</u>器障害（白血球減少、貧血、出血傾向）	
		生殖器障害（無精子症、不妊）	
		皮膚障害（皮膚炎、脱毛、潰瘍）	
	晩発障害	<u>白内</u>障	
		白血病、甲状腺がんなどの悪性腫瘍	
遺伝的影響		遺伝子突然変異	確率的影響
		染色体異常	

　また、造血器、生殖腺、腸粘膜、皮膚など頻繁に<u>細胞</u>分裂している組織・臓器は、電離放射線の影響を受けやすい。

 ## 非電離放射線による健康障害

　電離作用を持つ電離放射線に対して、電離作用を持たない電磁波を**非電離放射線**（ひでんりほうしゃせん）という。非電離放射線には、**赤外線**や**紫外線**、**マイクロ波**などの電磁波がある。

　非電離放射線の性質や健康障害の症状などは、表14の通り。

■表14　非電離放射線による健康障害

非電離放射線	性質・発症原因	症　状
紫外線	●太陽光や溶接光に含まれる可視光線より、波長が短い電磁波。 ●溶接や炉前作業、殺菌作業などで発生する。	●急性障害：皮膚炎、角膜炎、結膜炎 ●遅発性障害：白内障、<u>皮膚</u>がん
赤外線	●熱線ともいい、溶解炉などの高温物体から放射される可視光線より、波長が長い電磁波。 ●炉前作業やガラス加工作業などで発生する。 ●ふく射熱により、ばく露部位の温度を上げる。	●白内障、皮膚熱傷、熱中症
マイクロ波	●赤外線よりさらに波長が<u>長い</u>電磁波。 ●透過性があり、照射部位の組織を<u>加熱</u>する作用がある。	●白内障、熱傷、組織壊死

POINT

●電離放射線による中枢神経系障害や造血器障害は、確定的影響に分類され、被ばく線量がしきい値を超えると、障害の程度は被ばく線量に応じて重くなる。
●電離放射線による発がんや遺伝的影響は、確率的影響に分類され、しきい値はないが、被ばく線量が多くなるほど発生率が高くなる。

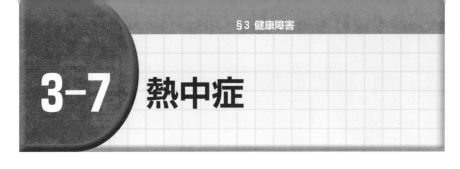

3-7 熱中症

　夏季における屋外の建設作業や通風の悪い屋内の作業では、高温による健康障害が発生しやすい。

 ◆ **熱中症とは**

　熱中症とは、高温多湿な暑熱環境下で、体内の水分や塩分（ナトリウムなど）のバランスがくずれたり、体内の調整機能が破綻したりするなどの身体適応障害の総称。

 ◆ **熱中症の分類**

　熱中症は、**熱失神**、**熱虚脱**、**熱痙攣**、**熱疲労**、**熱射病**などに分類される。

■表15　熱中症の分類

健康障害	発症原因	症　状
熱失神	●発汗による脱水のため血流量が<u>減少</u>し、脳に十分な血液を送ることができずに発症する。	●<u>めまい</u>、失神
熱虚脱	●高温環境下で皮膚血流量が増加すると、心臓や脳への血流量が<u>減少</u>し、代償的に心拍数が<u>増加</u>して発症する。	●全身倦怠、脱力感、**発熱**、**めまい**、徐脈、意識混濁
熱痙攣	●多量の発汗があり、体内の水分と塩分が失われたところへ<u>水分</u>だけが補給されると、血液の<u>塩分</u>濃度が低下して発症する。	●四肢・腹筋などの痛みを伴った痙攣（**こむら返り**）、たちくらみ
熱疲労	●長時間発汗が続くと、体内の塩分や水分が失われて血液が濃縮し、**心臓の負担増大**や**血流分布の異常**によって発症する。	●初期では、激しい口渇や尿量の減少。ついで、めまい、四肢の感覚異常、歩行困難
熱射病	●熱が体内にこもると、体温調節中枢が麻痺し、体温または脳温の上昇を伴う<u>中枢</u>神経障害によって発症する。	●意識障害、呼吸困難

POINT
- ●熱虚脱は、心臓や脳への血流量が減少し、代償的に心拍数が増加して発症する。
- ●熱痙攣は、水分だけが補給されたとき、血液の塩分濃度が低下して発症する。

3-8 その他の有害因子による健康障害

その他の有害因子による健康障害には、低温や気圧の変化、振動などの物理的要因によるもの、金属熱や酸素欠乏症のような化学的要因によるものがある。

◆ 低温による健康障害

低温の環境下では、末梢部は体表面の血管が収縮するため、体温の低下が起こりやすい。低温による健康障害には、凍傷、凍瘡、低体温症がある。

■表16 低温による健康障害

健康障害	発症原因	症状
凍傷	●皮膚組織の凍結壊死を伴う皮膚障害。 ●0℃以下の寒冷にさらされ、皮膚血流障害によって発症する。	●皮膚が白くなり、冷たい感じや痛みを感じる。
凍瘡	●しもやけのことで、炎症を伴う皮膚障害。 ●0℃以上の寒冷による血行不良が原因で発症する。	●一般に、赤くはれあがって、かゆみを伴う。
低体温症	●低温の環境下では、体温の低下を防ぐため熱産生が行われるが、体熱の喪失が熱産生を上回り、体の中心部の温度が35℃以下に低下して発症する。	●体温が32℃以下になると、意識消失や筋の硬直がみられ、呼吸・循環機能不全により死亡することもある。

◆ 気圧変化による健康障害

高圧室内作業や潜水作業などに従事する場合、高圧の影響や高圧環境下から常圧に戻る際の減圧の影響により健康障害が生じる。

(1) 高圧による健康障害

血液や組織中には、圧力に応じて酸素、窒素、炭酸ガス（二酸化炭素）が溶解するため、高圧下では酸素中毒、窒素酔い、炭酸ガス中毒を起こすことがある。

(2) 減圧症

減圧症は、潜函作業者、潜水作業者などに発症するもので、高圧下作業からの減圧に伴い、高圧環境下で血液中や組織中に溶け込んでいた窒素が気泡化し、

血管を閉塞したり組織を圧迫したりして生じる。皮膚のかゆみ、関節痛（ベンズ）、筋肉痛、神経の麻痺、呼吸困難、意識障害などの症状がみられる。

振動による健康障害

振動による健康障害には、局所振動障害と全身振動障害がある。

振動障害とは、通常、手や腕を通して伝わる局所振動障害のことをいい、足や臀部を通して伝わる全身振動障害とは区別されている。

局所振動障害は、チェーンソーや削岩機などの振動工具の使用によって発症し、手指や腕のしびれなどの末梢神経障害や、冬季に発症しやすいレイノー現象[⊕]などの末梢循環障害、関節痛などの筋骨格系障害の３つを特徴的な症状とする。

全身振動障害は、フォークリフトや建設機械などの運転で発症し、腰痛や頸部痛などの脊柱障害がみられる。

金属熱

金属熱は、金属の溶融作業などにおいて、亜鉛、銅などの金属の酸化物のヒュームを吸入することによって発症する。悪寒、発熱、関節痛などの症状がみられ、数時間後に発汗とともに解熱し、多少の疲労感のみで回復する。

酸素欠乏症

酸素欠乏症とは、空気中の酸素濃度が18％未満の酸素欠乏空気の吸入により生じる疾病をいう（☞p.50）。空気中の酸素濃度が低くなるほど症状は重くなる。

たとえば、空気中の酸素濃度が12〜16％の酸素欠乏症では、脈拍・呼吸数の増加、頭痛、吐き気、耳鳴りなどの症状がみられる。

また、酸素濃度６％以下のほとんど酸素のない状態の空気を吸入すると、一呼吸で意識を失って２分で呼吸停止し、死亡することが多い。

POINT

- 凍瘡は、しもやけのこと。０℃以上の寒冷による血行不良が原因で発症する。
- 減圧症は、潜水作業などで、浮上による減圧に伴い、高圧環境下で血液中や組織中に溶け込んでいた窒素が気泡化し、血管を閉塞したり組織を圧迫したりすることによって発症する。
- 局所振動障害（振動障害）では、手指や腕のしびれなどの末梢神経障害や、レイノー現象などの末梢循環障害、関節痛などの筋骨格系障害がみられる。
- 金属熱は、金属の溶融作業などにおいて、亜鉛、銅などの金属の酸化物のヒュームを吸入して発症する。

3-9 有害物質とがん

　がん（悪性新生物）は、さまざまな要因によって発症すると考えられている。その中には有害な業務で取り扱う物質が発がん因子になるものがある。

　ある職業に特有の発がん要因にばく露して発症するがんを**職業がん**という。ばく露する有害物質によって発症するおそれのあるがんは、表17の通り。

■表17　主な有害物質とがん

有害物質	発症する主ながん
石綿（アスベスト）	肺がん、中皮腫
オルト-トルイジン	膀胱がん
塩化ビニル	肝血管肉腫
クロム酸	肺がん、上気道がん
コールタール	肺がん、皮膚がん
紫外線	皮膚がん
電離放射線	皮膚がん、肺がん、甲状腺がん、白血病
ベータ-ナフチルアミン	膀胱がん
ベンジジン	膀胱がん
ベンゼン	白血病
ベンゾトリクロリド	肺がん
ビス（クロロメチル）エーテル	肺がん
無機砒素	肺がん、皮膚がん

POINT

- 石綿やクロム酸、コールタールは、肺がんを発症する。
- ベンジジンは、膀胱がんを発症する。

3-10 特殊健康診断

事業者は、一般の健康診断とは別に、有害な業務に従事する労働者には特殊健康診断を実施しなければならない。

◆ 特殊健康診断とは

<ruby>特殊健康診断<rt>とくしゅけんこうしんだん</rt></ruby>とは、有害な業務に従事する労働者を対象として実施する健康診断をいう。特殊健康診断は、労働者のすべての疾病を対象とする一般の健康診断とは異なり、特定の健康障害を対象としている。

特殊健康診断では、対象とする特定の健康障害と<u>類似</u>のほかの疾患との<u>判別</u>が、一般健康診断よりも一層強く求められる。

また、業務歴と既往症の調査は、一般健康診断よりしっかり聴取する必要があり、有害な業務への就業に伴う生活状況の変化についても、聞き取りを忘れないように行わなければならない。

特殊健康診断の対象業務や検査項目などの詳細については、p. 31〜33「特別な健康診断」を参照。

◆ 特殊健康診断の実施時期

特殊健康診断は、有害な業務に従事する労働者を対象に、雇入時、有害な業務への配置替えの際、及びその後6か月以内ごとに1回、定期に実施する。

このうち、<u>配置替え</u>の際に実施する特殊健康診断には、その業務<u>適性</u>の判断と、その後の業務の<u>影響</u>を調べるための基礎資料を得るという目的がある。

◆ 生物学的モニタリングによる検査

特殊健康診断における生物学的モニタリングによる検査は、有害物質の体内<u>摂取量</u>や有害物質による軽度の<u>健康影響</u>の程度を把握するためのものである。有害物質の生物学的モニタリングの指標として、尿中代謝物が用いられる。

次ページの表18に挙げる物質については、特殊健康診断時に尿中代謝物の測定が義務づけられている。

■表18　物質と尿中代謝物

物　質	尿中代謝物
キシレン	メチル馬尿酸
N, N-ジメチルホルムアミド	N-メチルホルムアミド
スチレン	マンデル酸及びフェニルグリオキシル酸の総量
テトラクロルエチレン	トリクロロ酢酸または総三塩化物
1, 1, 1-トリクロルエタン	トリクロロ酢酸または総三塩化物
トリクロルエチレン	トリクロロ酢酸または総三塩化物
トルエン	馬尿酸
鉛	デルタアミノレブリン酸
ノルマルヘキサン	2, 5-ヘキサンジオン

　有害物質が尿として体外に排出されることにより、体内に取り込まれた有害物質が半減するまでの平均的な期間を**生物学的半減期**という。鉛の場合は血液中または尿中における生物学的半減期が長いが、多くの<u>有機溶剤</u>は生物学的半減期が<u>短い</u>。したがって、有機溶剤等健康診断における尿中代謝物の量の検査のための採尿の曜日や<u>時刻</u>は、厳重にチェックする必要がある。

◆ 特殊健康診断の注意事項

　ほかに、特殊健康診断を実施するにあたり、注意すべき主な事項として、次の点が挙げられる。

❶適切な健診デザイン（計画・準備）を行うには、現在の<u>作業</u>内容及び有害要因への<u>ばく露</u>状況を把握する。

❷有害物質による健康障害の大部分は、急性発症を除き、自覚症状より<u>他覚</u>的所見が先行して出現することが多い。そのため、諸検査の結果により<u>発見</u>されることが多い。ただし、<u>情報機器</u>作業や<u>振動工具</u>使用の作業での健康障害では、自覚症状が先行して現れるため、問診の重要性が高い。

❸振動工具取扱い作業者に対する特殊健康診断は、6か月以内ごとに1回とされているが、年2回のうち1回は<u>冬季</u>に行うとよい。これは、振動工具によるレイノー現象は、<u>冬</u>に発症することが多いからである。

- 尿中代謝物：スチレンはマンデル酸及びフェニルグリオキシル酸の総量、トルエンは馬尿酸、鉛はデルタアミノレブリン酸。

練習問題 ❸　§3 健康障害

[R 4. 4 公表]

問7　一酸化炭素に関する次の記述のうち、誤っているものはどれか。

(1)　一酸化炭素は、無色・無臭の気体であるため、吸入しても気が付かないことが多い。

(2)　一酸化炭素は、エンジンの排気ガス、たばこの煙などに含まれる。

(3)　一酸化炭素中毒は、血液中のグロブリンと一酸化炭素が強く結合し、体内の各組織が酸素欠乏状態を起こすことにより発生する。

(4)　一酸化炭素は、炭素を含有する物が不完全燃焼した際に発生する。

(5)　一酸化炭素中毒の後遺症として、健忘やパーキンソン症状がみられることがある。

[R 3. 10 公表]

問8　作業環境における騒音及びそれによる健康障害に関する次の記述のうち、誤っているものはどれか。

(1)　音圧レベルは、その音圧と、通常、人間が聴くことができる最も小さな音圧（20μPa）との比の常用対数を 20 倍して求められ、その単位はデシベル（dB）で表される。

(2)　等価騒音レベルは、単位時間（1 分間）における音圧レベルを 10 秒間ごとに平均化した幾何平均値で、変動する騒音レベルの平均値として表した値である。

(3)　騒音レベルの測定は、通常、騒音計の周波数重み付け特性 A で行う。

(4)　騒音性難聴の初期に認められる 4,000Hz 付近を中心とする聴力低下の型を c^5dip という。

(5)　騒音は、自律神経系や内分泌系へも影響を与え、交感神経の活動の亢進や副腎皮質ホルモンの分泌の増加が認められることがある。

[R 4. 10 公表]

問9　金属などによる健康障害に関する次の記述のうち、誤っているものはどれか。

(1)　金属水銀中毒では、感情不安定、幻覚などの精神障害、手指の震えなどの症状がみられる。

(2)　鉛中毒では、貧血、末梢神経障害、腹部の疝痛などの症状がみられる。

(3)　マンガン中毒では、指の骨の溶解、肝臓の血管肉腫などがみられる。

(4)　カドミウム中毒では、上気道炎、肺炎、腎機能障害などがみられる。

(5)　砒素中毒では、角化症、黒皮症などの皮膚障害、鼻中隔穿孔などの症状がみられる。

［R 3.4 公表］

問10　有機溶剤に関する次の記述のうち、誤っているものはどれか。

(1)　有機溶剤は、呼吸器から吸収されやすいが、皮膚から吸収されるものもある。

(2)　メタノールによる障害として顕著なものは、網膜細動脈瘤を伴う脳血管障害である。

(3)　キシレンのばく露の生物学的モニタリングの指標としての尿中代謝物は、メチル馬尿酸である。

(4)　有機溶剤による皮膚又は粘膜の症状としては、皮膚の角化、結膜炎などがある。

(5)　低濃度の有機溶剤の繰り返しばく露では、頭痛、めまい、物忘れ、不眠などの不定愁訴がみられる。

［R 2.10 公表］

問11　粉じんによる健康障害に関する次の記述のうち、誤っているものはどれか。

(1)　じん肺は、粉じんを吸入することによって肺に生じた線維増殖性変化を主体とする疾病である。

(2)　じん肺の自覚症状は、初期にはあまりみられないが、進行すると咳、痰、呼吸困難などがみられる。

(3)　じん肺の合併症には、間質性肺炎、慢性閉塞性肺疾患（COPD）などがある。

(4)　石綿粉じんは、肺がん、胸膜中皮腫などの重篤な疾病を起こすおそれがある。

(5)　米杉、ラワンなどの木材粉じんは、ぜんそくを起こすことがある。

［R 4.10 公表］

問12　電離放射線などに関する次の記述のうち、誤っているものはどれか。

(1)　電離放射線には、電磁波と粒子線がある。

(2)　エックス線は、通常、エックス線装置を用いて発生させる人工の電離放射線であるが、放射性物質から放出されるガンマ線と同様に電磁波である。

(3)　エックス線は、紫外線より波長の長い電磁波である。

(4)　電離放射線の被ばくによる白内障は、晩発障害に分類され、被ばく後、半年〜30 年後に現れることが多い。

(5) 電離放射線を放出してほかの元素に変わる元素を放射性同位元素（ラジオアイソトープ）という。

[R 5. 10 公表]

問13 作業環境における有害要因による健康障害に関する次の記述のうち、正しいものはどれか。

(1) 潜水業務における減圧症は、浮上による減圧に伴い、血液中に溶け込んでいた酸素が気泡となり、血管を閉塞したり組織を圧迫することにより発生する。

(2) 熱けいれんは、高温環境下での労働において、皮膚の血管に血液がたまり、脳への血液の流れが少なくなることにより発生し、めまい、失神などの症状がみられる。

(3) 全身振動障害では、レイノー現象などの末梢循環障害や手指のしびれ感などの末梢神経障害がみられ、局所振動障害では、関節痛などの筋骨格系障害がみられる。

(4) 低体温症は、低温下の作業で全身が冷やされ、体の中心部の温度が35℃程度以下に低下した状態をいう。

(5) マイクロ波は、赤外線より波長が短い電磁波で、照射部位の組織を加熱する作用がある。

[R 4. 4 公表]

問14 作業環境における有害要因による健康障害に関する次の記述のうち、正しいものはどれか。

(1) 全身振動障害では、レイノー現象などの末梢循環障害や手指のしびれ感などの末梢神経障害がみられ、局所振動障害では、関節痛などの筋骨格系障害がみられる。

(2) 減圧症は、潜函作業者、潜水作業者などに発症するもので、高圧下作業からの減圧に伴い、血液中や組織中に溶け込んでいた窒素の気泡化が関与して発生し、皮膚のかゆみ、関節痛、神経の麻痺などの症状がみられる。

(3) 凍瘡は、皮膚組織の凍結壊死を伴うしもやけのことで、0℃以下の寒冷にばく露することによって発生する。

(4) 電離放射線による中枢神経系障害は、確率的影響に分類され、被ばく線量がしきい値を超えると発生率及び重症度が線量の増加に応じて増加する。

(5) 金属熱は、金属の溶融作業において、高温環境により体温調節中枢が麻痺することにより発生し、長期間にわたる発熱、関節痛などの症状がみられる。

問15 化学物質と、それにより発症するおそれのある主たるがんとの組合せとして、正しいものは次のうちどれか。

(1) ベンゼン……………………白血病
(2) ベンジジン………………胃がん
(3) ベンゾトリクロリド………膀胱がん
(4) コールタール………………肝血管肉腫
(5) 石綿…………………………皮膚がん

問16 特殊健康診断に関する次の記述のうち、正しいものはどれか。

(1) 有害物質による健康障害は、多くの場合、諸検査の異常などの他覚的所見より、自覚症状が先に出現するため、特殊健康診断では問診の重要性が高い。
(2) 特殊健康診断における生物学的モニタリングによる検査は、有害物の体内摂取量や有害物による健康影響の程度を把握するための検査である。
(3) 体内に取り込まれた鉛の生物学的半減期は、数時間と短いので、鉛健康診断における採尿及び採血の時期は、厳重にチェックする必要がある。
(4) 振動工具の取扱い業務に係る健康診断において、振動障害の有無を評価するためには、夏季における実施が適している。
(5) 情報機器作業に係る健康診断では、眼科学的検査などとともに、上肢及び下肢の運動機能の検査を行う。

解答＆解説

問7 答：(3)
(1)：正しい。一酸化炭素は、無色・無臭の気体であるため、吸入しても**気がつかない**ことが多い。
(2)：正しい。一酸化炭素は、エンジンの**排気ガス、たばこの煙**などに含まれる。
(3)：「グロブリン」は誤り。一酸化炭素中毒は、血液中の**ヘモグロビン**と一酸化炭素が強く結合し、**ヘモグロビン**と酸素の結合を阻害する。その結果、体内の各組織が酸素欠乏状態を起こすことにより発生する。
(4)：正しい。一酸化炭素は、炭素を含有する物が**不完全燃焼**した際に発生する。
(5)：正しい。一酸化炭素中毒の後遺症として、**健忘やパーキンソン症状**がみられることがある。

問8 答：(2)
(1)：正しい。音圧レベルは、その音圧と、通常、人間が聴くことができる最も小さな

音圧（20μPa）との比の常用対数を **20 倍**して求められ、その単位はデシベル（dB）で表される。

(2)：誤り。等価騒音レベルは、時間とともに変動する騒音レベルを、一定時間内の<u>エネルギー</u>的な<u>平均値</u>として表したものである。

(3)：正しい。騒音レベルの測定は、通常、騒音計の周波数重み付け**特性 A** で行う。周波数重み付けとは、周波数補正値のこと。

(4)：正しい。騒音性難聴の初期に認められる **4,000Hz** 付近を中心とする聴力低下の型を c⁵dip という。

(5)：正しい。騒音は、**自律神経系**や**内分泌系**へも影響を与え、交感神経の活動の**亢進**や副腎皮質ホルモンの分泌の**増加**が認められることがある。

問9 答：(3)

(1)：正しい。金属水銀中毒では、感情不安定、幻覚などの**精神障害**、**手指の震え**などの症状がみられる。

(2)：正しい。鉛中毒では、**貧血**、末梢神経障害、**腹部の疝痛**などの症状がみられる。

(3)：誤り。マンガン中毒では、筋のこわばり、震え、歩行困難などの<u>パーキンソン</u>病に似た症状がみられる。指の骨の溶解、肝臓の血管肉腫などは<u>塩化ビニル</u>の慢性ばく露による中毒の症状。

(4)：正しい。カドミウム中毒では、上気道炎、肺炎、**腎機能障害**などがみられる。

(5)：正しい。砒素中毒では、角化症、**黒皮症**などの皮膚障害、**鼻中隔穿孔**などの症状がみられる。

問10 答：(2)

(1)：正しい。有機溶剤は、揮発性が高いため**呼吸器**から吸収されやすく、脂溶性を有するため**皮膚**からも吸収される。

(2)：誤り。メタノールによる健康障害として顕著なものは、低濃度の長期間ばく露による<u>視神経障害</u>。網膜細動脈瘤を伴う脳血管障害は、<u>二硫化炭素</u>の低濃度の長期間ばく露による健康障害。

(3)：正しい。キシレンのばく露の生物学的モニタリングの指標としての尿中代謝物は、**メチル馬尿酸**。

(4)：正しい。有機溶剤による皮膚または粘膜の症状としては、**皮膚の角化**、**結膜炎**などがある。

(5)：正しい。低濃度の有機溶剤の**繰り返しばく露**では、頭痛、めまい、物忘れ、不眠などの**不定愁訴**がみられる。

問11 答：(3)

(1)：正しい。じん肺は、粉じんを吸入することによって肺に生じた**線維増殖性変化**を主体とする疾病である。

(2)：正しい。じん肺の自覚症状は、初期にはあまりみられないが、進行すると**咳**、**痰**、**呼吸困難**などがみられる。

(3)：「間質性肺炎、慢性閉塞性肺疾患（COPD）」は誤り。じん肺の合併症には、<u>肺結</u>

核、続発性気管支炎、肺がんなどがある。間質性肺炎はさまざまな原因により肺胞の壁が硬くなる（線維化）疾患の総称で、COPDは主に長期の喫煙を原因とする肺の慢性的な炎症性疾患。

(4)：正しい。石綿粉じんは、**肺がん**、**胸膜中皮腫**などの重篤な疾病を起こすおそれがある。

(5)：正しい。米杉、ラワンなどの**木材粉じん**は、**ぜんそく**を起こすことがある。

問12 **答：(3)**

(1)：正しい。電離放射線には、**電磁波と粒子線**がある。

(2)：正しい。エックス線は、通常、エックス線装置を用いて発生させる**人工の電離放射線**であるが、放射性物質から放出されるガンマ線と同様に**電磁波**である。

(3)：「波長の長い」は誤り。エックス線は、紫外線より波長の<u>短い</u>電磁波。

(4)：正しい。電離放射線の被ばくによる白内障は、**晩発障害**に分類され、被ばく後、**半年～30年後**に現れることが多い。

(5)：正しい。電離放射線を放出してほかの元素に変わる元素を**放射性同位元素（ラジオアイソトープ）**という。

問13 **答：(4)**

(1)：「酸素」は誤り。潜水業務における減圧症は、浮上による減圧に伴い、血液中に溶け込んでいた<u>窒素</u>が気泡となり、血管を閉塞したり組織を圧迫することにより発生する。

(2)：「熱けいれん」は誤り。高温環境下での労働において、皮膚の血管に血液がたまり、脳への血液の流れが少なくなることにより発生し、めまい、失神などの症状がみられるのは、<u>熱失神</u>または<u>熱虚脱</u>。熱けいれんは、多量の発汗があり、体内の水分と塩分が失われたところへ<u>水分</u>だけが補給されて、血液の<u>塩分</u>濃度が低下することにより発生し、<u>こむら返り</u>や<u>たちくらみ</u>などの症状がみられる。

(3)：誤り。レイノー現象などの末梢循環障害や手指のしびれ感などの末梢神経障害、関節痛などの筋骨格系障害は、<u>局所</u>振動障害でみられる症状。全身振動障害では、腰痛や頸部痛などの<u>脊柱</u>障害がみられる。

(4)：正しい。低体温症は、低温下の作業で全身が冷やされ、体の中心部の温度が**35℃程度以下**に低下した状態をいう。

(5)：「波長が短い」は誤り。マイクロ波は、赤外線より波長が<u>長い</u>電磁波で、照射部位の組織を加熱する作用がある。

問14 **答：(2)**

(1)：誤り。レイノー現象などの末梢循環障害や手指のしびれ感などの末梢神経障害、関節痛などの筋骨格系障害は、<u>局所</u>振動障害でみられる症状。全身振動障害では、腰痛や頸部痛などの<u>脊柱</u>障害がみられる。

(2)：正しい。減圧症は、潜函作業者、潜水作業者などに発症するもので、高圧下作業からの減圧に伴い、血液中や組織中に溶け込んでいた**窒素**の気泡化が関与して発生し、**皮膚のかゆみ**、**関節痛**、**神経の麻痺**などの症状がみられる。

(3)：誤り。皮膚組織の凍結壊死を伴う疾患は<u>凍傷</u>で、0℃以下の寒冷にばく露することによって発生する。しもやけは<u>凍瘡</u>のことで、炎症を伴う皮膚障害。0℃<u>以上</u>の寒冷による血行不良が原因で発生する。

(4)：「確率的影響」「発生率」は誤り。電離放射線による中枢神経系障害は、<u>確定</u>的影響に分類され、被ばく線量がしきい値を超えると<u>重症</u>度が線量の増加に応じて増加する。

(5)：誤り。金属熱は、金属の溶融作業などにおいて、亜鉛や銅などの金属の酸化物の<u>ヒューム</u>を<u>吸入</u>することにより発生する。悪寒、発熱、関節痛などの症状がみられるが、数時間後に発汗とともに解熱し、多少の疲労感のみで<u>回復</u>する。高温環境による体温調節中枢の麻痺により発生するのは、<u>熱射病</u>。

問15 答：(1)

(1)：正しい。ベンゼンは**白血病**を発症するおそれがある。

(2)：誤り。ベンジジンは<u>膀胱</u>がんを発症するおそれがある。

(3)：誤り。ベンゾトリクロリドは<u>肺</u>がんを発症するおそれがある。

(4)：誤り。コールタールは<u>肺</u>がんや<u>皮膚</u>がんを発症するおそれがある。肝血管肉腫を発症するおそれがある物質は<u>塩化ビニル</u>。

(5)：誤り。石綿は<u>肺</u>がんや<u>中皮腫</u>を発症するおそれがある。皮膚がんを発症するおそれがある物質には、コールタールのほか、<u>電離放射線</u>や<u>無機砒素</u>などがある。

問16 答：(2)

(1)：誤り。有害物質による健康障害は、多くの場合、自覚症状より<u>他覚</u>的所見が先に出現するため、諸検査の結果により発見されることが多い。自覚症状が先に出現する<u>情報機器</u>作業や<u>振動工具</u>使用の作業では、問診の重要性が高い。

(2)：正しい。特殊健康診断における生物学的モニタリングによる検査は、有害物の**体内摂取量**や有害物による**健康影響の程度**を把握するための検査である。

(3)：「鉛」「鉛健康診断」は誤り。体内に取り込まれた<u>有機溶剤</u>の生物学的半減期は、数時間と短いので、<u>有機溶剤等</u>健康診断における採尿及び採血の時期は、厳重にチェックする必要がある。

(4)：「夏季」は誤り。振動工具の取扱い業務に係る健康診断は、振動障害の症状の1つであるレイノー現象の発生が<u>冬</u>に多いことから、<u>冬季</u>における実施が適している。

(5)：「及び下肢」は誤り。情報機器作業に係る健康診断では、眼科学的検査などとともに、<u>上</u>肢の運動機能の検査を行うが、<u>下</u>肢の運動機能の検査は含まれていない。

☞ p. 166

攻略

Ⅱ 労働衛生（有害業務に係るもの）

出題率の高い項目の重要事項を要約してまとめた。試験直前に赤シートを使って確認できる。

項目	重要事項	解説頁
化学物質のリスクアセスメント	●リスク低減措置の検討・実施は、優先度の高い❶危険性や有害性のより低い物質への代替、化学反応のプロセスなどの運転条件の変更→❷工学的対策・衛生工学的対策→❸管理的対策→❹保護具の選択・使用の順に行う。	76
空気中に発散する有害物質	●空気中の状態がガスの物質：アンモニア、塩化ビニル、塩素、二酸化硫黄、ホルムアルデヒド、硫化水素。 ●空気中の状態が蒸気の物質：アセトン、二硫化炭素、フェノール。 ●空気中の状態が粉じんの物質：ジクロロベンジジン。	78～79
作業環境測定	● B測定は、単位作業場所の有害物質の発散源の近くで作業が行われる場合などに、気中有害物質の最高濃度を知るために行う測定。 ●管理濃度は、有害物質に関する作業環境の状態を単位作業場所の作業環境測定結果から評価するための指標。	80
局所排気装置	●フードの開口部にフランジを付けると、気流の整流作用が増し、少ない排風量で大きな吸入効果が得られる。 ●ダクトは、長いほど、断面積が小さい（細い）ほど、圧力損失が増大する。 ●ドラフトチェンバ型フードと建築ブース型フードは、作業面を除き周りが覆われているもので、囲い式フードに分類される。	83～84
労働衛生保護具	●防毒マスクの吸収缶の色：ハロゲンガス用＝灰及び黒、有機ガス用＝黒、一酸化炭素用＝赤、シアン化水素用＝青。 ●防じんマスクなど面体がある呼吸用保護具を使用するときは、しめひもを耳にかけたり、面体と顔面の間にタオルなどを入れたりしない。	86～87
化学物質等による健康障害	●一酸化炭素中毒は、一酸化炭素が赤血球中のヘモグロビンと強く結合し、体内の各組織が酸素欠乏状態に陥ることによって発症する。 ●硫化水素による中毒の症状は、意識消失、呼吸麻痺。 ●弗化水素による慢性中毒の症状は、骨の硬化、斑状歯。	93
金属による健康障害	●金属水銀中毒の症状は、感情不安定、幻覚などの精神障害、手指の震え。 ●鉛中毒の症状は、貧血、伸筋麻痺、腹部の疝痛、末梢神経障害。 ●マンガン中毒では、筋のこわばり、震え、歩行困難などのパーキンソン病に似た症状がみられる。	96
有機溶剤による健康障害	●有機溶剤はすべて脂溶性を有し、蒸気は空気より重い。 ●有機溶剤は、呼吸器から吸収されやすく、皮膚からも吸収され、脂肪の多い脳などに入りやすい。 ●ノルマルヘキサンによる健康障害は、末梢神経障害。 ●メタノールは、低濃度でも長期間のばく露により視神経障害を起こす。	97～98
その他の有害因子による健康障害	●凍瘡は、しもやけのこと。0℃以上の寒冷にさらされて発症する。 ●減圧症は、潜水作業などで、浮上による減圧に伴い、血液中に溶け込んでいた窒素が気泡化し、血管を閉塞したり組織を圧迫したりして発症する。 ●振動障害では、手指や腕のしびれなどの末梢神経障害や、レイノー現象などの末梢循環障害、関節痛などの筋骨格系障害がみられる。 ●金属熱は、亜鉛、銅などの金属の酸化物のヒュームを吸入して発症する。	104～105
特殊健康診断	●尿中代謝物：スチレン＝マンデル酸及びフェニルグリオキシル酸の総量、トルエン＝馬尿酸、鉛＝デルタアミノレブリン酸。	108

関係法令

（有害業務に係るもの以外のもの）

1-1 衛生管理者等・産業医

労働安全衛生法では、事業場の業種、規模などに応じて、総括安全衛生管理者や衛生管理者、産業医の選任を義務づけている。

◆ 総括安全衛生管理者 (安衛法第10条)

総括安全衛生管理者とは、一定規模以上の事業場において事業を実質的に統括管理する者をいう。

事業者は、一定規模以上の事業場ごとに、総括安全衛生管理者を選任し、一定の業務を統括管理させなければならない。

(1) 総括安全衛生管理者の選任・報告 (安衛令第2条、安衛則第2条)

総括安全衛生管理者を選任しなければならない事業場は、表1のように、業種の区分に応じた規模によって定められている。

事業者は、総括安全衛生管理者を選任すべき事由が発生した日から<u>14</u>日以内に選任し、選任後は、<u>遅滞なく</u>、所轄労働基準監督署長に選任報告を<u>提出</u>しなければならない。

■表1 総括安全衛生管理者の必要な事業場 (安衛令第2条)

業　種	常時使用する労働者
林業、鉱業、建設業、運送業及び清掃業	100 人以上
製造業（物の加工業を含む）、電気業、ガス業、熱供給業、水道業、通信業、各種商品卸売業、家具・建具・じゅう器等卸売業、各種商品小売業、家具・建具・じゅう器小売業、燃料小売業、旅館業、ゴルフ場業、自動車整備業及び機械修理業	300 人以上
その他の業種	1,000 人以上

(2) 総括安全衛生管理者の資格・業務

総括安全衛生管理者には、事業場において、その事業の実施を<u>統括管理</u>する者をもって充てなければならない。

総括安全衛生管理者は、安全管理者^⑩や衛生管理者などの技術的事項を管理する者を指揮するとともに、労働災害を防止するために必要な業務を統括管理する。

　事業者は、総括安全衛生管理者が旅行、疾病、事故その他やむを得ない事由によって職務を行うことができないときは、代理者を選任しなければならない（安衛則第3条）。

(3) 都道府県労働局長の勧告

　都道府県労働局長は、労働災害を防止するため必要があると認めるときは、総括安全衛生管理者の業務の執行について事業者に勧告することができる。

 ## 衛生管理者（安衛法第12条）

　事業者は、事業場の業種の区分に応じて衛生管理者（☞p.16）を選任し、衛生に関する技術的事項を管理させなければならない。

(1) 衛生管理者の選任・報告（安衛令第4条、安衛則第7条第1項・第2項）

　事業者は、常時50人以上の労働者を使用する事業場ごとに、衛生管理者を選任すべき事由が発生した日から14日以内に選任し、選任後は、遅滞なく、所轄労働基準監督署長に選任報告を提出しなければならない。

(2) 衛生管理者の業務

　事業者は、衛生管理者に、総括安全衛生管理者が統括管理すべき次の業務のうち、衛生に係る技術的事項を管理させなければならない。

❶労働者の危険または健康障害を防止するための措置に関すること。

❷労働者の安全または衛生のための教育の実施に関すること。

❸健康診断の実施その他健康の保持増進のための措置に関すること。

❹労働災害の原因の調査及び再発防止対策に関すること。

❺そのほか、労働災害を防止するため必要な業務（安衛則第3条の2）。

- ●安全衛生に関する方針の表明に関すること。
- ●有害な物質などの危険性または有害性等の調査及びその結果に基づき講ずる措置に関すること。
- ●安全衛生に関する計画の作成、実施、評価及び改善に関すること。

　事業者は、衛生管理者が旅行、疾病、事故その他やむを得ない事由によって職務を行うことができないときは、代理者を選任しなければならない（安衛則第7条第2項）。

(3) 定期巡視及び権限の付与 （安衛則第 11 条）

　衛生管理者は、少なくとも<u>毎週</u>1 回作業場等を巡視し、設備、作業方法または<u>衛生</u>状態に有害のおそれがあるときは、直ちに、労働者の健康障害を防止するため必要な措置を講じなければならない。

　また、事業者は、衛生管理者に対し、衛生に関する措置をなし得る<u>権限</u>を与えなければならない。

 産業医 （安衛法第 13 条）

　<u>産 業 医</u>（☞p. 18）は、医師であって労働者の健康管理等を行うのに必要な<u>医学</u>に関する知識について、所定の要件を満たす者でなければならない。

(1) 産業医の選任・報告 （安衛令第 5 条、安衛則第 13 条第 1 項・第 2 項・第 4 項）

　事業者は、常時 <u>50</u> 人以上の労働者を使用する事業場ごとに、医師のうちから産業医を選任しなければならない。ただし、法人の代表者や事業を営む個人、事業場において事業の実施を<u>統括管理</u>する者を産業医に選任することはできない。

　常時 <u>3,000</u> 人を超える労働者を使用する事業場では、<u>2</u> 人以上の産業医を選任しなければならない。

　事業者は、産業医を選任すべき事由が発生した日から <u>14</u> 日以内に選任し、選任後は、<u>遅滞なく</u>、所轄労働基準監督署長に選任報告を<u>提出</u>しなければならない。

　また、事業者は、産業医が辞任したときまたは産業医を解任したときは、遅滞なく、その旨及びその理由を<u>衛生</u>委員会または安全衛生委員会🔵に報告しなければならない。

(2) 産業医の業務・権限の付与 （安衛則第 14 条第 1 項・第 14 条の 4）

　事業者は、産業医に次に掲げる労働者の健康管理等を行わせなければならない。

❶健康診断、ストレスチェック、面接指導を実施し、これらの結果に基づく労働者の健康を保持するための措置に関すること。
❷<u>作業環境</u>の維持管理に関すること。
❸<u>作業</u>の管理に関すること。
❹労働者の<u>健康</u>管理に関すること。
❺<u>衛生</u>教育に関すること。
❻労働者の健康障害の<u>原因</u>の調査及び<u>再発防止</u>のための措置に関すること。

　事業者は、産業医に対し、これらの事項を実施する権限を与えなければならない。この権限には、必要な情報を労働者から<u>収集</u>することや、事業者または総括

安全衛生管理者に対して<u>意見</u>を述べることが含まれる。

(3) 情報の提供 （安衛則第14条の2）

　産業医を選任した事業者は、産業医に対し、労働者の<u>労働時間</u>に関する情報のほか、労働者の業務に関する情報で産業医が労働者の<u>健康管理等</u>を適切に行うために必要と認めるものを提供しなければならない。

(4) 産業医の勧告 （安衛則第14条の3）

　産業医は、労働者の健康を確保するため必要があると認めるときは、事業者に対し、労働者の<u>健康管理等</u>について必要な<u>勧告</u>をすることができる。

　事業者は、産業医から労働者の健康管理等について勧告を受けたときは、❶<u>勧告</u>の内容、❷勧告を踏まえて講じた<u>措置</u>の内容（措置を講じない場合は、その旨及びその理由）を記録し、これを<u>3</u>年間保存しなければならない。

(5) 定期巡視 （安衛則第15条）

　産業医は、少なくとも<u>毎月</u>1回作業場等を巡視し、作業方法または衛生状態に有害のおそれがあるときは、直ちに、労働者の健康障害を防止するため必要な措置を講じなければならない。

　ただし、産業医が、事業者から、毎月1回以上、<u>衛生管理者</u>が行う巡視の結果や、衛生委員会または安全衛生委員会の<u>調査審議</u>を経て事業者が産業医に提供することとした情報の提供を受けている場合で、事業者の<u>同意</u>を得ているときは、巡視の頻度を少なくとも<u>2</u>か月に1回とすることができる。

(6) 労働者への周知 （安衛法第101条第2項、安衛則第98条の2）

　産業医を選任した事業者は、❶その事業場における産業医の業務の具体的な内容、❷産業医に対する健康相談の申出の方法、❸産業医による労働者の心身の状態に関する情報の取扱いの方法を、常時各作業場の<u>見やすい</u>場所に掲示し、または備え付けるなどの方法によって、労働者に<u>周知</u>させなければならない。

POINT

- 衛生管理者の主な業務は、健康診断の実施その他健康の保持増進のための措置に関すること、労働災害の原因の調査及び再発防止対策に関すること、安全衛生に関する方針の表明に関すること。
- 産業医は、事業者に対し、労働者の健康管理等について必要な勧告をすることができる。
- 産業医の作業場等の巡視頻度は、事業者から毎月1回以上、所定の情報の提供を受けており、事業者の同意を得ているときは、2か月に1回以上にできる。

1-2 衛生委員会

労働安全衛生法では、労働者の健康保持を目的とした衛生委員会の設置を義務づけている。

◆ 衛生委員会の設置 （安衛法第 18 条第 1 項、安衛令第 9 条）

衛生委員会とは、労働者の健康管理等について、労使が協力して効果的な対策を進めるために、事業場に設置する協議の場をいう。

事業者は、業種にかかわらず、常時 <u>50</u> 人以上の労働者を使用する事業場ごとに、次の事項を調査審議させ、事業者に対し意見を述べさせるため、衛生委員会を設置しなければならない。

❶労働者の健康障害を防止するための基本となるべき対策に関すること。

❷労働者の<u>健康</u>の保持増進を図るための基本となるべき対策に関すること。

❸労働災害の原因及び再発防止対策で、衛生に係るものに関すること。

❹そのほか、労働者の健康障害の防止及び<u>健康</u>の保持増進に関する重要事項（安衛則第 22 条）。

- 長時間にわたる労働による労働者の健康障害の防止を図るための対策の樹立に関すること。
- 労働者の<u>精神的</u>健康の保持増進を図るための対策の樹立に関すること。
- 化学物質の自律的な管理の実施状況の調査審議

◆ 衛生委員会の委員 （安衛法第 18 条第 2 項～第 4 項）

衛生委員会の委員は、次の者のうちから、事業者が<u>指名</u>した者で構成する。

❶**総括安全衛生管理者**またはそれ以外の者で、事業場において事業の実施を**統括管理**するものもしくはこれに準ずる者：1 名（<u>議長</u>）

❷**衛生管理者**：1 名以上

❸**産業医**：1 名以上（専属でなくてよい）

❹事業場の**労働者**で**衛生**に関し経験を有する者：1 名以上

事業者は、事業場の労働者で、作業環境測定を実施している**作業環境測定士**や、**衛生管理者**として選任された**労働衛生コンサルタント**（専属でなくてよい）を衛生委員会の委員として指名することができる。

また、事業者は、議長を除く**半数**の委員は、事業場の労働者の過半数で組織する労働組合（労働組合がないときは労働者の過半数を代表する者）の**推薦**に基づき指名しなければならない。

◆ 衛生委員会の会議 （安衛則第 23 条）

事業者は、衛生委員会を**毎月** 1 回以上開催するようにし、衛生委員会の開催のつど、遅滞なく、衛生委員会の議事の概要を次のいずれかの方法によって、労働者に**周知**させなければならない。

❶常時各作業場の**見やすい**場所に掲示し、または備え付けること。

❷**書面**を労働者に交付すること。

❸磁気テープ、磁気ディスクその他これらに準ずる物に記録し、かつ、各作業場に労働者がその記録の内容を常時確認できる**機器**を設置すること。

事業者は、衛生委員会の開催のつど、衛生委員会の意見及びその意見を踏まえて講じた措置の内容や衛生委員会における議事で**重要**なものについて、記録を作成して、これを 3 年間保存しなければならない。

産業医は、衛生委員会に対し、労働者の健康を確保する観点から必要な**調査審議**を求めることができる。

◆ 安全衛生委員会の設置 （安衛法第 19 条）

事業者は、安全委員会及び衛生委員会を設けなければならないときは、それぞれの委員会の設置に代えて**安全衛生**委員会を設置することができる。

安全衛生委員会を構成する委員などについては、衛生委員会と同様である。

> **POINT**
> - 衛生委員会の議長は、総括安全衛生管理者またはそれ以外の者で、事業場において事業の実施を統括管理する者もしくはこれに準ずる者のうちから、事業者が指名した委員がなる。
> - 衛生委員会の議長を除く半数の委員は、労働組合または労働者の過半数を代表する者の推薦に基づき、事業者が指名する。
> - 衛生委員会は、毎月 1 回以上開催し、議事で重要なものは記録を作成して、これを 3 年間保存する。

1-3 健康診断

労働安全衛生規則では、雇入れの際などに、労働者に対し、医師による健康診断の実施を義務づけている。

◆ 雇入時の健康診断（安衛則第43条）

事業者は、常時使用する労働者を雇い入れるときは、労働者に対し、次の項目について医師による健康診断を行わなければならない。

❶既往歴及び業務歴の調査

❷自覚症状及び他覚症状の有無の検査

❸身長、体重、腹囲、視力及び聴力（1,000Hz及び4,000Hzの音に係る聴力）の検査

❹胸部エックス線検査

❺血圧の測定

❻貧血検査（血色素量及び赤血球数の検査）

❼肝機能検査（GOT、GPT及びγ-GTPの検査）

❽血中脂質検査（LDLコレステロール、HDLコレステロール及び血清トリグリセライドの量の検査）

❾血糖検査

❿尿検査（尿中の糖及び蛋白の有無の検査）

⓫心電図検査

雇入時の健康診断では、省略できる検査項目はないが、医師による健康診断を受けた後、3か月を経過しない者を雇い入れる場合、その者がその健康診断の結果を証明する書面を提出したときは、その健康診断の項目に相当する雇入時の健康診断の項目を省略することができる。

また、雇入時の健康診断の結果は、事業場の規模にかかわらず、所轄労働基準監督署長に提出する義務はない（安衛則第52条）。

◆ 定期健康診断（安衛則第44条）

事業者は、常時使用する労働者（特定業務に従事する労働者を除く）に対し、1年以内ごとに1回、定期に、医師による健康診断を行わなければならない。これを定期健康診断という。

124

(1) 定期健康診断の検査項目

定期健康診断の検査項目は、雇入時の健康診断の検査項目とほぼ同じであるが、**❹**の検査に**喀痰検査**(痰の細胞を観察する検査で、呼吸器系の病気の有無を診断する)が追加されている。

また、表2のように、定期健康診断の検査項目のうち、厚生労働大臣が定める基準に基づき、<u>医師</u>が必要でないと認める項目については<u>省略</u>できる。

■表2　定期健康診断の検査項目と省略可能な労働者

検査項目	省略できる者
❶既往歴及び業務歴の調査	×
❷自覚症状及び他覚症状の有無の検査	×
❸身長、体重、腹囲、視力及び聴力の検査	身長：<u>20</u>歳以上の者 腹囲：● 40歳未満の者（35歳の者を除く）、● 妊娠中の女性など、● BMI（☞p.178）が20未満の者、● BMIが22未満で自己申告した者 聴力：<u>45</u>歳未満の者（35歳及び40歳の者を除く）で、<u>医師</u>が適当と認める聴力（1,000Hzまたは4,000Hzの音に係る聴力を除く）の検査を行っている者
❹胸部エックス線検査及び喀痰検査	胸部エックス線検査：40歳未満の者（20歳、25歳、30歳及び35歳の者を除く）で、一定の条件に該当しない者 喀痰検査：● 胸部エックス線検査で病変が発見されない者、● 胸部エックス線検査で結核発病のおそれがないと診断された者
❺<u>血圧の測定</u>	×
❻貧血検査	
❼肝機能検査	<u>40</u>歳未満の者（<u>35</u>歳の者を除く）
❽血中脂質検査	
❾血糖検査	
❿<u>尿検査</u>	×
⓫心電図検査	<u>40</u>歳未満の者（<u>35</u>歳の者を除く）

＊×印は、省略できない項目。

(2) 健康診断結果の報告 (安衛則第52条第1項)

常時<u>50</u>人以上の労働者を使用する事業者は、<u>定期</u>健康診断を行ったときは、<u>遅滞なく</u>、定期健康診断結果報告書を所轄労働基準監督署長に<u>提出</u>しなければならない。

特定業務従事者の健康診断 (安衛則第45条)

　事業者は、深夜業を含む業務などの特定業務に常時従事する労働者に対し、その業務への配置替えの際及び6か月以内ごとに1回、定期に、医師による健康診断を行わなければならない。ただし、検査項目のうち、<u>胸部エックス線</u>検査及び喀痰検査については、<u>1</u>年以内ごとに1回、定期に、行えば足りるものとする。

 海外派遣労働者の健康診断 (安衛則第45条の2)

　事業者は、労働者を海外に6か月以上派遣しようとするときは、あらかじめ、また、海外に6か月以上派遣した労働者を帰国させて国内の業務に就かせるときは、一時的な就業の場合を除き、その労働者に対し、規定の項目について、医師による健康診断を行わなければならない。これを**海外派遣労働者健康診断**という。

　検査項目には、定期健康診断の項目に加え、医師が必要とした場合に実施する❶腹部画像検査、❷血中の尿酸量の検査などがある。

 健康診断の結果の記録・通知 (安衛法第66条の3、安衛則第51条・第51条の4)

　事業者は、健康診断の種類にかかわらず、健康診断の結果に基づき、健康診断個人票を作成し、これを<u>5</u>年間保存しなければならない。

　また、事業者は、健康診断の種類にかかわらず、健康診断を受けた労働者に、<u>遅滞なく</u>、その結果を<u>通知</u>しなければならない。

 医師からの意見聴取 (安衛法第66条の4、安衛則第51条の2)

　事業者は、健康診断の種類にかかわらず、健康診断の結果、検査項目に**異常**の所見があると診断された労働者については、その結果に基づき、健康を保持するするために必要な措置について、健康診断実施日から<u>3</u>か月以内に、医師の<u>意見</u>を聴取しなければならない。

POINT

- 雇入時の健康診断の検査項目は省略できない。
- 健康診断を受けた後、3か月を経過しない者を雇い入れる場合、その健康診断の結果を証明する書面を提出したときは、該当項目の健康診断を省略できる。
- 雇入時の健康診断結果は、所轄労働基準監督署長に提出する義務はない。
- 常時50人以上の労働者を使用する事業者は、定期健康診断を行ったときは、定期健康診断結果報告書を、遅滞なく、所轄労働基準監督署長に提出する。

1-4 長時間労働者への面接指導

労働安全衛生法第66条の8では、長時間にわたる労働により疲労の蓄積した労働者に対し、医師による面接指導の実施を義務づけている。

◆ 面接指導の対象労働者 （安衛則第52条の2・第52条の3・第52条の7の3）

長時間にわたる労働に関する面接指導の対象労働者は、原則として、休憩時間を除き1週当たり <u>40</u> 時間を超えて労働させた場合におけるその超えた労働時間が1か月当たり <u>80</u> 時間を超え、かつ、<u>疲労</u>の蓄積が認められる者。

事業者は、面接指導を実施するため、<u>タイムカード</u>による記録等の客観的な方法などの適切な方法により、労働者の労働時間の状況を把握しなければならない。

事業者は、面接指導の対象労働者から<u>申出</u>があったときは、<u>遅滞なく</u>、医師（産業医でなくてよい）による面接指導を行わなければならない。

◆ 面接指導の確認事項・医師からの意見聴取 （安衛則第52条の4・第52条の7）

医師は、面接指導を行うに当たって、申出を行った労働者に対し、❶<u>勤務</u>の状況、❷<u>疲労</u>の蓄積の状況、❸<u>心身</u>の状況について確認を行うものとする。

事業者は、面接指導の結果に基づき、労働者の健康を保持するために必要な措置について、面接指導実施後、<u>遅滞なく</u>、医師の<u>意見</u>を聴かなければならない。

◆ 面接指導の結果の記録 （安衛則第52条の5・第52条の6）

事業者は、面接指導の結果に基づき、❶実施年月日、❷労働者の<u>氏名</u>、❸面接指導を行った医師の<u>氏名</u>、❹労働者の<u>疲労</u>の蓄積の状況、❺労働者の<u>心身</u>の状況、❻医師から聴取した<u>意見</u>を記載した結果の記録を作成して、これを <u>5</u> 年間保存しなければならない。

POINT

- 面接指導は、該当する労働者から申出があったときに、遅滞なく行う。
- 面接指導結果の記録の保存期間は、5年間。

1-5 ストレスチェック

　ストレスチェックとは、労働安全衛生法第66条の10に規定する心理的な負担の程度を把握するための検査（以下、「検査」と略記）をいう。ストレスチェックや面接指導の実施については、「ストレスチェック指針」が策定されている。

 検査の実施方法 （安衛法附則第4条、安衛則第52条の9）

　常時50人以上の労働者を使用する事業者は、常時使用する労働者に対し、1年以内ごとに1回、定期に、次に掲げる事項について、医師等による検査を行わなければならない。

❶職場における労働者の心理的な負担の原因に関する項目
❷労働者の心理的な負担による心身の自覚症状に関する項目
❸職場における他の労働者によるその労働者への支援に関する項目

 検査の実施者 （安衛則第52条の10）

　検査を実施する医師等は、次に掲げる者とする。

❶医師（産業医でなくてよい）
❷保健師
❸法定の研修を修了した歯科医師、看護師、精神保健福祉士または公認心理師

 検査結果の通知・記録 （安衛則第52条の12・第52条の13第2項）

　事業者は、検査を受けた労働者に対し、検査を行った医師等から、遅滞なく、検査の結果が通知されるようにしなければならない。この場合、医師等は、あらかじめ検査を受けた労働者の同意を得ないで、検査の結果を事業者に提供してはならない。

　また、事業者は、検査を受けた労働者の同意を得て、検査を行った医師等から検査結果の提供を受けた場合には、検査の結果に基づき、検査の結果の記録を作成して、これを5年間保存しなければならない。

検査後の面接指導

事業者は、検査実施後、一定の労働者に対して面接指導を行い、その結果を記録しなければならない。

(1) 面接指導の対象労働者 （安衛則第52条の15・第52条の16第2項）

面接指導の対象労働者は、検査の結果、心理的な負担の程度が高く（高ストレス）、医師による面接指導を受ける必要があると検査を行った<u>医師</u>等が<u>認めた</u>者。

事業者は、面接指導の対象労働者から面接指導を受けることを希望する旨の<u>申出</u>があったときは、<u>遅滞なく</u>、医師による面接指導を行わなければならない。

(2) 面接指導の確認事項 （安衛則第52条の17）

医師は、面接指導を行うに当たって、申出を行った労働者に対し、前ページの検査事項❶〜❸のほか、次に掲げる事項について確認を行うものとする。

❶労働者の<u>勤務</u>の状況
❷労働者の心理的な<u>負担</u>の状況
❸労働者の<u>心身</u>の状況

(3) 面接指導の結果の記録 （安衛則第52条の18）

事業者は、面接指導の結果に基づき、面接指導の確認事項などを記載した面接指導の結果の記録を作成して、これを<u>5</u>年間保存しなければならない。

(4) 医師からの意見聴取 （安衛則第52条の19）

事業者は、面接指導の結果に基づき、労働者の健康を保持するため必要な措置について、面接指導が行われた後、<u>遅滞なく</u>、医師の<u>意見</u>を聴かなければならない。

 検査・面接指導の結果の報告 （安衛則第52条の21）

常時<u>50</u>人以上の労働者を使用する事業者は、1年以内ごとに1回、定期に、心理的な負担の程度を把握するための検査結果等報告書を作成し、これを所轄労働基準監督署長に<u>提出</u>しなければならない。

- 面接指導の対象労働者は、検査の結果、高ストレスの労働者で、面接指導を受ける必要があると検査を行った医師等が認めた者。
- 面接指導の結果に基づき、面接指導の結果の記録を作成して、これを5年間保存する。

[R 4. 4公表]

問1 総括安全衛生管理者又は産業医に関する次の記述のうち、法令上、誤っているものはどれか。

ただし、産業医の選任の特例はないものとする。

(1) 総括安全衛生管理者は、事業場においてその事業の実施を統括管理する者をもって充てなければならない。

(2) 都道府県労働局長は、労働災害を防止するため必要があると認めるときは、総括安全衛生管理者の業務の執行について事業者に勧告することができる。

(3) 総括安全衛生管理者が旅行、疾病、事故その他やむを得ない事由によって職務を行うことができないときは、代理者を選任しなければならない。

(4) 産業医は、衛生委員会を開催した都度作成する議事概要を、毎月1回以上、事業者から提供されている場合には、作業場等の巡視の頻度を、毎月1回以上から2か月に1回以上にすることができる。

(5) 事業者は、産業医から労働者の健康管理等について勧告を受けたときは、当該勧告の内容及び当該勧告を踏まえて講じた措置の内容（措置を講じない場合にあっては、その旨及びその理由）を記録し、これを3年間保存しなければならない。

[R 1. 10公表]

問2 事業者が衛生管理者に管理させるべき業務として、法令上、誤っているものは次のうちどれか。

ただし、次のそれぞれの業務のうち衛生に係る技術的事項に限るものとする。

(1) 安全衛生に関する方針の表明に関すること。

(2) 事業者に対して行う労働者の健康管理等についての必要な勧告に関すること。

(3) 安全衛生に関する計画の作成、実施、評価及び改善に関すること。

(4) 労働災害の原因の調査及び再発防止対策に関すること。

(5) 健康診断の実施その他健康の保持増進のための措置に関すること。

[R 3. 4公表]

問3 産業医に関する次の記述のうち、法令上、誤っているものはどれか。

(1) 常時使用する労働者数が50人以上の事業場において、厚生労働大臣の指定する

者が行う産業医研修の修了者等の所定の要件を備えた医師であっても、当該事業場においてその事業を統括管理する者は、産業医として選任することはできない。

(2) 産業医が、事業者から、毎月1回以上、所定の情報の提供を受けている場合であって、事業者の同意を得ているときは、産業医の作業場等の巡視の頻度を、毎月1回以上から2か月に1回以上にすることができる。

(3) 事業者は、産業医が辞任したとき又は産業医を解任したときは、遅滞なく、その旨及びその理由を衛生委員会又は安全衛生委員会に報告しなければならない。

(4) 事業者は、産業医が旅行、疾病、事故その他やむを得ない事由によって職務を行うことができないときは、代理者を選任しなければならない。

(5) 事業者が産業医に付与すべき権限には、労働者の健康管理等を実施するために必要な情報を労働者から収集することが含まれる。

[R 4. 4 公表]

問4 衛生委員会に関する次の記述のうち、法令上、正しいものはどれか。

(1) 衛生委員会の議長は、衛生管理者である委員のうちから、事業者が指名しなければならない。

(2) 衛生委員会の議長を除く委員の半数は、事業場に労働者の過半数で組織する労働組合があるときにおいてはその労働組合、労働者の過半数で組織する労働組合がないときにおいては労働者の過半数を代表する者が指名しなければならない。

(3) 衛生管理者として選任しているが事業場に専属でない労働衛生コンサルタントを、衛生委員会の委員として指名することはできない。

(4) 衛生委員会の付議事項には、労働者の精神的健康の保持増進を図るための対策の樹立に関することが含まれる。

(5) 衛生委員会は、毎月1回以上開催するようにし、議事で重要なものに係る記録を作成して、これを5年間保存しなければならない。

[R 4. 10 公表]

問5 労働安全衛生規則に基づく次の定期健康診断項目のうち、厚生労働大臣が定める基準に基づき、医師が必要でないと認めるときは、省略することができる項目に該当しないものはどれか。

(1) 自覚症状の有無の検査　　　(4) 心電図検査

(2) 腹囲の検査　　　　　　　　(5) 血中脂質検査

(3) 胸部エックス線検査

問6 労働安全衛生規則に規定されている医師による健康診断について、法令に違反しているものは次のうちどれか。

(1) 雇入時の健康診断において、医師による健康診断を受けた後、3か月を経過しない者がその健康診断結果を証明する書面を提出したときは、その健康診断の項目に相当する項目を省略している。

(2) 雇入時の健康診断の項目のうち、聴力の検査は、35歳及び40歳の者並びに45歳以上の者に対しては、1,000Hz及び4,000Hzの音について行っているが、その他の年齢の者に対しては、医師が適当と認めるその他の方法により行っている。

(3) 海外に6か月以上派遣して帰国した労働者について、国内の業務に就かせるとき、一時的な就業の場合を除いて、海外派遣労働者健康診断を行っている。

(4) 常時50人の労働者を使用する事業場において、雇入時の健康診断の結果について、所轄労働基準監督署長に報告を行っていない。

(5) 常時40人の労働者を使用する事業場において、定期健康診断の結果について、所轄労働基準監督署長に報告を行っていない。

問7 労働安全衛生法に基づく心理的な負担の程度を把握するための検査（以下「ストレスチェック」という。）の結果に基づき実施する面接指導に関する次の記述のうち、正しいものはどれか。

(1) 面接指導を行う医師として、当該事業場の産業医を指名しなければならない。

(2) 面接指導の結果は、健康診断個人票に記載しなければならない。

(3) 労働者に対するストレスチェックの事項は、「職場における当該労働者の心理的な負担の原因」、「当該労働者の心理的な負担による心身の自覚症状」及び「職場における他の労働者による当該労働者への支援」に関する項目である。

(4) 面接指導の対象となる要件に該当する労働者から申出があったときは、申出の日から3か月以内に、面接指導を行わなければならない。

(5) ストレスチェックと面接指導の実施状況について、面接指導を受けた労働者数が50人以上の場合に限り、労働基準監督署長へ報告しなければならない。

解答＆解説

問1 答：(4)

(1)：正しい。総括安全衛生管理者は、事業場においてその事業の実施を**統括管理**する者をもって充てなければならない。

（2）：正しい。都道府県労働局長は、労働災害を防止するため必要があると認めるときは、総括安全衛生管理者の業務の**執行**について事業者に**勧告**することができる。

（3）：正しい。総括安全衛生管理者が旅行、疾病、事故その他やむを得ない事由によって職務を行うことができないときは、**代理者**を選任しなければならない。

（4）：誤り。産業医は、<u>衛生管理者</u>が行う<u>巡視</u>の結果及び衛生委員会などの<u>調査審議</u>を経て事業者が産業医に提供することとした情報を、毎月1回以上、事業者から提供されている場合には、事業者の<u>同意</u>を得て、作業場等の巡視の頻度を、毎月1回以上から2か月に1回以上にすることができる。

（5）：正しい。事業者は、産業医から労働者の健康管理等について勧告を受けたときは、当該**勧告の内容**及び当該勧告を踏まえて講じた**措置の内容**（措置を講じない場合にあっては、その旨及びその理由）を記録し、これを**3年間**保存しなければならない。

問2　答：（2）

（2）：「勧告」は誤り。衛生管理者の業務には、事業者への勧告は含まれない。事業者に対し、労働者の健康管理等について必要な勧告ができるのは、<u>産業医</u>。

（1）、（3）～（5）：正しい。安全衛生に関する**方針の表明**、安全衛生に関する**計画の作成**、**実施**、**評価及び改善**、労働災害の**原因の調査及び**再発防止対策、健康診断の実施その他健康の保持増進のための措置は、いずれも衛生管理者の業務である。

問3　答：（4）

（1）：正しい。事業場においてその事業を**統括管理する者**は、産業医として選任することはできない。

（2）：正しい。産業医が、事業者から、毎月1回以上、所定の情報の提供を受けている場合であって、事業者の**同意**を得ているときは、産業医の作業場等の巡視の頻度を、毎月1回以上から**2か月**に1回以上にすることができる。

（3）：正しい。事業者は、産業医が**辞任**したときまたは**解任**したときは、遅滞なく、その旨及びその理由を**衛生委員会**または**安全衛生委員会**に報告しなければならない。

（4）：誤り。産業医については、<u>代理者</u>の選任に関する定めはない。職務を遂行できないときに代理者を選任しなければならないのは、総括安全衛生管理者や衛生管理者。

（5）：正しい。事業者が産業医に付与すべき権限には、労働者の健康管理等を実施するために必要な情報を**労働者から収集**することが含まれる。

問4　答：（4）

（1）：「衛生管理者である委員」は誤り。衛生委員会の議長は、**総括安全衛生管理者**、またはそれ以外の者で、事業の実施を**統括管理**する者もしくはこれに準ずる者のうちから、事業者が指名した委員がなる。

（2）：誤り。衛生委員会の議長を除く委員の半数は、労働組合または労働組合がないときは労働者の過半数を代表する者の**推薦**に基づき**事業者**が指名しなければならない。

（3）：「指名することはできない」は誤り。事業場に<u>専属</u>ではないが、<u>衛生管理者</u>として選任している労働衛生コンサルタントを、衛生委員会の委員として指名<u>できる</u>。

（4）：正しい。衛生委員会の付議事項には、労働者の**精神的健康**の保持増進を図るため

の対策の樹立に関することが含まれる。

(5)：「5年間」は誤り。衛生委員会は、毎月1回以上開催するようにし、議事で重要なものに係る記録を作成して、これを3年間保存しなければならない。

問5　答：(1)

(1)：該当しない。定期の検査項目のうち、自覚症状の有無の検査は省略できない。

(2)〜(5)：該当する。定期の検査項目のうち、腹囲の検査、胸部エックス線検査、心電図検査、血中脂質検査は、対象年齢などに制限はあるが、おおむね40歳未満の者については省略できる。

問6　答：(2)

(1)：違反していない。雇入時の健康診断において、医師による健康診断を受けた後、3か月を経過しない者がその健康診断結果を証明する**書面を提出**したときは、その健康診断の項目に相当する項目を**省略**することができる。

(2)：「雇入時の健康診断」は違反している。35歳及び40歳の者を除く45歳未満の者について、医師が適当と認める検査に代えることができるのは、**定期**健康診断における聴力の検査。雇入時の健康診断における聴力の検査は、年齢にかかわらず1,000Hz及び4,000Hzの音について行わなければならない。

(3)：違反していない。海外に6か月以上派遣して帰国した労働者について、国内の業務に就かせるときは、一時的な就業の場合を除いて、**海外派遣労働者健康診断**を行わなければならない。

(4)：違反していない。常時使用する労働者数にかかわらず、**雇入時**の健康診断の結果は、所轄労働基準監督署長に**報告する義務はない**。

(5)：違反していない。常時**50人未満**（この事業場は**40人**）の労働者を使用する事業場では、定期健康診断の結果について、所轄労働基準監督署長に**報告する義務はない**。

問7　答：(3)

(1)：「当該事業場の産業医」は誤り。面接指導を行う医師は、医師であればよいことになっており、当該事業場の産業医を指名する必要はない。

(2)：誤り。面接指導の結果については、健康診断個人票に記載するのではなく、労働者の**勤務**の状況、心理的な**負担**の状況、**心身**の状況、医師から聴取した**意見**などを記載した面接指導の結果の記録を作成しなければならない。

(3)：正しい。労働者に対するストレスチェックの事項は、「職場における当該労働者の心理的な**負担の原因**」、「当該労働者の心理的な負担による心身の**自覚症状**」及び「職場における他の労働者による当該労働者への**支援**」に関する項目。

(4)：「3か月以内」は誤り。面接指導の対象となる要件に該当する労働者から申出があったときは、**遅滞なく**、面接指導を行わなければならない。

(5)：「面接指導を受けた労働者数が50人以上の場合に限り」は誤り。常時50人以上の労働者を使用する事業者は、1年以内ごとに1回、定期に、心理的な負担の程度を把握するための検査結果等報告書（ストレスチェックと面接指導の実施状況）を労働基準監督署長へ報告しなければならない。

2-1 気積・換気

労働安全衛生規則では、屋内作業場などの空気の状態に関する衛生基準として、気積や換気の基準を設けている。

 気積（安衛則第600条）

事業者は、労働者を常時就業させる屋内作業場の**気積**（室内の空気の総量）を、設備の占める容積及び床面から4mを超える高さにある空間を除き、労働者1人について、10m³以上としなければならない。

労働者1人当たりの気積は、次の計算式に当てはめて求める。

$$労働者1人当たりの気積(\text{m}^3/人) = \frac{屋内作業場の気積(\text{m}^3)}{労働者の人数(人)}$$

試験問題では、設備の占める容積と床面から4mを超える高さにある空間を除いた屋内作業場の気積が与えられることが多い。

 換気（安衛則第601条）

事業者は、労働者を常時就業させる屋内作業場（有害業務を行わないもの）においては、窓その他の開口部の直接外気に向かって開放することができる部分の面積が、常時床面積の20分の1以上になるようにしなければならない。ただし、換気が十分行われる性能を有する設備を設けたときは、この限りでない。

また、事業者は、屋内作業場の気温が10℃以下であるときは、換気に際し、労働者を毎秒1m以上の気流にさらしてはならない。

POINT

- 屋内作業場の気積は、設備の占める容積及び床面から4mを超える高さにある空間を除き、労働者1人について、10m³以上とする。
- 労働者1人当たりの気積(m³/人)＝$\dfrac{屋内作業場の気積(\text{m}^3)}{労働者の人数(人)}$
- 窓などの面積は、常時床面積の20分の1以上になるようにする。

2-2 採光・照明

　労働安全衛生規則では、労働者が常時就業する場所の作業面の明るさに関する衛生基準を設けている。

 照度 （安衛則第604条）

　平面状の物体に照射された光の明るさを照度（しょうど）という。単位はルクス(lx)で表す。

　事業者は、労働者を常時就業させる場所の作業面の照度を、表3の作業の区分に応じた基準に適合させなければならない。ただし、感光材料を取り扱う作業場、坑内の作業場その他特殊な作業を行う作業場については、この限りでない。

■表3　作業と照度の基準

作業の区分	基準
精密な作業	300 ルクス以上
普通の作業	150 ルクス以上
粗（そ）な作業	70 ルクス以上

 採光・照明 （安衛則第605条）

　太陽光や自然光を建物の中に採り入れることを採光（さいこう）といい、人工的な光で明るくすることを照明（しょうめい）という。

　事業者は、採光及び照明については、明暗の対照が著しくなく、かつ、まぶしさを生じさせない方法によらなければならない。

　また、事業者は、労働者を常時就業させる場所の照明設備について、6か月以内ごとに1回、定期に、点検しなければならない。

POINT

- 作業面の照度：精密な作業は 300 ルクス以上、普通の作業は 150 ルクス以上、粗な作業は 70 ルクス以上。
- 照明設備は、6 か月以内ごとに 1 回、定期に、点検を行う。

2-3 休憩・休養

労働安全衛生規則では、労働者が休憩したり、休養をとったりするための設備に関する衛生基準を設けている。

◆ 休憩 （安衛則第613条・第614条）

椅子やテーブルなどを備え、労働者が休憩できる場所を**休憩室**（きゅうけいしつ）という。

事業者は、労働者が有効に利用することができる休憩の設備を設けるように努めなければならない。

ただし、著しく暑熱、寒冷または多湿の作業場、有害なガス、蒸気または粉じんを発散する作業場その他有害な作業場においては、作業場**外**に休憩の設備を設けなければならない。

◆ 休養 （安衛則第618条）

職場で労働者が急に体調が悪くなった場合などに休ませたり、救急車が到着するまで待機させたりすることを想定して、事業場に設置する施設を**休養室**（きゅうようしつ）という。

事業者は、常時<u>50</u>人以上または常時女性<u>30</u>人以上の労働者を使用するときは、労働者が<u>臥床</u>（がしょう）（寝ること）することのできる休養室または休養所を、男性用と女性用に<u>区別</u>して設けなければならない。

たとえば、常時 **40 人**の労働者を使用し、そのうち女性が **25 人**である事業場では、**男女別**の休養室や休養所を設けなくてもよいことになる。

一方、常時 **35 人**の労働者を使用し、そのうち女性が **30 人**である事業場では、男性用と女性用に<u>区別</u>して休養室や休養所を設けなければならない。

 アドバイス 「常時○人以上の労働者」は男女合計であることと、その中に女性は何人いるかに注意して解答すること。ただし、常時 50 人以上の労働者ならば男女数にかかわらず適用される。

POINT

- 常時 50 人以上または常時女性 30 人以上の労働者を使用するときは、男女別の休養室または休養所を設ける。

2-4 清掃、食堂・炊事場

労働安全衛生規則では、清掃や食堂などの設備に一定の衛生基準を設け、事業者に義務づけている。

◆ 清掃（安衛則第619条）

事業者は、日常行う清掃のほか、大掃除を、<u>6</u>か月以内ごとに1回、定期に、統一的に行わなければならない。

ねずみ、昆虫等の発生場所、生息場所及び侵入経路ならびにねずみ、昆虫等による被害の状況について、<u>6</u>か月以内ごとに1回、定期に、統一的に<u>調査</u>を実施し、調査の結果に基づき、ねずみ、昆虫等の発生を防止するため必要な措置を講じなければならない。

◆ 食堂・炊事場（安衛則第630条）

事業者は、事業場に附属する食堂または炊事場については、主に次に定めるところによらなければならない。

❶食堂と炊事場とは区別して設け、採光及び換気が十分であって、掃除に便利な構造とすること。

❷食堂の床面積は、食事の際の1人について、<u>1</u>m²以上とすること。

❸炊事従業員<u>専用</u>の休憩室及び便所を設けること。

❹炊事従業員には、炊事専用の清潔な作業衣を使用させること。

❺炊事場には、炊事従業員<u>以外</u>の者をみだりに出入りさせないこと。

❻炊事場には、炊事場専用の<u>履物</u>を備え、<u>土足</u>のまま立ち入らせないこと。

POINT

- ●日常行う清掃のほか、大掃除を、6か月以内ごとに1回、定期に、統一的に行う。
- ●食堂の床面積は、食事の際の1人について、1m²以上とする。
- ●炊事従業員専用の休憩室及び便所を設ける。

2-5 事務室の環境管理

事務所衛生基準規則では、事務室における、空気の状態の測定や設備の点検に関する基準を設けている。

◆ 空気調和設備等による調整 （事務所則第5条）

事業者は、**空気調和設備**または**機械換気設備**を設けている場合は、室（労働者を常時就業させる部屋）に供給される空気が、1気圧、温度25℃で、次の基準に適合するように、これらの設備を調整しなければならない。

- ❶空気中の**浮遊粉じん量**：0.15mg/m³ 以下
- ❷空気中に占める**一酸化炭素**の含有率：100万分の10（10ppm）以下
- ❸空気中に占める**二酸化炭素**の含有率：100万分の1,000（1,000ppm）以下
- ❹空気中の**ホルムアルデヒド**の重量：0.1mg/m³ 以下

事業者は、空気調和設備または機械換気設備により室に流入する空気が、特定の労働者に直接、継続して及ばないようにし、かつ、室の気流を0.5m/s以下としなければならない。

また、事業者は、空気調和設備を設けている場合は、室の気温が18℃以上28℃以下、及び相対湿度（ある温度において空気中に含まれる水蒸気量と飽和水蒸気量の比率）が40%以上70%以下になるように努めなければならない。

◆ 作業環境測定 （事務所則第7条・第7条の2）

事業者は、事務室の空気環境について、次の事項を測定しなければならない。

- ❶中央管理方式の空気調和設備を設けた建築物の事務室については、空気中の一酸化炭素及び二酸化炭素の含有率を、2か月以内ごとに1回、定期に測定し、測定のつど、測定日時や測定方法、測定結果など一定の事項を記録して、これを3年間保存する。
- ❷事務室の建築、大規模の修繕または大規模の模様替えを行ったときは、その

事務室における空気中の**ホルムアルデヒド**の重量を、その事務室の使用を開始した日以後の最初の6か月から9か月までの期間に1回、測定する。

 ## 器具・設備の点検

事業者は、次の器具・設備について、規定の頻度で点検しなければならない。

❶燃焼器具を使用するときは、発熱量が著しく少ないものを除き、<u>毎日</u>、器具の異常の有無を点検する（事務所則第6条）。

❷機械による換気のための設備については、はじめて使用するときや、分解して改造または修理を行ったとき、及び<u>2</u>か月以内ごとに1回、定期に、異常の有無を点検し、その結果を記録して、これを<u>3</u>年間保存する（事務所則第9条）。

❸空気調和設備内に設けられた排水受けについては、原則として、その排水受けの使用開始時及び使用を開始した後、<u>1</u>か月以内ごとに1回、定期に、その汚れ及び閉塞の状況を点検し、必要に応じ、その清掃等を行う（事務所則第9条の2）。

以上の環境管理に関する事務所則の基準をまとめると、表4のようになる。

■表4　事務室の環境管理

項　　目			基　　準
設備による調整	空気調和設備または機械換気設備を設置	浮遊粉じん量	0.15mg/m³ 以下
		一酸化炭素の含有率	10ppm 以下
		二酸化炭素の含有率	<u>1,000</u>ppm 以下
		ホルムアルデヒドの重量	0.1mg/m³ 以下
測定	中央管理方式の空気調和設備を設けた建築物内の事務室の空気の測定		一酸化炭素及び二酸化炭素の含有率を、<u>2</u>か月以内ごとに1回、定期に測定する。
	ホルムアルデヒドの重量の測定		事務室の建築、大規模修繕または大規模の模様替えを行ったときは、その事務室の使用を<u>開始</u>した日以後の最初の6か月から9か月までの期間に1回、測定する。
点検	燃焼器具		発熱量が著しく少ないものを除き、<u>毎日</u>、器具の異常の有無を点検する。
	機械による換気のための設備		はじめて使用するときや、分解して改造または修理を行ったとき、及び<u>2</u>か月以内ごとに1回、定期に、異常の有無を点検する。
	空気調和設備の排水受け		原則として、使用開始時及び使用を開始した後、<u>1</u>か月以内ごとに1回、定期に、その汚れ及び閉塞の状況を点検する。

練習問題 ❷　§2 衛生基準

[R 4.4公表]

問8　事業場の建物、施設等に関する措置について、労働安全衛生規則の衛生基準に違反していないものは次のうちどれか。

(1)　日常行う清掃のほか、1年以内ごとに1回、定期に、統一的に大掃除を行っている。

(2)　男性25人、女性25人の労働者を常時使用している事業場で、労働者が臥床することのできる休養室又は休養所を男性用と女性用に区別して設けていない。

(3)　60人の労働者を常時就業させている屋内作業場の気積が、設備の占める容積及び床面から4mを超える高さにある空間を除き、500m³となっている。

(4)　事業場に附属する食堂の床面積を、食事の際の1人について、0.8m²としている。

(5)　労働衛生上の有害業務を有しない事業場において、窓その他の開口部の直接外気に向かって開放することができる部分の面積が、常時床面積の15分の1である屋内作業場に、換気設備を設けていない。

解答&解説

問8　答：(5)

(1)：「1年以内」は違反している。日常行う清掃のほか、大掃除は、**6か月**以内ごとに1回、定期に、統一的に行わなければならない。

(2)：「男性用と女性用に区別して設けていない」は違反している。この事業場は、常時**50人**（男性25人＋女性25人）の労働者を使用している。常時**50**人以上の労働者を使用する事業場では、休養室または休養所を男女**別**に設けなければならない。

(3)：「500m³」は違反している。60人の労働者を常時就業させている屋内作業場の気積が500m³となっている場合、

$$労働者1人当たりの気積(m³/人) = \frac{500\,(m³)}{60\,(人)} ≒ 8.3m³/人$$

となり、基準値の**10**m³以上に違反している。基準値を満たすには、屋内作業場の気積を**600**m³以上としなければならない。

(4)：「0.8m²」は違反している。事業場に附属する食堂の床面積は、食事の際の1人について、**1**m²以上としなければならない。

(5)：違反していない。有害業務を行わない事業場であって、十分な換気性能を有する設備を設けていない屋内作業場においては、窓などの開口部の直接外気に向かって開放することができる部分の面積は、常時床面積の**20分の1**以上にしなければならない。この屋内作業場では、15分の1としているので、衛生基準を満たしている。

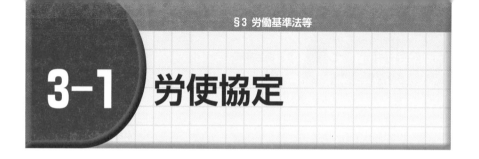

3-1 労使協定

使用者と労働者の間で労使協定を締結することによって、労働基準法における基準を超えて時間外労働や休日労働などを定めることができる。

◆ 労使協定とは

労使 協 定とは、労働者の過半数で組織する労働組合、または労働組合がない場合は労働者の過半数を代表する者と使用者が書面によって結ぶ協定をいい、労基法第 36 条に基づくことから、**3 6 協定**と呼ばれる。

◆ 時間外・休日労働に関する協定事項 (労基法第 36 条)

使用者は、労使協定を締結し、所轄労働基準監督署長に<u>届け出た</u>場合は、労基法で定める労働時間または休日労働に関する規定にかかわらず、その協定で定めるところによって労働時間を延長し、または休日に労働させることができる。

労使協定には、次に掲げる事項を定める。

❶時間外労働をさせる必要のある具体的な<u>事由</u>
❷時間外労働をさせる必要のある業務の<u>種類</u>
❸時間外労働をさせる必要のある労働者の<u>数</u>
❹1 日における<u>延長</u>時間
❺1 日を超える一定の期間における<u>延長</u>時間または<u>休日</u>労働日
❻<u>有効</u>期間（労働協約による場合を除く）

ただし、労使協定で定める延長時間の上限は、厚生労働大臣が定める時間外労働の限度基準に<u>適合</u>したものでなければならない。

また、労使協定の時間外労働・休日労働の規定は、<u>18</u> 歳未満の者には適用されず（労基法 60 条第 1 項）、妊産婦（☞ p.150）の場合は妊産婦が<u>請求</u>（申出）したときに限り適用されない（労基法 66 条第 2 項）。

3-2 労働時間等

労働基準法では、法定労働時間を超える労働時間や休日の労働などについて、さまざまな規定を設けている。

労働時間

使用者は、労働者に、休憩時間を**除き**、1日**8**時間、1週**40**時間を超えて労働させてはならない。これを**法定労働時間**（ほうていろうどうじかん）という（労基法第32条）。

労使協定などにより、法定労働時間を超えて労働させる場合であっても、延長して労働させることができる時間は、1か月**45**時間、1年**360**時間を限度とする（労基法第36条第4項）。

労働時間に関する規定の適用については、事業場が異なる場合であっても、労働時間を**通算**する（労基法第38条第1項）。

休憩時間 （労基法第34条）

休憩時間（きゅうけいじかん）とは、労働者が労働から完全に離れることを保障されている時間をいう。

使用者は、労働時間に応じて、表5の休憩時間を労働時間の途中に与えなければならない。たとえば、所定労働時間が7時間の事業場で、延長する労働時間が1.5時間の場合は、労働時間は8時間を超えるので、少なくとも1時間の休憩時間を与える必要がある。

使用者は、休憩時間を**一斉**に与え（労使協定により定めがあるときを除く）、休憩時間を**自由**に利用させなければならない。

■表5　休憩時間

労働時間	休憩時間
6時間を超える場合	少なくとも**45**分
8時間を超える場合	少なくとも1時間

休日 （労基法第35条）

休日（きゅうじつ）とは、労働者が労働義務を負わない日をいう。

使用者は、労働者に対して、**毎週**少なくとも**1**回の休日を与えなければならな

い。これを**法定休日**という。この規定は、4週間を通じて4日以上の休日を与える使用者については適用しない。

 ## 臨時の必要がある場合の時間外労働等（労基法第33条）

災害その他避けることのできない事由によって、<u>臨時</u>の必要がある場合、使用者は、所轄労働基準監督署長の<u>許可</u>を受けて、その必要の限度において労働時間を延長し、または休日に労働させることができる。ただし、事態急迫のために所轄労働基準監督署長の許可を受ける暇がない場合は、事後に遅滞なく届け出なければならない。

 ## 労働時間等の規定の適用除外（労基法第41条）

労基法で定める労働時間、休憩及び休日に関する規定は、主に次の労働者には<u>適用</u>されない。

❶事業の種類にかかわらず監督もしくは管理の地位にある者または機密の事務を取り扱う者

❷監視または断続的労働に従事する者で、使用者が所轄労働基準監督署長の<u>許可</u>を受けたもの

監督もしくは管理の地位にある者とは、労働条件の決定や労務管理について経営者と一体的な立場にある者をいう。

機密の事務を取り扱う者とは、秘書など職務が経営者や監督、管理の地位にある者の活動と一体不可分である者をいう。

監視または断続的労働に従事する者とは、守衛や駐車場の誘導など監視を業務とする者や作業時間が継続することなく手待時間が多い業務に従事する者をいう。

これらの適用除外者をまとめて**管理監督者等**という。

年少者または妊産婦であっても、管理監督者等の場合は、労働時間などに関する規定は適用されない。

POINT

- 休憩時間は、労働時間が6時間を超える場合は少なくとも45分、8時間を超える場合は少なくとも1時間。
- 臨時の必要がある場合は、所轄労働基準監督署長の許可を受けて、その必要の限度において労働時間を延長できる。
- 監視または断続的労働に従事する労働者で、所轄労働基準監督署長の許可を受けたものについては、労働時間、休憩及び休日に関する規定は適用されない。

3-3 変形労働時間制

労働基準法では、繁閑期に応じて、労働時間を長くしたり短くしたりして調整する制度の採用を認めている。

変形労働時間制とは

変形労働時間制とは、労働時間を月単位または年単位など単位期間の平均時間で捉え、繁忙期の所定労働時間を長くしたり、閑散期の所定労働時間を短くしたりといったように、業務の繁閑や特殊性に応じて、勤務時間が増加しても時間外労働としての取扱いを不要とする制度。変形労働時間制には、次の4種類がある。

❶ 1か月単位の変形労働時間制
❷ フレックスタイム制
❸ 1年単位の変形労働時間制
❹ 1週間単位の変形労働時間制

このうち、1週間単位の変形労働時間制は、常時使用する労働者が30人未満の小売業、飲食店の事業に適用される制度で、衛生管理者が必要な事業場には該当しない。

1か月単位の変形労働時間制 （労基法第32条の2）

使用者は、労使協定または就業規則 （☞ p.152） その他これに準ずるものにより、1か月以内の一定の期間を平均し、1週間当たりの労働時間が40時間を超えない定めをしたときは、特定された週において週<u>40</u>時間、または特定された日において1日<u>8</u>時間を超えて労働させることができる。

この制度に関する定めをした労使協定は、所轄労働基準監督署長に<u>届け出</u>なければならない。

また、使用者は、この制度を採用して労働者に労働させる場合には、<u>育児</u>を行う者、老人等の<u>介護</u>を行う者、職業訓練または教育を受ける者その他特別の配慮を要する者については、これらの者が育児等に必要な時間を確保できるような<u>配</u>

慮をしなければならない（労基則第 12 条の 6）。

 フレックスタイム制（労基法第 32 条の 3）

　フレックスタイム制とは、一定の期間について、あらかじめ定めた総労働時間の範囲で、労働者が日々の始業・終業時刻、労働時間を自ら決めることができる制度。

　使用者は、就業規則その他これに準ずるものにより、<u>始業</u>及び<u>終業</u>の時刻を労働者の決定に委ねることとした労働者については、労使協定により労働者の<u>範囲</u>、<u>清算</u>期間、清算期間における<u>総労働</u>時間などを定めたときは、清算期間を平均し、1 週間当たりの労働時間が 40 時間を超えない範囲内において、1 週<u>40</u>時間または 1 日<u>8</u>時間を超えて、労働させることができる。

　清算期間とは、フレックスタイム制において労働者が労働すべき時間を定める期間をいい、<u>3</u>か月以内の期間に限定される。

　フレックスタイム制で<u>1</u>か月を超える清算期間を定めた労使協定は、所轄労働基準監督署長に<u>届け出</u>なければならない。

 1 年単位の変形労働時間制（労基法第 32 条の 4）

　使用者は、労使協定により、労働者の範囲など一定の事項を定めたときは、<u>1</u>か月を超え<u>1</u>年以内の対象期間を平均し、1 週間当たりの労働時間が 40 時間を超えない範囲内で、1 か月を超え 1 年以内の期間の特定された週において週<u>40</u>時間、または特定された日において 1 日<u>8</u>時間を超えて労働させることができる。

　3 か月を超える対象期間を定めた場合は、1 か月<u>42</u>時間及び 1 年<u>320</u>時間を労働時間の上限とする（労基法第 36 条第 4 項）。

　労使協定の届出、育児等を行う者への配慮は、1 か月単位の変形労働時間制に同じである。

POINT
- 変形労働時間制について定めた労使協定は、所轄労働基準監督署長に届け出る。
- フレックスタイム制の清算期間は、3 か月以内。

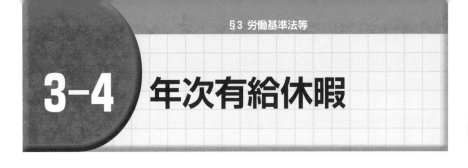

3-4 年次有給休暇

労働基準法では、労働者の心身のリフレッシュを図ることを目的に年次有給休暇の付与を義務づけている。

 年次有給休暇の付与（労基法第39条第1項）

年次有給休暇とは、労働者が有給で休むことができる休暇のことをいう。単に有給休暇ということが多い。

使用者は、その雇入れの日から起算して<u>6</u>か月間継続勤務し全労働日の<u>8</u>割以上出勤した労働者に対して、継続し、または分割した<u>10</u>労働日の有給休暇を与えなければならない。年次有給休暇付与の対象者には、<u>管理監督者等</u>も含まれる。

 付与日数（労基法第39条第2項・第3項）

年次有給休暇の付与日数は、労働者の週所定労働時間などにより異なる。

(1) 週所定労働時間が30時間以上の労働者の場合

使用者は、週所定労働時間が30時間以上の労働者で、1年6か月以上継続勤務した労働者に対しては、雇入れ日から6か月を超えて継続勤務する日（6か月経過日という）から起算した継続勤務年数1年ごとに、表6のように、<u>10</u>労働日に加算した日数の年次有給休暇を与えなければならない。

ただし、継続勤務した期間を6か月経過日から1年ごとに区分した各期間において出勤した日数が全労働日の<u>8</u>割未満である者に対しては、1年間は年次有給休暇を与える必要はない。

■表6　継続勤務年数による年次有給休暇の付与日数

継続勤務年数	加算労働日	有給休暇日数	継続勤務年数	加算労働日	有給休暇日数
6か月	0日	10日	**4年6か月**	6労働日	16日
1年6か月	1労働日	11日	**5年6か月**	8労働日	<u>18</u>日
2年6か月	2労働日	12日	**6年6か月以上**	10労働日	<u>20</u>日（限度）
3年6か月	4労働日	<u>14</u>日			

(2) 週所定労働時間が30時間未満の労働者の場合 （労基則第24条の3）

　いわゆるパートタイム労働者など、所定労働日数が少ない労働者の年次有給休暇の日数は、所定労働日数に応じて比例付与される。

　比例付与の対象となるのは、所定労働時間が週30時間未満で、かつ、週所定労働日数が4日以下または年間の所定労働日数が216日以下の労働者。

　比例付与対象者の年次有給休暇の日数は、「週所定労働時間が30日以上の労働者（通常の労働者）の年次有給休暇の付与日数×比例付与対象者の週所定労働日数÷5.2」に当てはめて算出できる（1日未満の端数は切り捨てる）。

　具体的な付与日数は、表7の通り。

■表7　所定労働日数が少ない労働者の年次有給休暇の付与日数

週所定労働日数	1年間の所定労働日数	継続勤務年数						
		6か月	1年6か月	2年6か月	3年6か月	4年6か月	5年6か月	6年6か月以上
		年次有給休暇付与日数						
4日	169日〜216日	7日	8日	9日	10日	12日	13日	15日
3日	121日〜168日	5日	6日	6日	8日	9日	10日	11日
2日	73日〜120日	3日	4日	4日	5日	6日	6日	7日
1日	48日〜72日	1日	2日	2日	2日	3日	3日	3日

 時間単位による付与 （労基法第39条第4項）

　使用者は、労使協定により、時間を単位として年次有給休暇を与えることができる労働者の範囲やその年次有給休暇の日数（5日以内に限る）を定めた場合は、該当する労働者が年次有給休暇の単位を時間単位として請求したときは、5日以内に限り時間を単位として年次有給休暇を与えることができる。

 時季指定 （労基法第39条第5項〜第7項）

　使用者は、年次有給休暇を労働者の請求する時季に与えなければならない。ただし、請求された時季に年次有給休暇を与えることが事業の正常な運営を妨げる場合は、他の時季にこれを与えることができる。ただし、労使協定により、年次有給休暇を与える時季に関する定めをしたときは、年次有給休暇の日数のうち5日を超える部分については、その定めにより年次有給休暇を与えることができる。

　また、使用者は、年次有給休暇の日数が10労働日以上である労働者に対し、年次有給休暇の日数のうち5日については、基準日から1年以内の期間に、労働

者ごとにその時季を<u>定めて</u>与えなければならない。

　使用者は、時季を定めて年次有給休暇を与える場合は、あらかじめ、その時季について労働者の<u>意見</u>を聴取し、その<u>意見</u>を尊重しなければならない（労基則第24条の6）。

 ## 年次有給休暇中の賃金 （労基法第39条第9項）

　使用者は、年次有給休暇の期間または年次有給休暇の時間については、次のいずれかの賃金を支払わなければならない。

❶<u>平均</u>賃金
❷所定労働時間労働した場合に支払われる<u>通常</u>の賃金
❸労使協定により、健康保険法の標準報酬月額の<u>30</u>分の1に相当する金額

　❶～❸のいずれを基準とするかは、就業規則その他これに準ずるものに定めておかなければならない。

 ## 出勤率の算定 （労基法第39条第10項）

　労働者の全労働日出勤率算定に当たって、次の休業期間は<u>出勤</u>したものとみなされる。

❶業務上負傷し、または疾病にかかり療養のために休業した期間
❷<u>育児</u>休業、<u>介護</u>休業等によって休業した期間
❸産前産後の女性が規定によって休業した期間

 ## 記録の保存・請求権の時効

　使用者は、労働者ごとに、年次有給休暇の時季、日数、基準日を明らかにした年次有給休暇管理簿を作成し、これを<u>5</u>年間保存しなければならない（労基則第24条の7）。

　また、労働者による年次有給休暇の<u>請求</u>権は、これを<u>2</u>年間行使しなければ時効によって消滅する（労基法第115条）。

POINT
- 週労働時間30時間未満・週労働日数4日以下の労働者は、年次有給休暇の比例付与対象者。
- 育児休業、介護休業で休業した期間は、出勤したものとみなされる。
- 年次有給休暇請求権の時効は2年。

III
関係法令（有害業務に係るもの以外のもの）

3-5 妊産婦等の就業

労働基準法では、妊産婦を保護する観点から、その就業にさまざまな制限を設けている。

 就業制限

妊産婦とは、妊娠中の女性及び産後1年を経過しない女性をいう（労基法第64条の3第1項）。

(1) 危険有害業務への制限 （労基法第64条の3第1項）

使用者は、妊産婦を、重量物を取り扱う業務、有害ガスを発散する場所における業務その他妊産婦の妊娠、出産、哺育等に有害な業務に就かせてはならない。詳細については、p.65〜66を参照。

(2) 産前産後 （労基法第65条）

使用者は、6週間（多胎妊娠の場合は、14週間）以内に出産する予定の女性が休業を請求した場合は、その者を就業させてはならない。

使用者は、産後8週間を経過しない女性を就業させることも禁じられている。ただし、産後6週間を経過した女性が請求した場合で、医師が支障がないと認めた業務に就かせることは、差し支えない。

また、使用者は、妊娠中の女性が請求した場合は、他の軽易な業務に転換させなければならない。

(3) 労働時間の規制 （労基法第66条）

使用者は、妊産婦が請求した場合には、1か月単位または1年単位の変形労働時間制を採用する事業場であっても、管理監督者等を除き、法定労働時間（1週40時間、1日8時間）を超えて労働させてはならない。

また、使用者は、災害時などのため臨時の必要がある場合の労働時間の延長や休日労働の規定、及び労使協定の規定にかかわらず、妊産婦が請求した場合には、管理監督者等を除き、時間外労働または休日労働をさせてはならない。

ただし、事業場がフレックスタイム制を採用している場合は、妊産婦であっても、保護規定は適用されず、**フレックスタイム**制による労働が可能である。

使用者は、妊産婦が**請求**した場合には、**深夜業**をさせてはならない。深夜業の禁止は、妊産婦が**管理監督者等**であっても、請求した場合には適用される。

(4) 生理日の女性に対する措置 （労基法第68条）

使用者は、生理日の就業が著しく困難な女性が休暇を**請求**したときは、その者を**生理日**に就業させてはならない。

> **アドバイス** 有害な業務以外のここで掲げたいずれの就業制限も、妊産婦やその他の女性労働者が請求した場合に限定されることに注意。

 ## 育児時間 （労基法第67条）

生後満<u>1</u>年に達しない生児を育てる女性労働者は、1日の労働時間の途中に与えられる休憩時間とは<u>別</u>に、1日<u>2</u>回、1回当たり少なくとも<u>30</u>分、その生児を育てるための時間を請求することができる。ただし、育児時間を**請求**しない女性労働者に対しては、育児時間を与えなくてもよいとされている。

使用者は、育児時間中は、育児時間を**請求**した女性労働者を<u>使用</u>してはならない。

育児時間は、育児時間を請求できる女性労働者が**請求**する時間に与えなければならない。

また、育児時間は必ずしも<u>有給</u>としなくてもよいとされている。

ＰＯＩＮＴ

- 1か月単位または1年単位の変形労働時間制を採用する事業場においても、妊産婦が請求した場合には、管理監督者等を除き、法定労働時間を超えて労働させてはならない。
- 労使協定の規定にかかわらず、妊産婦が請求した場合には、管理監督者等を除き、時間外労働、休日労働をさせてはならない。
- 妊産婦の深夜業は、妊産婦が請求した場合には、管理監督者等であっても、就業させてはならない。
- 生後満1年に達しない生児を育てる女性労働者は、休憩時間とは別に、1日2回、1回当たり少なくとも30分の育児時間を請求できる。
- 育児時間を請求しない女性労働者には、育児時間を与えなくてもよい。

3-6 就業規則

労働基準法第89条では、一定規模以上の使用者に、就業規則の作成や届出を義務づけている。

事業場の規律の維持や確保を目的とし、労働者の遵守事項や労働条件について、使用者が作成する規則を**就業規則**という。

常時 <u>10</u> 人以上の労働者を使用する使用者は、次に掲げる事項について就業規則を作成し、遅滞なく、所轄労働基準監督署長へ<u>届け出</u>なければならない。就業規則の事項を<u>変更</u>した場合においても同様とする。

❶始業及び終業の時刻、休憩時間、<u>休日</u>、<u>休暇</u>、労働者を 2 組以上に分けて交替に就業させる場合においては就業時転換に関する事項

❷賃金（臨時の賃金等を除く）の決定、計算及び支払いの方法、賃金の締切り及び支払いの時期ならびに昇給に関する事項

❸<u>退職</u>に関する事項（解雇の事由を含む）

❹退職手当の定めをする場合は、適用される労働者の範囲、退職手当の決定、計算及び支払いの方法、退職手当の支払いの時期に関する事項

❺臨時の賃金等（退職手当を除く）及び最低賃金額の定めをする場合は、これに関する事項

❻労働者に食費、作業用品などの負担をさせる定めをする場合は、これに関する事項

❼<u>安全</u>及び<u>衛生</u>に関する定めをする場合は、これに関する事項

❽職業訓練に関する定めをする場合は、これに関する事項

❾災害補償及び業務外の傷病扶助に関する定めをする場合は、これに関する事項

❿表彰及び制裁の定めをする場合は、その種類及び程度に関する事項

⓫そのほか、事業場の労働者のすべてに適用される定めをする場合は、これに関する事項

❶～❸は**絶対的必要記載事項**といい、必ず就業規則に記載しなければならない事項で、❹～❿は**相対的必要記載事項**といい、これらについて定めるときは必ず記載しなければならないとされている。

[R 3. 4 公表]

問9　労働基準法における労働時間等に関する次の記述のうち、正しいものはどれか。

　　　ただし、労使協定とは、「労働者の過半数で組織する労働組合（その労働組合がない場合は労働者の過半数を代表する者）と使用者との書面による協定」をいうものとする。

(1)　1日8時間を超えて労働させることができるのは、時間外労働の労使協定を締結し、これを所轄労働基準監督署長に届け出た場合に限られている。

(2)　労働時間に関する規定の適用については、事業場を異にする場合は労働時間を通算しない。

(3)　所定労働時間が7時間30分である事業場において、延長する労働時間が1時間であるときは、少なくとも45分の休憩時間を労働時間の途中に与えなければならない。

(4)　監視又は断続的労働に従事する労働者であって、所轄労働基準監督署長の許可を受けたものについては、労働時間、休憩及び休日に関する規定は適用されない。

(5)　フレックスタイム制の清算期間は、6か月以内の期間に限られる。

[R 5. 10 公表]

問10　週所定労働時間が25時間、週所定労働日数が4日である労働者であって、雇入れの日から起算して5年6か月継続勤務したものに対して、その後1年間に新たに与えなければならない年次有給休暇日数として、法令上、正しいものは次のうちどれか。

　　　ただし、その労働者はその直前の1年間に全労働日の8割以上出勤したものとする。

(1)　12日

(2)　13日

(3)　14日

(4)　15日

(5)　16日

問11 労働基準法に定める妊産婦等に関する次の記述のうち、法令上、誤っているものはどれか。

　　ただし、**常時使用する労働者数が10人以上の規模の事業場の場合とし、管理監督者等とは、「監督又は管理の地位にある者等、労働時間、休憩及び休日に関する規定の適用除外者」をいう。**

(1)　妊産婦とは、妊娠中の女性及び産後1年を経過しない女性をいう。

(2)　妊娠中の女性が請求した場合においては、他の軽易な業務に転換させなければならない。

(3)　1年単位の変形労働時間制を採用している場合であっても、妊産婦が請求した場合には、管理監督者等の場合を除き、1週40時間、1日8時間を超えて労働させてはならない。

(4)　フレックスタイム制を採用している場合であっても、妊産婦が請求した場合には、管理監督者等の場合を除き、1週40時間、1日8時間を超えて労働させてはならない。

(5)　生理日の就業が著しく困難な女性が休暇を請求したときは、その者を生理日に就業させてはならない。

問12 労働基準法に定める育児時間に関する次の記述のうち、誤っているものはどれか。

(1)　生後満1年を超え、満2年に達しない生児を育てる女性労働者は、育児時間を請求することができる。

(2)　育児時間は、必ずしも有給としなくてもよい。

(3)　育児時間は、1日2回、1回当たり少なくとも30分の時間を請求することができる。

(4)　育児時間を請求しない女性労働者に対しては、育児時間を与えなくてもよい。

(5)　育児時間中は、育児時間を請求した女性労働者を使用してはならない。

解答&解説

問9　答：(4)

(1)：「限られている」は誤り。災害など避けることができない事由によって、<u>臨時</u>の必要がある場合は、所轄労働基準監督署長の<u>許可</u>を受けて、1日8時間を超えて労働させることができる。

(2)：「通算しない」は誤り。労働時間に関する規定の適用については、事業場を異にする場合であっても、労働時間を**通算する**。

(3)：「45 分」は誤り。所定労働時間が 7 時間 30 分の事業場で、延長する労働時間が 1 時間であるときは、労働時間が <u>8 時間</u>を超えるので、少なくとも <u>1 時間</u>の休憩時間を労働時間の途中に与えなければならない。

(4)：正しい。**監視**または**断続的労働**に従事する労働者で、所轄労働基準監督署長の**許可**を受けた者については、労働時間、休憩及び休日に関する規定は適用されない。

(5)：「6 か月以内」は誤り。フレックスタイム制の清算期間は、<u>3 か月</u>以内の期間に限られる。

問10 答：(2)

週所定労働時間が <u>30</u> 時間未満、週所定労働日数が <u>4</u> 日以下の労働者は、年次有給休暇の比例付与の対象者。比例付与対象者の年次有給休暇は、「通常の労働者の年次有給休暇の付与日数×比例付与対象者の週所定労働日数÷5.2」に当てはめて求める。5 年 6 か月継続勤務した通常の労働者の年次有給休暇は <u>18</u> 日なので、計算式は「**18 × 4 ÷ 5.2 ＝約 13.8**」となり、比例付与対象者に与えなければならない年次有給休暇日数は、(2) の **13 日**。

問11 答：(4)

(1)：正しい。妊産婦とは、**妊娠中の女性及び産後 1 年**を経過しない女性をいう。

(2)：正しい。妊娠中の女性が**請求**した場合は、他の**軽易な業務**に転換させなければならない。

(3)：正しい。1 年単位の変形労働時間制を採用している場合であっても、妊産婦が**請求**した場合には、管理監督者等の場合を**除き**、1 週 40 時間、1 日 8 時間を超えて労働させてはならない。

(4)：「労働させてはならない」は誤り。フレックスタイム制を採用している場合は、妊産婦の保護に関する規定は**適用**されない。

(5)：正しい。生理日の就業が著しく困難な女性が休暇を**請求**したときは、その者を**生理日**に就業させてはならない。

問12 答：(1)

(1)：「生後満 1 年を超え、満 2 年に達しない」は誤り。育児時間を請求できる女性労働者は、生後満 <u>1</u> 年に達しない生児を育てる女性。

(2)：正しい。育児時間は、必ずしも**有給**としなくてもよい。

(3)：正しい。育児時間は、休憩時間とは**別に**、1 日 **2 回**、1 回当たり少なくとも **30 分**の時間を請求することができる。

(4)：正しい。育児時間は、対象女性労働者からの請求によって与えられることから、育児時間を**請求しない**女性労働者に対しては、育児時間を**与えなくてもよい**。

(5)：正しい。育児時間中は、育児時間を**請求**した女性労働者を**使用**してはならない。

出題率の高い項目の重要事項を要約してまとめた。試験直前に赤シートを使って確認できる。

項目	重要事項	解説頁
衛生管理者	●衛生管理者の主な業務：健康診断の実施その他健康の保持増進のための措置に関すること、労働災害の原因の調査及び再発防止対策に関すること、安全衛生に関する方針の表明に関すること。	119
産業医	●産業医は、事業者に対し、労働者の健康管理等について必要な勧告をすることができる。 ●作業場等の巡視頻度は、事業者から毎月1回以上、所定の情報の提供を受けており、事業者の同意を得ているときは、2か月に1回以上にできる。	121
衛生委員会	●衛生委員会の議長は、総括安全衛生管理者またはそれ以外の者で、事業場において事業の実施を統括管理する者もしくはこれに準ずる者のうちから、事業者が指名した委員がなる。 ●衛生委員会の議長を除く半数の委員は、労働組合または労働者の過半数を代表する者の推薦に基づき、事業者が指名する。 ●衛生委員会は、毎月1回以上開催し、議事で重要なものは記録を作成して、これを3年間保存する。	122～123
健康診断	●健康診断を受けた後、3か月を経過しない者を雇い入れる場合、その健康診断の結果を証明する書面を提出したときは、該当項目の健康診断を省略できる。 ●雇入時の健康診断結果は、所轄労働基準監督署長に提出する義務はない。 ●常時50人以上の労働者を使用する事業者は、定期健康診断を行ったときは定期健康診断結果報告書を、遅滞なく、所轄労働基準監督署長に提出する。	124～125
ストレスチェック	●面接指導の対象労働者は、検査の結果、高ストレスの労働者で、面接指導を受ける必要があると検査を行った医師等が認めた者。 ●面接指導の結果に基づき、面接指導の結果の記録を作成して、これを5年間保存する。	129
気積・換気	●屋内作業場の気積は、設備の占める容積及び床面から4mを超える高さにある空間を除き、労働者1人について、10m³以上とする。 ●労働者1人当たりの気積(m³/人)＝$\dfrac{屋内作業場の気積(m³)}{労働者の人数(人)}$ ●窓などの面積は、常時床面積の20分の1以上になるようにする。	135
休養室の基準	●常時50人以上または常時女性30人以上の労働者を使用するときは、男女別の休養室または休養所を設ける。	137
清掃、食堂・炊事場の基準	●日常行う清掃のほか、大掃除を、6か月以内ごとに1回、定期に、統一的に行う。 ●食堂の床面積は、食事の際の1人について、1m²以上とする。	138
妊産婦等の就業	●労使協定の規定にかかわらず、妊産婦が請求した場合には、管理監督者等を除き、時間外労働、休日労働をさせてはならない。 ●妊産婦の深夜業は、妊産婦が請求した場合には、管理監督者等であっても、就業させてはならない。	150～151
育児時間	●生後満1年に達しない生児を育てる女性労働者は、休憩時間とは別に、1日2回、1回当たり少なくとも30分の育児時間を請求できる。 ●育児時間を請求しない女性労働者には、育児時間を与えなくてもよい。	151

労働衛生

（有害業務に係るもの以外のもの）

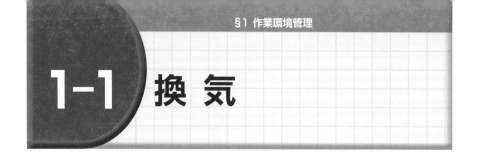

1-1 換 気

　作業室の空気は、建築の構造などにより多少の差はあるが、温度差や気流などにより少しずつ入れ替わっている。

ヒトの吸気と呼気の成分

　ヒトの吸気 (☞p.220) の主な成分は、酸素約21％、窒素約79％、二酸化炭素約0.04％で、空気の成分と同じである。

　これに対し、ヒトの呼気 (☞p.220) の主な成分は、酸素約16％、窒素約79％、二酸化炭素約4％である。

　換気の悪い作業室で作業をしていると、酸素量が次第に減る一方で、二酸化炭素量が増えてくる。

換気量

　作業室の空気を良好な状態に保つために必要な空気の量を**換気量**（かんきりょう）という。換気量は適度であることが必要で、多すぎると気流が増加して寒冷感を増す。

　作業室の換気の指標として二酸化炭素濃度が用いられる。これは、二酸化炭素が増加する環境では、換気が十分ではないと考えられ、室内の空気環境が不良になる可能性が高いと判断されるからである。

必要換気量

　作業室における二酸化炭素濃度を一定以下にするために必要な換気量の最小値を**必要換気量**（ひつようかんきりょう）といい、1時間に交換される空気量で表す。単位は㎥/hで示す。

(1) 必要換気量の算出方法

　必要換気量は、次の式を用いて算出する。

$$必要換気量（㎥/h）＝\frac{室内にいる全員が1時間に呼出する二酸化炭素量（㎥/h）}{室内の二酸化炭素基準濃度ー外気の二酸化炭素濃度}$$

　必要換気量は、通常、室内の二酸化炭素基準濃度を0.001㎥/㎥、外気の二酸

158

化炭素濃度を 0.0003〜0.0004m³/m³ として算出する。

二酸化炭素濃度の割合が「%」表記の場合は計算結果を **100 倍**、「ppm^用」表記の場合は計算結果を **1,000,000（10⁶）倍**して、必要換気量を求めることができる。

二酸化炭素濃度の割合の表記変換をまとめると、表1のようになる。

■表1　二酸化炭素濃度の割合の表記換算

	m³/m³	%	ppm
室内の二酸化炭素基準濃度	0.001	0.1	1,000
外気の二酸化炭素濃度	0.0003〜0.0004	0.03〜0.04	300〜400

ある作業室の必要換気量を具体的に計算してみよう。

例

ある事務室の在室者が 20 人の場合、室内の二酸化炭素濃度を 1,000ppm 以下に保つために必要なおおよその換気量を求めよ。ただし、在室者 1 人当たりの二酸化炭素呼出量は 0.016m³/h、外気の二酸化炭素濃度は 400ppm とする。

二酸化炭素濃度の割合が ppm で与えられているので、計算結果を 1,000,000（10⁶）倍する。

$$必要換気量(m³/h)=\frac{室内にいる全員が1時間に呼出する二酸化炭素量(m³/h)}{室内の二酸化炭素基準濃度−外気の二酸化炭素濃度}$$

$$=\frac{0.016×20(m³/h)}{1,000−400}=0.000533×1,000,000≒\textbf{533m³/h}$$

アドバイス　実際の試験問題では、二酸化炭素濃度の割合の表記が ppm であったり、%であったりするため、%＝ 100 倍、ppm ＝ 1,000,000 倍は覚えておく。

(2) 必要換気回数

作業室で必要な 1 時間当たりの換気回数は、必要換気量と気積（きせき）で算出できる。

$$必要換気回数(回/h)=\frac{必要換気量(m³/h)}{気積(m³)}$$

この式から、必要換気量が同じであれば、気積が<u>大きい</u>ほど換気回数は<u>少なく</u>てよいことがわかる。

POINT

●必要換気量(m³/h)＝ $\dfrac{室内にいる全員が1時間に呼出する二酸化炭素量(m³/h)}{室内の二酸化炭素基準濃度−外気の二酸化炭素濃度}$

1-2 職場における受動喫煙防止対策

労働安全衛生法第68条の2の規定に基づき、労働者の受動喫煙を防止するための措置は事業者の努力義務とされている。事業者が実施すべき措置として「職場における受動喫煙防止のためのガイドライン」が策定されている。

受動喫煙とは

受動喫煙とは、身の回りのたばこの煙を自分の意思に関係なく吸い込むことをいう。たばこに含まれるタールやニコチン、一酸化炭素はたばこの3大有害物質と呼ばれている。受動喫煙により、血中ニコチン濃度が上昇して血管が収縮し、脳や皮膚の血流が阻害される。また、タールには発がん性物質や発がん促進物質が含まれ、一酸化炭素は血液中のヘモグロビン®と結合してヘモグロビンによる酸素の運搬を妨げる。

受動喫煙防止対策

職場において受動喫煙防止対策を効果的に進めていくためには、事業者は衛生委員会などの場を通じて労働者の受動喫煙防止対策に関する意識・意見を十分に把握し、事業場の実情を把握した上で適切な措置を決定する。

適切な措置を決定する上では、妊娠中の女性や呼吸器・循環器などに疾患を持つ労働者など、受動喫煙により健康影響を強く受けやすい労働者については、特別の配慮が必要である。

労働者は、事業者が決定した措置や方針を理解しつつ、衛生委員会などの代表者を通じるなどにより、必要な対策について意見を述べることが望ましい。

事業者は、健康増進法により「原則屋内禁煙」とされている事務所などの施設内では、喫煙専用室などを除き、労働者に喫煙させてはならない。

喫煙専用室

喫煙専用室とは、事務所の施設内などで、構造・設備がその室以外の場所へのたばこの煙の流出防止基準に適合したもので、専ら喫煙ができる場所として定め

たものをいう。喫煙専用室は、喫煙のみのために使用されるものであり、専用室内での飲食などは認められない。

喫煙専用室を設けるときは、次の基準を満たしていなければならない。

❶出入口において、喫煙専用室の外から専用室の中に流入する空気の気流が0.2m/s以上であること。

❷たばこの煙が喫煙専用室から外に流出しないよう、壁・天井などによって区画されていること。

❸喫煙専用室のたばこの煙が屋外または外部の場所に排気されていること。

❹喫煙専用室の出入口の見やすい箇所に、20歳未満の者は立入禁止である旨を記載した「喫煙専用室」の標識を掲示しなければならないこと。

❺喫煙専用室へ20歳未満の者を立ち入らせてはならないこと。

◆ 喫煙専用室の設備

喫煙専用室には、たばこの煙を効果的に屋外に排出するため、換気扇、天井扇などの屋外排気装置を設置する。屋外排気装置については、経年使用により性能が低下するため、喫煙頻度等の使用実態もかんがみて、おおむね1年に1回程度の適切な頻度でメンテナンスを行うことが望ましい。

空気調和設備⑩を設ける場合は、吹出し口の近くに遮蔽板を設けるなど、空気調和設備から吹き出した空気が喫煙専用室の出入口における気流に影響を与えないように十分配慮する。

POINT

- 出入口において、喫煙専用室の外から室内に流入する空気の気流が、0.2m/s以上であること。
- たばこの煙が喫煙専用室から室外に流出しないよう、喫煙専用室は、壁・天井などによって区画されていること。

1-3 快適な職場環境の形成

労働安全衛生法第71条の2では、快適な職場環境の形成を事業者の努力義務としている。これを実施するため、「事業者が講ずべき快適な職場環境の形成のための措置に関する指針」（以下、快適職場指針と略記）が策定されている。

快適職場指針の目的

快適職場指針は、次の3つの事項を定め、事業者の自主的な取組みを促進し、快適な職場環境の形成を目的とする。

❶快適な職場環境の形成についての目標に関する事項
❷快適な職場環境の形成についての適切かつ有効な実施を図るために事業者が講ずべき措置の内容に関する事項
❸事業者の講ずべき措置の実施に関し考慮すべき事項

目標に関する事項

快適職場指針では、目標に関する事項として、次の4つを挙げている。

❶**作業環境の管理**：空気環境について浮遊粉じんや臭気などの労働者が不快に感じる因子が適切に管理されたものとするとともに、温度、照度などが作業に従事する労働者に適した状態に維持管理されるようにする。
❷**作業方法の改善**：不自然な姿勢での作業や大きな筋力を必要とする作業などについては、労働者の心身の負担が軽減されるよう作業方法の改善を図る。
❸**労働者の心身の疲労を回復するための施設・設備の設置・整備**：休憩室などの心身の疲労の回復を図るための施設の設置・整備を図る。
❹**その他の施設・設備の維持管理**：洗面所、トイレなど労働者の職場生活に必要な施設・設備が清潔で使いやすい状態となるよう維持管理する。

措置の内容に関する事項

快適職場指針では、上の目標を達成するために、事業者の講ずべき措置とし

て、次の4つを挙げている。

❶**作業環境の管理**：労働者が不快を感じない空気環境や季節に応じた温熱対策、採光などに配慮した視環境、騒音の抑制。

❷**作業方法の改善**：機械設備の改善や、助力装置の導入などによる身体への負荷の軽減、高い緊張状態の持続を要する作業における負担軽減。

❸**労働者の心身の疲労を回復するための施設・設備の設置・整備**：臥床^{がしょう}できる設備を備えた休憩室などの確保、シャワー室などの洗身施設の整備、職場での疲労やストレスなどに関する相談室の確保。

❹**その他の施設・設備の維持管理**：洗面所や更衣室などの清潔な維持管理、食事スペースや談話室、給湯設備の確保。

◆ 考慮すべき事項

快適職場指針では、事業者が必要な措置を講ずるに当たり、考慮すべき事項として、次の4つを挙げている。

❶<u>継続</u>的かつ<u>計画</u>的な取組み：継続的かつ計画的な取組みを維持・管理するには、取組みを日常推進する担当者を選任するなどその推進体制の整備を図るとともに、設備などの性能や機能の確保に関するマニュアルを作成するなどの措置を講ずる。

❷<u>労働者</u>の意見の反映：職場環境の影響を最も受けるのは、その職場で働く労働者であることにかんがみ、快適な職場環境の形成のための措置の実施に関し、たとえば安全衛生委員会⑩を活用するなどにより、その職場で働く労働者の意見ができるだけ反映されるよう必要な措置を講ずる。

❸<u>個人差</u>への配慮：温度や照明などの職場の環境条件や作業から受ける心身の負担に対する感じ方には、労働者の性別や年齢などにより個人差がある。そのような個人差を考慮して必要な措置を講ずる。

❹<u>潤い</u>への配慮：職場は、労働者が一定の時間を過ごしてそこで働くものであることから、生活の場としての潤いを持たせ、緊張をほぐすよう配慮する。

POINT

● 考慮すべき事項は、継続的かつ計画的な取組み、労働者の意見の反映、個人差への配慮、潤いへの配慮の4つ。

2-1 情報機器作業の労働衛生管理

職場で多様な機器等が使用されていることから、情報機器作業を行う広範囲の労働者や多様な作業形態に対応するために「情報機器作業における労働衛生管理のためのガイドライン」(以下、ガイドラインと略記)が策定されている。

ガイドラインの概要

情報機器作業（じょうほうききさぎょう）とは、事務所において、パソコンやタブレット端末などの情報機器を使用して、データの入力・検索・照合や、文章・画像の作成、プログラミングなどを行う作業をいう。

事業者には、作業の実態を踏まえながら、産業医等や衛生委員会を活用し、作業内容や作業時間に応じた労働衛生管理が求められる。

ガイドラインでは、情報機器作業における作業を表2のように区分している。

■表2　情報機器作業の作業区分

作業区分	定　　義
❶作業時間または作業内容に相当程度拘束性があると考えられるもの（全ての者が健診対象）	1日に4時間以上情報機器作業を行う者であって、次のいずれかに該当するもの ●作業中は常時ディスプレイを注視する、または入力装置を操作する必要がある ●作業中、労働者の裁量で適宜休憩を取ることや作業姿勢を変更することが困難である
❷上記以外のもの（自覚症状を訴える者のみ健診対象）	上記以外の情報機器作業対象者

情報機器作業における身体的な特徴は「**拘束性**」という言葉で表される。これは情報機器作業においては、画面からの情報を正確に得るために頭（眼）の位置が限定されること、さらに、特にキーボードからの入力においては、手の位置も限定されることから、身体の動きが極端に制限されることによる。

ガイドラインでは、情報機器作業における、労働衛生の3管理（作業環境管理、作業管理、健康管理）などについて、事業者が講ずべき措置を示している。

作業環境管理

情報機器作業の作業環境管理では、照明及び採光について、次のような措置を示している。

❶室内はできるだけ明暗の対照が著しくなく、かつ、まぶしさを生じさせないようにする。

❷ディスプレイを用いる場合の**書類上・キーボード上**の照度は、300ルクス以上とし、作業しやすい照度とする。

❸ディスプレイ画面の明るさや、書類・キーボード面の明るさは、周辺の明るさとの差をなるべく<u>小さく</u>する。

❹ディスプレイ画面に直接または間接的に太陽光などが入射する場合は、必要に応じて窓にブラインドまたはカーテンなどを設け、適切な明るさとなるようにする。

❺<u>間接</u>照明などのグレア防止用照明器具を用いる。

❻<u>ディスプレイ</u>の位置等を調整して、有効なグレア防止措置を講じる。

グレアとは、視野内で過度に輝度が高い点や面が見えることによって起きる不快感や見にくさのことで、光源から直接または間接に受けるギラギラしたまぶしさなどをいう。

 作業管理

作業管理では、一連作業時間・作業休止時間の管理やディスプレイの位置などの調整に関する措置を示している。

(1) 一連作業時間・作業休止時間

一連作業時間・作業休止時間は、次のように管理を行う。

❶一連続作業時間が<u>1</u>時間を超えないようにする。

❷次の連続作業までの間に<u>10～15</u>分の作業休止時間を設ける。

❸一連続作業時間内に<u>1～2</u>回程度の小休止を設ける。

(2) ディスプレイの調整

ディスプレイの位置などは、次のように調整する。

❶ディスプレイは、おおむね<u>40cm</u>以上の視距離が確保できるようにし、この距離で見やすいように必要に応じて適切な眼鏡による矯正を行う。

❷ディスプレイは、その画面の上端が眼の高さとほぼ同じか、やや下になる高さにすることが望ましい。

❸ディスプレイに表示する文字の大きさは、小さすぎないように配慮し、文字高さがおおむね 3 mm 以上とするのが望ましい。

◆ 健康管理

情報機器作業者に対しては、配置前及び 1 年以内ごとに 1 回、定期に、健康診断を実施する。健康診断は、表 2 の作業区分で、相当程度拘束性がある作業（1日の作業時間が 4 時間以上）に従事する作業者は全員、その他（1 日の作業時間が 4 時間未満）の作業者は自覚症状を訴える者のみ対象となる。

健康診断の項目は、以下の通り。

❶業務歴の調査

❷既往歴の調査

❸自覚症状の有無の調査：眼疲労を主とする視器に関する症状、上肢、頸肩腕部及び腰背部を主とする筋骨格系の症状、ストレスに関する症状

❹眼科学的検査：視力検査、屈折検査（配置前のみ）、自覚症状により目の疲労を訴える者（定期健康診断では 40 歳以上の者）に対しては必要に応じて眼位検査・調節機能検査

❺筋骨格系に関する検査：上肢の運動機能、圧痛点などの検査、その他医師が必要と認める検査

なお、情報機器作業者の健康診断は、一般健康診断を実施する際に、併せて実施することができる。

POINT

- ディスプレイを用いる場合の書類上・キーボード上の照度は、300 ルクス以上とし、作業しやすい照度とする。
- 一連作業時間が 1 時間を超えないようにし、次の連続作業までの間に 10～15 分の作業休止時間を設け、一連続作業時間内に 1～2 回程度の小休止を設ける。
- ディスプレイは、おおむね 40cm 以上の視距離が確保できるようにする。
- デイスプレイは、画面の上端が眼の高さとほぼ同じか、やや下になるようにする。
- 1 日の作業時間が 4 時間未満の作業者については、自覚症状を訴える者のみを健康診断の対象とする。

2-2 腰痛予防対策

腰痛予防対策の基本的な進め方については、「職場における腰痛予防対策指針」（以下、指針と略記）が策定されている。

◆ 腰痛の発生要因

指針では、腰痛の発生要因として、次の4つを挙げている。

❶**動作要因**：重量物の取扱いや人力による人の抱上げ作業、長時間の静的作業姿勢（拘束姿勢）、不自然な姿勢、急激または不用意な動作
❷**環境要因**：振動、温度・湿度、床面の状態、照明、作業空間・設備の配置
❸**個人的要因**：年齢、性別、体格、筋力、既往症及び基礎疾患
❹**心理・社会的要因**：上司や同僚からの支援不足、職場での対人トラブル、仕事上の相手先や対人サービスの対象者とのトラブル

◆ 腰痛予防対策の労働衛生の3管理

指針では、労働衛生の3管理（作業環境管理、作業管理、健康管理）などに従った一般的な腰痛予防対策を示している。

(1) 作業環境管理

指針では、腰痛予防対策の作業環境管理として、主に次のような対策を示している。

❶**温度**：屋内作業場では作業場内の温度を適切に保つ。
❷**照明**：足もとや周囲の安全が確認できるように適切な照度を保つ。
❸**作業床面**：できるだけ凹凸がなく、防滑性、<u>弾力</u>性、耐へこみ性などに優れたものとすることが望ましい。
❹**作業空間・設備**：十分に広い作業空間を確保し、機器・設備などの配置や作業台・椅子の高さなどに配慮する。
❺**振動**：車両系建設機械の操作・運転などにより、腰部と全身に著しく粗大な

振動、あるいは、車両運転などにより腰部と全身に長時間振動を受ける場合は、座席などに振動ばく露⑩の軽減対策をとる。

(2) 作業管理

指針では、腰痛予防対策の作業管理として、主に次のような対策を示している。

❶**自動化・省力化**：重量物を取り扱う作業、人を抱え上げる作業、不自然な姿勢を伴う作業では、作業の全部または一部を自動化することが望ましい。

❷**作業姿勢・動作**：不自然な姿勢や不安定な姿勢・動作を取らないようにする。

❸**作業の実施体制**：無理に1人で作業するのではなく、複数人で作業できるようにする。

❹**作業標準**：腰痛の発生要因を<u>排除</u>または<u>低減</u>できるよう、作業の動作・姿勢・手順・時間などについて、労働者の個別作業の内容に応じた作業標準を策定する。

❺**休憩**：休憩時間を設け、作業時間中にも、小休止・休息が取れるようにする。

❻**靴・服装**：足に適合した靴を使用し、伸縮性、保湿性、吸湿性のある作業服を着用する。

❼**腰部保護ベルト**：個人により効果が異なるため、一律に使用するのではなく、労働者<u>ごと</u>に<u>効果</u>を確認してから使用の適否を判断する。

(3) 健康管理

重量物取扱い作業、介護・看護作業など腰部に著しい負担のかかる作業に常時従事する労働者に対しては、作業に<u>配置</u>する際及びその後<u>6</u>か月以内ごとに1回、定期に、医師による腰痛の健康診断を実施する。

配置前の健康診断の項目は、以下の通り。

❶既往歴（腰痛に関する病歴及びその経過）及び業務歴の調査

❷自覚症状（腰痛、下肢痛、下肢筋力減退、知覚障害等）の有無の検査

❸脊柱の検査　　❹神経学的検査　　❺脊柱機能検査

❻医師が必要と認める者については、画像診断と運動機能テストを行う。

定期健康診断では、上記の❶❷の調査・検査の結果、医師が必要と認める者について、❸❹❻の検査を行う。

また、腰部に著しい負担のかかる作業に常時従事する労働者には、適宜、筋疲労回復などを目的として、腰痛予防体操を実施させる。腰痛予防体操は、疲労の蓄積度合いなどに応じて適宜、実施する時間・場所が確保できるよう配慮する。

作業態様別の腰痛予防対策

指針では、一般的な予防対策に加えて、腰痛の発生が比較的多い次の5つの作業態様における腰痛予防対策を示している。

❶重量物取扱い作業
❷立ち作業
❸座り作業（腰掛け作業、座作業）
❹福祉・医療分野等における介護・看護作業
❺車両運転等の作業

ここでは、❶❷の作業と、❸のうち腰掛け作業の腰痛予防対策を取り上げる。

 重量物取扱い作業

重量物を取り扱う作業を行わせる場合には、事業者は、単に重量制限のみを厳守させるのではなく、取扱い回数などの作業密度を考慮し、適切な作業時間、人員配置に留意しつつ、次の対策を講ずる。

❶**自動化・省力化**：適切な動力装置等により自動化し、それが困難な場合は、台車、補助機器の使用などにより人力の負担の軽減を原則とする。
❷**人力による重量物の取扱い**：満18歳以上の男子労働者が人力のみにより取り扱う物の重量は、体重のおおむね<u>40</u>％以下となるように努める。満18歳以上の女子労働者では、さらに男性が取り扱うことのできる重量の<u>60</u>％くらいまでとする。
❸**荷姿の改善**：荷物はかさばらないようにし、かつ、適切な材料で包装し、できるだけ確実に把握できる手段を講じて取扱いを容易にする。また、荷姿が大きい場合や重量がかさむ場合は、<u>小分け</u>にして、小さく、軽量化する。
❹**重量の明示**：取り扱う物の<u>重量</u>は、できるだけ明示し、著しく<u>重心</u>の偏っている荷物は、その旨を明示する。
❺**作業姿勢**：急激な身体の<u>移動</u>をなくし、前屈やひねりなどの<u>不自然</u>な姿勢はとらず、かつ、身体の<u>重心</u>の移動を少なくする。
❻**動作**：重量物を持ち上げたり、押したりする動作をするときは、できるだけ身体を対象物に<u>近づけ</u>、重心を<u>低く</u>するような姿勢をとる。
❼**腰部保護ベルト**：腰部保護ベルトを使用するときは、一律に使用させるのではなく、労働者<u>ごと</u>に<u>効果</u>を確認してから使用の適否を判断する。

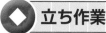

立ち作業

製品の組立工程やサービス業などの立ち作業では、拘束性の強い静的姿勢を伴う立位姿勢、前屈姿勢など、腰部に過度の負担のかかる姿勢となる場合がある。このような立位姿勢をできるだけ少なくするため、事業者は次の対策を講ずる。

❶**作業機器及び作業台の配置**：前屈などの不自然な姿勢での作業を避けるため、労働者の上肢長、下肢長などを考慮した作業機器・作業台を配置する。

❷**他作業との組合せ**：長時間の連続した立位姿勢保持を避けるため、腰掛け作業など、他の作業を組み合わせる。

❸**椅子の配置**：立ち作業が長時間継続する場合には、椅子を配置し、作業の途中で腰掛けて小休止・休息が取れるようにする。

❹**片足置き台の使用**：両下肢をあまり使用しない作業では、作業動作や作業位置に応じた適当な高さの片足置き台を使用させる。

❺**小休止・休息**：おおむね１時間につき、１、２回程度小休止・休息を取らせ、下肢の屈伸運動やマッサージなどを行わせることが望ましい。

❻**床面**：床面が<u>硬い</u>場合は、立っているだけでも腰部への衝撃が大きいので、**クッション**性のある作業靴やマットを利用して、衝撃を緩和する。

腰掛け作業

一般事務、情報機器作業などのように椅子に腰掛ける椅座位作業で、拘束性の強い静的姿勢で作業を行わせる場合、事業者は次の対策を講ずる。

❶**椅子の改善**：座面の高さ、奥行きの寸法、背もたれの寸法と角度などが労働者の体格に合った椅子、またはそれらを調節できる椅子を使用させる。

❷**机・作業台の改善**：机・作業台の高さや角度、机・作業台と椅子との距離は、調節できるように配慮する。

❸**作業姿勢**：椅子に**深く**腰を掛けて、背もたれで**体幹**を支え、履物の<u>足裏</u>全体が床に接する姿勢を基本とする。

❹**作業域**：作業域は、労働者が不自然な姿勢を強いられない範囲とする。

POINT

- 腰部保護ベルトは、全員に一律に使用させるのではなく、労働者ごとに効果を確認してから使用の適否を判断する。
- 腰痛健康診断は、配置する際及びその後６か月以内ごとに１回、定期に実施する。

[R5.4公表]

問1　厚生労働省の「職場における受動喫煙防止のためのガイドライン」において、「喫煙専用室」を設置する場合に満たすべき事項として定められていないものは、次のうちどれか。

(1)　喫煙専用室の出入口において、室外から室内に流入する空気の気流が、0.2m/s以上であること。

(2)　喫煙専用室の出入口における室外から室内に流入する空気の気流について、6か月以内ごとに1回、定期に測定すること。

(3)　喫煙専用室のたばこの煙が室内から室外に流出しないよう、喫煙専用室は、壁、天井等によって区画されていること。

(4)　喫煙専用室のたばこの煙が屋外又は外部の場所に排気されていること。

(5)　喫煙専用室の出入口の見やすい箇所に必要事項を記載した標識を掲示すること。

[R4.10公表]

問2　厚生労働省の「事業者が講ずべき快適な職場環境の形成のための措置に関する指針」において、快適な職場環境の形成のための措置の実施に関し、考慮すべき事項とされていないものは次のうちどれか。

(1)　継続的かつ計画的な取組

(2)　快適な職場環境の基準値の達成

(3)　労働者の意見の反映

(4)　個人差への配慮

(5)　潤いへの配慮

[R3.4公表]

問3　厚生労働省の「職場における腰痛予防対策指針」に基づく、重量物取扱い作業における腰痛予防対策に関する次の記述のうち、誤っているものはどれか。

(1)　労働者全員に腰部保護ベルトを使用させる。

(2)　取り扱う物の重量をできるだけ明示し、著しく重心の偏っている荷物は、その旨を明示する。

(3)　重量物を取り扱うときは、急激な身体の移動をなくし、前屈やひねり等の不自

171

然な姿勢はとらず、かつ、身体の重心の移動を少なくする等、できるだけ腰部に
負担をかけない姿勢で行う。

(4) 重量物を持ち上げるときには、できるだけ身体を対象物に近づけ、重心を低く
するような姿勢をとる。

(5) 重量物取扱い作業に常時従事する労働者に対しては、当該作業に配置する際及
びその後6か月以内ごとに1回、定期に、医師による腰痛の健康診断を行う。

解答&解説

問1 答:(2)

(1):定められている。喫煙専用室の出入口において、室外から室内に流入する空気の
気流が、**0.2m/s以上**であること。

(2):定められていない。ガイドラインには、このような気流の**定期測定**に関する規定
はない。

(3):定められている。喫煙専用室のたばこの煙が室内から室外に流出しないよう、喫
煙専用室は、壁、天井等によって**区画**されていること。

(4):定められている。喫煙専用室のたばこの煙が屋外または外部の場所に**排気**されて
いること。

(5):定められている。喫煙専用室の出入口の見やすい箇所に、必要事項を記載した
「**喫煙専用室**」などの標識を**掲示**すること。

問2 答:(2)

(2):快適な職場環境の**基準値**の達成は、考慮すべき事項とされていない。

考慮すべき事項とされているのは、(1)の継続的かつ計画的な取組み、(3)の労働者
の意見の反映、(4)の個人差への配慮、(5)の潤いへの配慮の4つ。

問3 答:(1)

(1):「労働者全員」は誤り。腰部保護ベルトは、労働者全員に一律に使用させるのでは
なく、労働者**ごと**に**効果**を確認してから使用の適否を判断する。

(2):正しい。取り扱う物の**重量**をできるだけ明示し、著しく**重心の偏っている**荷物は、
その旨を明示する。

(3):正しい。重量物を取り扱うときは、急激な**身体の移動**をなくし、前屈やひねりな
どの**不自然な姿勢**はとらず、かつ、身体の**重心の移動**を少なくするなど、できるだけ腰
部に負担をかけない姿勢で行う。

(4):正しい。重量物を持ち上げるときには、できるだけ身体を対象物に**近づけ**、重心
を**低く**するような姿勢をとる。

(5):正しい。重量物取扱い作業など、腰部に著しい負担のかかる作業に常時従事する
労働者に対しては、当該作業に**配置**する際及びその後**6か月以内**ごとに1回、定期に、
医師による腰痛の健康診断を行う。

3-1 健康保持増進対策

労働安全衛生法第70条の2の規定に基づき、労働者の健康保持増進のための措置を事業者が適切かつ有効に実施できるよう「事業場における労働者の健康保持増進のための指針」（THP®指針）が策定されている。

健康保持増進対策の基本的考え方

健康保持増進対策とは、労働者の健康保持増進のための措置を継続的かつ計画的に講ずるための、方針の表明から計画の策定、実施、評価などの一連の取組み全体をいう。

事業者は、健康保持増進対策の推進に当たって、次の事項に留意する。

❶**健康保持増進対策における対象の考え方**：健康保持増進措置は、<u>個々</u>の労働者に対して実施するものと、労働者を<u>集団</u>として捉えて実施するものがある。

❷**労働者の積極的な参加を促すための取組み**：健康保持増進に関心を持たない労働者にも抵抗なく健康保持増進に取り組んでもらえるようにすること。

❸**労働者の高齢化を見据えた取組み**：労働者が高年齢期を迎えても健康に働き続けるために、心身両面の総合的な健康が維持されていること。

健康保持増進対策の基本事項

事業者は、健康保持増進対策の推進に当たって、労働者等の意見を聴きつつ事業場の実態に即した取組みを行うため、労使、産業医、衛生管理者等（衛生管理者、衛生推進者®及び安全衛生推進者®）で構成される<u>衛生</u>委員会などを活用して次の項目に取り組む。各項目の内容については関係者に周知する必要がある。

❶健康保持増進方針の表明 ❺健康保持増進措置の決定
❷推進体制の確立 ❻健康保持増進計画の作成
❸課題の把握 ❼健康保持増進計画の実施
❹健康保持増進目標の設定 ❽実施結果の評価

健康保持増進に関する課題の把握や目標の設定などにおいては、労働者の健康状態などを客観的に把握できる<u>数値</u>を活用することが望ましい。

 ## 事業場ごとに定める事項

事業者は、健康保持増進対策の推進に当たって、効果的な推進体制の確立及び実施内容を選択し、実施する。

(1) 体制の確立

事業者は、各事業場内の実態に即した適切な健康保持増進対策の実施体制を整備し、確立する。

事業場の実情に応じて、労働衛生などの知識を有している産業医等、衛生管理者等、事業場内の保健師などの<u>事業場内産業保健</u>スタッフや人事労務管理スタッフ、運動指導担当者などの専門スタッフを活用し、各担当における役割を定める。

事業場内のスタッフを活用することに加え、事業場が取り組む内容や求めるサービスに応じて、健康保持増進に関し専門的な知識を有する<u>事業場外</u>資源[⊕]を活用する。

(2) 健康保持増進措置の内容

事業者は、健康保持増進措置の具体的な内容として、健康診断や健康測定、その結果に基づく健康指導を実施する。

 ## 健康測定の実施

<ruby>健康測定<rt>けんこうそくてい</rt></ruby>とは、健康指導を行うために実施される調査、検査などのことをいい、疾病の早期発見に重点をおいた健康診断を<u>活用</u>しつつ、追加で<u>生活状況</u>調査や<u>医学的検査</u>、<u>運動機能</u>検査を実施する。

健康測定は、<u>産業医等</u>が中心となって行い、その結果に基づき各労働者の健康状態に応じた必要な指導を決定する。それに基づき、事業場内の<u>推進スタッフ</u>などが、労働者に対して労働者自身の健康状態について理解を促すとともに、必要な健康指導を実施することが効果的である。

健康測定で行う調査・検査の項目や測定種目は、表3の通り。

 ## 健康指導の実施

<ruby>健康指導<rt>けんこうしどう</rt></ruby>は、健康診断や必要に応じて行う健康測定などにより労働者の健康状態を把握し、その結果に基づいて実施する。

健康指導の実施項目は、表4の通り。

■表3　健康測定の項目

調査・検査		項目・種目
問診		既往歴、業務歴、家族歴*、自覚症状、その他
生活状況調査*		仕事の内容、通勤方法、生活リズム、趣味・嗜好、運動習慣・運動歴、食生活、メンタルヘルス、口腔保健、その他
診察		視診、触診、聴診
医学的検査	形態	身長、体重、皮下脂肪厚（上腕伸展部及び肩甲骨下端部）*
	循環機能	血圧、心拍数、安静時心電図（☞ p.201）、運動負荷試験*
	血液	ヘモグロビン⑩、赤血球数、LDL コレステロール、HDL コレステロール、トリグリセライド、血糖（空腹時）または HbA1c、尿酸*、BUN（尿素窒素）*またはクレアチニン*、GOT、GPT、γ-GTP
	呼吸機能*	%肺活量（予測肺活量（基準値）に対する実測肺活量の比率）、1秒率（努力性肺活量に対する1秒量の比率）
	尿	尿糖、尿蛋白
	その他	胸部エックス線
運動機能検査	筋力	握力：前腕の筋力を測定
	筋持久力	上体起こし：腹筋の持久力を測定
	柔軟性	座位（立位）体前屈：関節の可動域と筋の伸展性を観察
	敏しょう性	全身反応時間：光に対する、体重を負荷にした一過性の跳躍反応を測定
	平衡性	閉眼（または開眼）片足立ち：視覚に頼らないバランスの保持能力を観察
	全身持久性	最大酸素摂取量：自転車エルゴメーターを用いた間接法によって測定

＊問診〜医学的検査のうち、一般の定期健康診断にはない項目。

■表4　健康指導の実施項目

項　目	内　容
運動指導	労働者の生活状況、希望などが十分に考慮され、運動の種類及び内容が安全に楽しくかつ効果的に実践できるよう配慮した指導
メンタルヘルスケア	ストレスに対する気づきへの援助、リラクセーションの指導など
栄養指導	食習慣や食行動の改善に向けた指導
口腔保健指導	歯と口の健康づくりに向けた指導
保健指導	勤務形態や生活習慣による健康上の問題を解決するために職場生活を通して行う、睡眠、喫煙、飲酒などに関する健康的な生活に向けた指導

POINT

- 健康測定は、疾病の早期発見に重点をおいた健康診断を活用しつつ、追加で生活状況調査や医学的検査、運動機能検査を実施する。
- 運動機能検査：上体起こしは筋持久力検査の測定種目、座位（立位）体前屈は柔軟性検査の測定種目。

IV　労働衛生（有害業務に係るもの以外のもの）

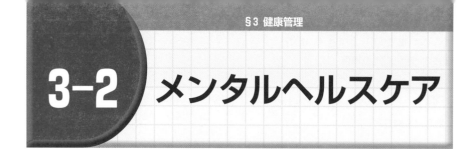

3-2 メンタルヘルスケア

労働安全衛生法第70条の2の規定に基づき、事業者がメンタルヘルスケアを実施できるよう「労働者の心の健康の保持増進のための指針」が策定されている。

メンタルヘルスケアの基本的考え方

メンタルヘルスケアとは、事業場において事業者が講ずる労働者の心の健康保持のための措置をいう。

事業者は、メンタルヘルスケアを積極的に推進することを表明し、事業場の問題点を解決するために「**心の健康づくり計画**」を策定・実施する。

心の健康づくり計画

心の健康づくり計画とは、メンタルヘルスケアに関する事業場の問題点を解決する具体的な実施事項などについての基本的な計画をいう。

心の健康づくり計画は、メンタルヘルスケアを中長期的視点に立って、継続的かつ計画的に行うために策定し、事業場における<u>労働安全衛生</u>に関する計画の中に位置づけることが望ましい。心の健康づくり計画の策定に当たっては、事業場の<u>衛生</u>委員会または安全衛生委員会🅜において十分調査審議を行う必要がある。

心の健康づくり計画に定めるべき主な事項には、❶事業者がメンタルヘルスケアを積極的に<u>推進</u>する旨の表明に関すること、❷事業場における心の健康づくりの体制の<u>整備</u>に関すること、❸事業場における問題点の<u>把握</u>及びメンタルヘルスケアの<u>実施</u>に関すること、❹労働者の健康情報の<u>保護</u>に関することがある。

心の健康づくり計画の実施に当たっては、メンタルヘルス不調を<u>未然</u>に防止する「<u>一次予防</u>」、メンタルヘルス不調を<u>早期</u>に発見し、適切な措置を行う「<u>二次予防</u>」、メンタルヘルス不調となった労働者の職場復帰の<u>支援</u>などを行う「<u>三次予防</u>」が円滑に行われるようにする必要がある。

事業者は、メンタルヘルスケアの推進に当たり、次の事項に留意する。

❶心の健康問題の特性：心の健康については、客観的な測定方法が十分に<u>確立</u>

しておらず、さらに、心の健康問題の発生過程には<u>個人差</u>が大きく、そのプロセスの把握が難しい。

❷**労働者の個人情報の保護への配慮**：メンタルヘルスケアを進めるに当たって、労働者の個人情報を主治医等の医療職や家族から取得する際には、あらかじめこれらの情報を取得する目的を労働者に明らかにして<u>承諾</u>を得るとともに、これらの情報は<u>労働者本人</u>から提出を受けることが望ましい。

❸**人事労務管理との関係**：労働者の心の健康は、職場配置、人事異動、職場の組織などの要因によって影響を受ける。メンタルヘルスケアは、<u>人事労務</u>管理と連携しなければ、適切に進まない場合が多い。

❹**家庭・個人生活などの職場以外の問題**：労働者の心の健康は、職場のストレス要因のみならず、家庭・個人生活などの職場<u>外</u>のストレス要因の影響を受けている場合も多い。

 ## 4つのメンタルヘルスケア

メンタルヘルスケアでは、表5の4つのメンタルヘルスケアを継続的かつ計画的に実施することが重要である。

■表5　4つのメンタルヘルスケア

ケアの種類	内　　容
セルフケア	労働者自身がストレスや心の健康について理解し、自らのストレスを<u>予防</u>、<u>軽減</u>あるいはこれに<u>対処</u>するケア。
ラインによるケア	労働者と日常的に接する<u>管理監督</u>者が、心の健康に関して職場環境などの改善や労働者に対する<u>相談</u>対応を行うケア。
事業場内産業保健スタッフ等によるケア	事業場内の産業医などの産業保健スタッフ等が、事業場の心の健康づくり対策の<u>提言</u>を行うとともに、その推進を担い、また、労働者及び管理監督者を<u>支援</u>するケア。
事業場外資源によるケア	事業場が抱える問題や求めるサービスに応じて、専門的な知識を有する事業場外の<u>機関</u>及び<u>専門家</u>を活用し、その支援を受けるケア。 特に、<u>小規模事業場</u>では、必要に応じて地域産業保健センターなどの事業場外資源を活用することが有効である。

POINT

- ●心の健康づくり計画の実施：メンタルヘルス不調を未然に防止する「一次予防」、メンタルヘルス不調を早期に発見し、適切な措置を行う「二次予防」、メンタルヘルス不調となった労働者の職場復帰の支援などを行う「三次予防」。
- ● 4つのメンタルヘルスケアは、「セルフケア」、「ラインによるケア」、「事業場内産業保健スタッフ等によるケア」、「事業場外資源によるケア」。

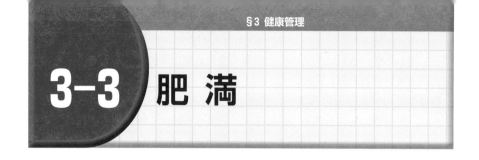

3-3 肥満

身体測定における、身長、体重、腹囲の測定は、一般的な健康状態を知る指標となる。

◆ 肥満

身長と体重の測定の結果、肥満と判定されることがある。肥満度の評価にはBMI（Body Mass Index）が用いられ、身長と体重を次の計算式に当てはめて算出する。

$$BMI = \frac{体重(kg)}{身長(m)^2}$$

BMIの数値が大きいほど肥満の傾向があり、日本肥満学会では表6のように分類している。

■表6　肥満の分類

分類	BMIの数値
低体重	< 18.5
普通体重	18.5 ≦ ～ < 25
肥満（1度）	25 ≦ ～ < 30
肥満（2度）	30 ≦ ～ < 35
肥満（3度）	35 ≦ ～ < 40
肥満（4度）	40 ≦

◆ メタボリックシンドローム

内臓脂肪は、皮下脂肪とは異なり、腹腔内に溜まる。腹部肥満（内臓脂肪の蓄積）に、脂質異常、高血圧、高血糖のいずれか2つ以上が組み合わさると、メタボリックシンドローム（内臓脂肪症候群）と診断される。

日本人のメタボリックシンドロームの診断基準で腹部肥満とされる腹囲は、男性85cm以上、女性90cm以上の場合である。この基準は、男女とも内臓脂肪面積が100cm²以上に相当する。

腹囲は、メタボリックシンドローム判定の目安となる数値であるが、単に腹囲が大きいだけではメタボリックシンドロームには当てはまらない。

- 日本人のメタボリックシンドロームの診断基準で腹部肥満（内臓脂肪の蓄積）とされる腹囲は、男性85cm以上、女性90cm以上。

[R 3. 4 公表]

問4 労働者の健康保持増進のために行う健康測定における運動機能検査の項目とその測定種目との組合せとして、誤っているものは次のうちどれか。

(1) 筋力………………握力
(2) 柔軟性……………上体起こし
(3) 平衡性……………閉眼（又は開眼）片足立ち
(4) 敏しょう性………全身反応時間
(5) 全身持久性………最大酸素摂取量

[R 1. 10 公表]

問5 厚生労働省の「労働者の心の健康の保持増進のための指針」において、心の健康づくり計画の実施に当たって推進すべきこととされている四つのメンタルヘルスケアに該当しないものは、次のうちどれか。

(1) 労働者自身がストレスや心の健康について理解し、自らのストレスの予防や対処を行うセルフケア
(2) 職場の同僚がメンタルヘルス不調の労働者の早期発見、相談への対応を行うとともに管理監督者に情報提供を行う同僚によるケア
(3) 管理監督者が、職場環境等の改善や労働者からの相談への対応を行うラインによるケア
(4) 産業医、衛生管理者等が、心の健康づくり対策の提言や推進を行うとともに、労働者及び管理監督者に対する支援を行う事業場内産業保健スタッフ等によるケア
(5) メンタルヘルスケアに関する専門的な知識を有する事業場外の機関及び専門家を活用し支援を受ける事業場外資源によるケア

IV

労働衛生（有害業務に係るもの以外のもの）

問6 メタボリックシンドロームの診断基準に関する次の文中の [　] 内に入れる A から C の語句の組合せとして、正しいものは（1）～（5）のうちどれか。

「日本では、内臓脂肪の蓄積があり、かつ、血中脂質（中性脂肪、HDL コレステロール）、[A]、[B] の三つのうち [C] が基準値から外れている場合にメタボリックシンドロームと診断される。」

	A	B	C
(1)	血圧	空腹時血糖	いずれか一つ
(2)	血圧	空腹時血糖	二つ以上
(3)	γ-GTP	空腹時血糖	二つ以上
(4)	γ-GTP	尿蛋白	いずれか一つ
(5)	γ-GTP	尿蛋白	二つ以上

解答&解説

問4　答：(2)

(2)：誤り。柔軟性検査の測定種目は、<u>座位（立位）体前屈</u>。上体起こしは**筋持久力**検査の測定種目。

(1)、(3)～(5)：正しい。筋力検査の測定種目は**握力**、平衡性検査の測定種目は閉眼（または開眼）**片足立ち**、敏しょう性検査の測定種目は**全身反応時間**、全身持久性検査の測定種目は**最大酸素摂取量**。

問5　答：(2)

(1)：該当する。労働者自身がストレスや心の健康について理解し、自らのストレスの予防や対処を行う**セルフケア**は、4つのメンタルヘルスケアの1つ。

(2)：該当しない。<u>同僚</u>によるケアは、4つのメンタルヘルスケアには含まれない。

(3)：該当する。管理監督者が、職場環境などの改善や労働者からの相談への対応を行う**ラインによるケア**は、4つのメンタルヘルスケアの1つ。

(4)：該当する。産業医、衛生管理者等が、心の健康づくり対策の提言や推進を行うとともに、労働者及び管理監督者に対する支援を行う**事業場内産業保健スタッフ等によるケア**は、4つのメンタルヘルスケアの1つ。

(5)：該当する。メンタルヘルスケアに関する専門的な知識を有する事業場外の機関及び専門家を活用し支援を受ける**事業場外資源によるケア**は、4つのメンタルヘルスケアの1つ。

問6　答：(2)

(2)：「日本では、内臓脂肪の蓄積があり、かつ、血中脂質（中性脂肪、HDL コレステロール）、[A <u>血圧</u>]、[B <u>空腹時血糖</u>] の三つのうち [C <u>二つ以上</u>] が基準値から外れている場合にメタボリックシンドロームと診断される。」

4-1 労働衛生管理統計

労働衛生管理統計を作成することによって、事業場の労働衛生管理の状況や問題点が明らかになる。

 ## 労働衛生管理統計の目的

労働衛生管理統計（ろうどうえいせいかんりとうけい）の目的は、事業場の労働衛生管理の問題点を浮き彫りにすることによって、今後の労働衛生管理の目標設定と改善を推進することにある。

事業場の労働衛生管理統計を全国統計などと比較して、事業場の労働衛生管理水準を評価することもできる。

労働衛生管理における統計データとしては、労働衛生の3管理（作業環境管理、作業管理、健康管理）に関わるものがある。

統計データの種類

統計データは、目的によりデータのとり方が異なり、労働衛生管理統計では、静態データと動態データが用いられる。

健康診断などある時点における受診者数に対する有所見者（疾病ありの者）の割合を有所見率といい、このデータが静態（せいたい）データである。

1年間などの一定期間に有所見とされた者の割合を発生率といい、このデータが動態（どうたい）データである。

また、健康診断においては、個数を数えられる要素である対象人数や受診者数などのデータを計数（けいすう）データといい、各要素の量に関する体重や身長などのデータを計量（けいりょう）データという。

 ## データの分析

一般に、生体から得られた諸指標の分布は、多くの場合、正規（せいきぶんぷ）分布と呼ばれる型をとる。正規分布は、データの分布が平均値を頂点とした左右対称の山形で表示される。

正規分布の場合、そのバラツキの程度は、分散（ぶんさん）や標準偏差（ひょうじゅんへんさ）で表される。

分散は一群のデータの平均値とそのデータの差の 2 乗に対する平均値で表され、**標準偏差**は分散の正の平方根で表される。

　また、集団を比較する場合、調査の対象とした項目のデータの平均値が等しくても**分散**が異なっていれば、<u>異なった</u>特徴を持つ集団であると評価される。

 ## 疫学における因果関係

　人の集団についてある事象を調べ、その因果関係を統計学的に検討することを
<ruby>疫学<rt>えきがく</rt></ruby>といい、労働衛生管理統計を用いた事業場の労働衛生管理によく用いられる。

　2 つの事象の間に因果関係があるかどうかを判定することは難しく、ある事象と健康事象との間に、統計上、一方が多いと他方も多いというような<u>相関</u>関係が認められても、それらの間に<u>因果</u>関係がないこともある。

　因果関係を判断するには、関係の強さや関係の特異性など、一定の条件が必要である。

 ## スクリーニングレベル

　一定の集団を対象に、特定の疾病などを発見するために、正常か有所見かをふるい分ける検査を**スクリーニング検査**といい、**スクリーニングレベル**は、ある検査を実施する際、正常と有所見をふるい分ける判定値のことをいう。

　スクリーニング検査では、正常者（疾病なし）のうち有所見（陽性）と判定された人の割合を<u>偽陽性</u>率といい、有所見者（疾病あり）のうち正常（陰性）と判定された人の割合を<u>偽陰性</u>率という。スクリーニングレベルの

■表7　スクリーニングレベルの設定と判定率

レベル	正常者	有所見者
高く設定	偽陽性率は<u>低</u>くなる	偽陰性率は<u>高</u>くなる
低く設定	偽陽性率は<u>高</u>くなる	偽陰性率は<u>低</u>くなる

設定と判定率の関係は、表7に示す通り。

　労働衛生管理では、疾病の見落としを防ぐため、正常者を有所見者と判定する率（偽陽性率）が<u>高く</u>なるようにスクリーニングレベルを<u>低く</u>設定し、再検査または精密検査で最終的には異常なしと判断されるケースがある。

POINT

- 生体から得られた指標が正規分布の場合、そのバラツキの程度は、分散や標準偏差で表される。
- 健康診断において、対象人数や受診者数などのデータを計数データといい、体重や身長などのデータを計量データという。

4-2 疾病休業統計

疾病休業統計は、労働者の疾病による休業状況を調査し、労働衛生活動の成果を評価する上で重要な指標である。

疾病休業統計に用いる主な指標

事業場で使用する疾病休業統計には、疾病休業日数率や病休件数年千人率などがある。

疾病休業日数率（しっぺいきゅうぎょうにっすうりつ）は、100 延べ所定労働日数当たりの疾病休業日数を表し、疾病休業延べ日数を在籍労働者の延べ所定労働日数で割って得た疾病休業日数を 100 倍して算出する。

$$疾病休業日数率＝\frac{疾病休業延日数}{在籍労働者の延所定労働日数}×100$$

病休件数年千人率（びょうきゅうけんすうねんせんにんりつ）は、在籍労働者 1,000 人当たりの 1 年間の疾病休業件数を表し、疾病休業件数を在籍労働者数で割って得た 1 人当たりの疾病休業件数を 1,000 倍して算出する。

$$病休件数年千人率＝\frac{疾病休業件数}{在籍労働者数}×1,000$$

算出上の注意事項

それぞれの指標を算出する上での注意事項は、次の通り。

❶ 疾病休業延べ日数には、年次有給休暇のうち疾病によることが明らかなものも含める。

❷ 延べ所定労働日数には、所定休日に労働した場合でも、その日は算入しない。

❸ 疾病休業件数には、負傷が原因で引き続き発生した疾病も含める。

4-3 労働安全衛生マネジメントシステム

労働安全衛生規則第24条の2の規定に基づき、「労働安全衛生マネジメントシステムに関する指針」（OSHMS指針）が策定されている。

◆ OSHMS 指針の目的

OSHMS 指針は、事業場の安全衛生水準の向上に継続的に取り組み、労働災害の防止のみならず、働く人が健康で安全が確保できる職場の形成を目的とする。

OSHMS 指針は、安衛法の規定に基づき機械、設備、化学物質等による**危険**または**健康障害**を防止するため事業者が講ずべき具体的な措置を**定める**ものではない。

◆ 用語の定義

OSHMS 指針における主な用語の意義は、次の通り。

❶**労働安全衛生マネジメントシステム**：事業場において、生産管理等事業実施に係る管理と**一体**となって運用されるものをいう。

❷**システム監査**：労働安全衛生マネジメントシステムに従って行う措置が適切に実施されているかどうかについて、安全衛生計画の期間を考慮して事業者が行う**調査**及び**評価**をいう。

◆ 安全衛生方針の表明・安全衛生目標の設定

事業者は、事業場における安全衛生水準の向上を図るための安全衛生に関する基本的考え方を示すものとして、安全衛生方針を**表明**し、安全衛生目標を設定するとともに、労働者及び関係請負人その他の関係者に**周知**させる。

◆ 安全衛生計画の作成・実施

事業者は、安全衛生方針に基づき設定した安全衛生目標を達成するため、事業場における危険性または有害性等の調査の**結果**等に基づき、一定の期間を限り、安全衛生計画を**作成**し、適切かつ継続的に実施する。

184

5-1 感染症

感染症とは、環境中に存在する細菌、ウイルスなどの病原性の微生物（病原体）がヒトの体内に侵入し、症状が引き起こされることをいう。

感染症の成立・感染経路

感染は、病原体、感染経路、ヒト（感染しやすいヒト）がそろうことで成立する。

ヒトの抵抗力が低下した場合は、通常、多くの人には影響を及ぼさない病原体が病気を発症させることがあり、これを日和見感染という。

感染が成立しても、感染の症状が現れない状態が続くことを不顕性感染といい、症状が現れるまでの人をキャリア（保菌者）という。キャリアは、感染したことに気づかずに病原体をばらまく感染源になることがある。

主な感染経路（感染の道すじ）には、接触感染、飛沫感染、空気感染がある。

接触感染では、感染者の皮膚や粘膜に直接触れる、あるいは感染者が触れたドアノブや手すりなどに触れることによって感染する。

飛沫感染では、感染者の咳、くしゃみなどによって飛散した唾液に含まれる病原体を吸入することによって感染する。飛沫感染は、インフルエンザや普通感冒の代表的な感染経路。

空気感染では、微生物を含む飛沫の水分が蒸発して、5μm以下の小粒子として長時間空気中に浮遊し、空調などを通じて感染する。

呼吸器感染症

呼吸器感染症は、接触感染や飛沫感染によって、気管支や肺などの呼吸器に生じる感染症。主な呼吸器感染症には、風疹やインフルエンザがある。

風疹は、発熱、発疹、リンパ節腫脹を特徴とするウイルス性発疹症で、免疫のない女性が妊娠初期に風疹にかかると、胎児に感染し出生児が先天性風疹症候群（CRS）となる危険性がある。

インフルエンザウイルスには、A型、B型及びC型の3つの型がある。流行の原因となるのは、主として、A型及びB型である。

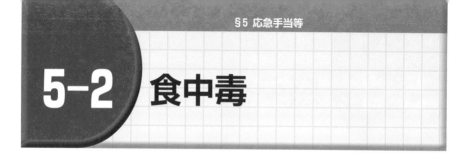

5-2 食中毒

食中毒は、経口感染といい、病原体に汚染された食物を介して口から体内に侵入することによって感染する。

食中毒の原因

食中毒の原因は、細菌やウイルスなどの**微生物**、フグや貝毒などの**自然毒**、砒素や農薬などの**化学物質**の3つに分類される。このうち、細菌による細菌性食中毒は、**感染型食中毒**と**毒素型食中毒**に分けられる。

それぞれの食中毒の感染経路や原因菌は、表8の通り。

■表8 食中毒の分類

種 類			感染経路	原因菌
細菌性食中毒	感染型		食品に付着した細菌<u>そのもの</u>に腸管内で感染	<u>サルモネラ菌</u>、<u>腸炎ビブリオ菌</u>、カンピロバクター、ウェルシュ菌
	毒素型	食品内毒素型	食品に付着した細菌が食品内で増殖するときに<u>産生</u>した毒素	<u>黄色ブドウ球</u>菌、<u>ボツリヌス菌</u>
		生体内毒素型	食品に付着した細菌が生体内に取り込まれてから増殖するときに<u>産生</u>した毒素	O-157、O-111、<u>セレウス菌</u>
ウイルス性食中毒			ウイルスが寄生した食品	ノロウイルス
自然毒食中毒	動物性		毒素を持った動物	フグ毒（<u>テトロドトキシン</u>）、貝毒
	植物性		毒素を持った植物	毒きのこ、トリカブト
化学性食中毒			有毒な化学物質が混入した食品	砒素、農薬、有害性金属、<u>ヒスタミン</u>

細菌性食中毒の原因菌

細菌性食中毒の原因菌であるサルモネラ菌や腸炎ビブリオ菌などの感染経路や症状などは、表9の通り。

種　類		原因菌	感染経路・症状
感染型食中毒		サルモネラ菌	●動物の腸管や自然界に広く分布しているが、ヒトの場合は、鶏卵によるものが多い。 ●吐き気、腹痛、下痢、発熱、嘔吐などを起こす。 ●潜伏期間は8〜48時間。 ●75℃で1分以上の加熱によって死滅する。
		腸炎ビブリオ菌	●病原性好塩菌ともいい、海水中に生息し、海水温上昇に伴い短時間で増殖する。 ●真水や熱に弱い。 ●魚介類を通して感染し、激しい腹痛と下痢が起こる。 ●潜伏期間は8〜24時間。
		カンピロバクター	●主に鶏の腸管内で増殖する。 ●食品摂取後1〜7日で、主に下痢、腹痛、全身倦怠感などを起こす。
毒素型食中毒	食品内毒素型	黄色ブドウ球菌	●食物の中で増殖するときに産生する毒素（エンテロトキシン）を摂取して感染する。 ●エンテロトキシンは熱に強く、100℃で20分の加熱でも分解されない。 ●摂取後短時間で激しい吐き気、嘔吐、腹痛、下痢を伴う急性胃腸炎を起こす。
		ボツリヌス菌	●缶詰や真空パック食品など、酸素のない食品中で増殖し、毒性の強い神経毒を産生する。 ●熱に強く、芽胞（硬い殻の中で休眠している状態）の形になった菌は長時間煮沸しても死滅しない。 ●筋肉の麻痺症状を起こす。
	生体内毒素型	O-157、O-111	●腸管出血性大腸菌の一種で、加熱不足の食肉などから摂取され、ベロ毒素を産生する。 ●腹痛、出血を伴う水様性の下痢などを起こす。 ●潜伏期間は3〜5日。
		セレウス菌	●野菜や穀物などの農作物を汚染する土壌細菌の1つで、熱に強い。 ●産生する毒素により下痢または嘔吐を起こす。

◆ ノロウイルスによる食中毒

ウイルス性食中毒の原因菌であるノロウイルスの感染経路などは、次の通り。

❶感染経路：手指や食品などを介して経口感染し、小腸で増殖したときにベロ毒素を産生することによって発症する。

❷**発生時期**：冬季に、集団食中毒として発生することが多い。

❸**潜伏期間**：<u>24</u>～<u>48</u>時間。

❹**中毒症状**：吐き気、嘔吐、下痢、腹痛などの急性<u>胃腸</u>炎。

❺**失活化**：<u>煮沸</u>消毒または塩素系の消毒剤が効果的。**エタノール**（消毒薬）や逆性石鹸（主に医療消毒に用いられる石鹸）はあまり効果がない。

ノロウイルスによる食中毒は、年少者や高齢者などが多く集まる施設・場所では、特に注意が必要である。

 ## その他の原因菌による食中毒

表8の通り、食中毒には、フグ毒などによる自然毒食中毒や化学物質による化学性食中毒もある。

(1) 自然毒による食中毒

フグ毒による食中毒は、フグ毒の主成分**テトロドトキシン**によって引き起こされる。食後20分から3時間程度の短時間で、口唇の麻痺症状や手足の**しびれ**が現れる。麻痺症状は口唇から四肢、全身に広がり、重症の場合には呼吸困難で死亡することがある。

(2) 化学物質による食中毒

化学物質による食中毒は、食材や食品の生産・加工などの過程で、外部から化学物質が混入したり、生成したりすることによって引き起こされる。

マグロなどの赤魚や肉、チーズなどに含まれるヒスチジン（蛋白質を構成する20種類のアミノ酸の一種）は、細菌（ヒスタミン産生菌）の酵素によって分解し、アレルギー様食中毒を引き起こす**ヒスタミン**を生成する。

ヒスタミンは、熱に安定で、<u>加熱</u>処理では分解されにくいため、一度生成されると食中毒を防ぐことはできない。

POINT

- サルモネラ菌、腸炎ビブリオ菌などによる感染型食中毒は、食品に付着した細菌そのものの感染によって起こる。
- 黄色ブドウ球菌、ボツリヌス菌などによる毒素型食中毒は、食品に付着した細菌が増殖するときに産生した毒素によって起こる。
- 腸炎ビブリオ菌は、病原性好塩菌ともいわれ、熱に弱い。
- ボツリヌス菌は、缶詰や真空パック食品など、酸素のない食品中で増殖し、毒性の強い神経毒を産生する。

5-3 一次救命処置

傷病者が発生したときは、その場にいる人による速やかな救護が重要である。一次救命処置については、日本蘇生協議会（JRC）より「JRC蘇生ガイドライン2020」が策定されている。

 一次救命処置とは

一次救命処置とは、心停止の可能性のある人を助けるために、一般の人が行える緊急の処置のことをいい、心肺蘇生やAED使用、気道異物除去が含まれる。

一次救命処置の手順は、「JRC蘇生ガイドライン2020」で示されており、ここでもその流れに沿って解説する。

 反応の有無を確認する

倒れている人を発見したら、まず周囲の安全を確認し、自身の安全を確保した上で、傷病者の反応の有無を確認する。反応の有無は、一次救命処置を行うか否かの大事な指標である。

(1) 反応の有無の確認方法

最初に傷病者の反応を確認するには、傷病者の肩を軽く叩きながら「大丈夫ですか？」と大きな声で呼びかける。このとき、目を開けるなどの応答や目的のあるしぐさがあれば、**反応がある**と判断する。

明らかに「**反応あり**」と判断した場合は、具合が悪いところがあるか尋ね、<u>回復体位</u>（横向きに寝た姿勢）を取らせて安静にし、経過を観察する。

(2) 反応がないとき

傷病者に反応がないときや、判断に迷うときは、「誰か来てください！ 人が倒れています！」などと大声で叫んで周囲に喚起して<u>協力者</u>を確保し、できる限り<u>単独</u>で一次救命処置を行うのは避けるようにする。

協力者が確保できたら、<u>119番</u>通報と<u>AED</u>の手配を依頼する。

呼吸の有無を観察する

　傷病者に反応がなければ、普段通りの呼吸をしているかどうかを観察する。呼吸の有無を観察するには、<u>10</u> 秒以内で傷病者の胸と腹部の動き（呼吸のたびに上がったり下がったりする）を見る。

(1) 呼吸があるとき

　傷病者の胸と腹部の動きを見て、<u>普段</u>通りの呼吸をしているときは、<u>回復体位</u>を取らせて呼吸状態を観察しながら、救急隊の到着を待つ。

(2) 呼吸がないとき

　傷病者の呼吸がない、呼吸はあるが普段通りではない、あるいは約 <u>10</u> 秒観察しても判断に迷うまたはわからないときは、<u>心停止</u>と見なし、直ちに胸骨圧迫を開始する。

心肺蘇生を開始する

　<u>心肺蘇生</u>では、胸骨圧迫と人工呼吸を組み合わせて行う。呼吸を観察して心停止と判断したら、胸骨圧迫を開始し、気道確保の上で人工呼吸を行う。人工呼吸の訓練を受けていない救助者は、胸骨圧迫のみの心肺蘇生を行う。

(1) 胸骨圧迫を行う

　胸骨圧迫を行うときは、傷病者を仰臥位（仰向け）に寝かせ、救助者は傷病者の胸の横にひざまずく。圧迫する部位は、胸骨の下半分とする。この位置は、胸の真ん中を目安にするとよい。この位置に片方の手のひらの付け根を当て、もう一方の手を重ねて指を組むように置く。

　胸骨圧迫は、傷病者の胸が約 <u>5</u> cm 沈み込む強さで、1 分間に <u>100</u>〜<u>120</u> 回のテンポで行う。圧迫と圧迫の間（ゆるめている間）は、位置がずれないように注意しながら、胸が元の高さに戻るように十分に圧迫を解除する。

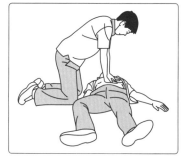

■図1　胸骨圧迫の方法

(2) 気道確保を行う

　気道確保は、喉の奥を広げ空気の通り道を確保すること。

　人工呼吸を行うときは、気道確保をする必要がある。気道が確保されていない状態で人工呼吸を行うと、吹き込んだ息が胃に流入し、胃が膨張して内容物が口

の方に逆流するため、気道閉塞を起こす危険がある。

気道確保は、片方の手で傷病者の額を押さえ、もう一方の手の指先をあごの先端、骨のある硬い部分に当てて押し上げる。傷病者の頭部が後ろに反り、のけぞるような姿勢になる。このとき、あごの下の軟らかい部分を指で圧迫すると気道が狭くなるので、注意が必要である。

(3) 人工呼吸を行う

気道確保ができたら、救助者が訓練を受けており、実施の意思がある場合は人工呼吸（口対口人工呼吸）を行う。

人工呼吸は、気道を確保したまま、救助者は口を大きく開いて傷病者の口を覆って密着させ、息を吹き込む。このとき、吹き込んだ息が鼻からもれないよう、額を押さえていた方の手の親指と人差し指で鼻をつまむ。1回の吹き込みに約1秒かけて傷病者の胸の盛り上がりがわかる程度まで吹き込む。

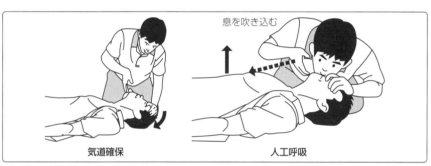

息を吹き込む

気道確保　　　　　　　　人工呼吸

■図2　気道確保と人工呼吸

(4) 胸骨圧迫と人工呼吸を繰り返す

人工呼吸が可能な場合、心肺蘇生は、胸骨圧迫30回と人工呼吸2回を1サイクルとし、これをAEDが傷病者に装着されるまで、あるいは救急隊に引き継ぐまで絶え間なく繰り返す。

 AED を装着する

AED（自動体外式除細動器：Automated External Defibrillator）は、心停止状態の心臓に対して、電気ショックを行い、心臓を正常なリズムに戻すための医療機器。通常は、メッセージが流れるので、音声に従って操作できる。

AEDが届いたら、速やかに準備をして電極パッドを傷病者の胸に貼り付ける。しっかり貼り付けられていれば、AEDが自動的に心電図の解析を始める。

解析の結果、AEDから「ショックが必要です」のメッセージが流れたら、周

囲の人が傷病者の体に触れていないかどうか確認し、AEDの音声メッセージに従ってショックボタンを押して電気ショックを行う。電気ショックの後は、直ちに胸骨圧迫から心肺蘇生を開始する。

　解析の結果、AEDから「ショックは不要です」のメッセージが流れたときは、直ちに<u>胸骨圧迫</u>を再開し、心肺蘇生を続ける。

　救急隊が到着するまで、心肺蘇生とAEDによる解析を繰り返す。

 ## 気道異物を除去する

　気道に異物が詰まると窒息により死に至ることも少なくない。気道異物の除去は、傷病者の反応の有無によって、救助者の対応が異なる。

(1) 反応があるとき

　傷病者に反応があり、咳をしているときは、できるだけ強く咳をするよう促す。傷病者に反応はあるが、声を出せず強い咳ができない、あるいは咳ができなくなったときは、まず背部叩打法で異物除去を試みる。背部叩打法で異物が除去できないときは、腹部突き上げ法を試みる。

　背部叩打法では、傷病者の後ろから、左右の<u>肩甲骨</u>の中間を手のひらの付け根で強く何度も<u>叩く</u>。妊婦や高度の肥満者、乳児にはこの方法で行う。

　腹部突き上げ法では、救助者が傷病者の後ろからウエスト付近に両手を回し、片方の手で握りこぶしをつくり、親指側を傷病者のへその上方でみぞおちより十分下方に当て、もう一方の手を握りこぶしにかぶせて組み、すばやく手前<u>上方</u>に向かって圧迫するように突き上げる。

(2) 反応がないとき

　傷病者に反応がないとき、あるいは徐々に反応がなくなってきたときは、心停止と見なしたときと同様に<u>胸骨圧迫</u>から心肺蘇生を開始する。

　胸骨圧迫を行っている途中で異物が見えたときは、それを取り除くことを試みてもよいが、異物が見えない段階で、口の中を指で探ったり、異物を探すために胸骨圧迫を長く中断したりしてはならない。

POINT

- 胸骨圧迫は、胸が約5cm沈み込む強さで、1分間に100〜120回のテンポで行う。
- 口対口人工呼吸では、傷病者の鼻をつまみ、1回の吹き込みに約1秒かけて傷病者の胸の盛り上がりがわかる程度まで吹き込む。
- AEDから「ショックは不要です」のメッセージが流れたら、直ちに胸骨圧迫を再開し心肺蘇生を続ける。

5-4 出血・止血法

けがや傷などで出血をしているときの応急手当は、出血量を最小限にとどめるため直ちに止血を開始することである。

出血の致死量

体内の全血液量は、体重の約<u>8</u>％（<u>13</u>分の1程度）で、体重50kgの人ならば血液量は4Lである。成人の場合、500mL以上の出血は、多量出血といわれる。

けがなどが原因で血管が破れ、血液が血管外に漏れ出て出血し、全血液量の約<u>3</u>分の1が短時間で急激に失われると、出血性ショックを経て生命が危険な状態になる。<u>2</u>分の1以上の出血で死に至るといわれる。

出血の種類

出血は、大きく内出血と外出血に分類される。このうち、**内出血**（ないしゅっけつ）は、胸腔（きょうくう）や腹腔などの体腔内や皮下などの軟部組織への出血で、血液が<u>体外</u>に流出しないものをいう。内出血の場合は、判断が難しく、応急手当では対応できない。

一方、**外出血**（がいしゅっけつ）は、血液が体外に流出するものをいい、一般の人による応急手当が十分に可能である。外出血には、動脈性出血、静脈性出血、毛細血管性出血がある。

❶**動脈性出血**（どうみゃくせいしゅっけつ）：鮮紅色（せんこうしょく）を呈する<u>拍動</u>性の出血。動脈性の出血では、瞬間的に<u>多量</u>の血液を失って短時間で出血死のおそれがあり、緊急に止血する必要がある。

❷**静脈性出血**（じょうみゃくせいしゅっけつ）：<u>浅い</u>切り傷のときにみられ、暗赤色（あんせきしょく）を呈する血液が傷口から<u>ゆっくり</u>持続的に<u>湧き出る</u>ような出血。傷口を直接圧迫することで止血できる。

❸**毛細血管性出血**（もうさいけっかんせいしゅっけつ）：擦り傷（擦過傷（さっかしょう））のときにみられ、赤色の血液が傷口から少しずつ<u>にじみ出る</u>出血。出血量は少なく、手当をしなくても自然に止血する。

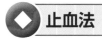

止血法

止血の方法には、直接圧迫法、間接圧迫法、止血帯法がある。一般の人が行う応急手当としては、直接圧迫法が推奨されている。

止血を行うときは、処置者の感染を防止するため、受傷者の血液に直接触れないようビニール手袋（使い捨て）を着用したり、ビニール袋を活用したりする。

傷口が汚れているときは、水道水で洗い流す。洗い流すときは、手際よく行い、傷口を押し開いたり、傷の奥に触れたりしないようにする。

(1) 直接圧迫法

直接圧迫法は、外出血の最も基本的で効果的な止血法。傷口にガーゼやハンカチなどを直接当てて強く押さえ、しばらく圧迫して止血する。

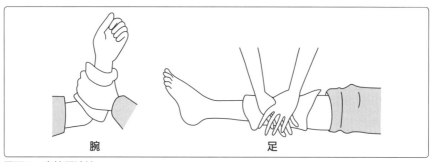

腕　　　　　　　　　足

■図3　直接圧迫法

(2) 間接圧迫法

間接圧迫法は、出血部位より心臓に近い部位の動脈を圧迫する止血法。それぞれの部位の止血点を手や指で骨に向けて強く圧迫する。

たとえば、手や足の指から出血しているときは手首や足首を圧迫し、上腕から

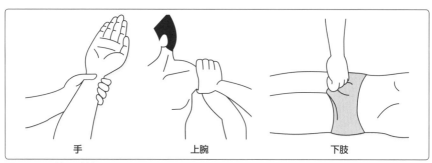

手　　　　　　　上腕　　　　　　下肢

■図4　間接圧迫法

194

出血しているときは脇の動脈を圧迫し、下肢から出血しているときは足の付け根を圧迫する。

(3) 止血帯法

止血帯法は、四肢が切断されているなど、直接圧迫法で止血できない場合に、出血している上肢または下肢に対して止血帯を使用して止血する。

止血帯は、3 cm 以上の幅がある帯で、出血部より心臓に近い部分を硬く二重回しで結び、輪をつくる。輪に差し込んだ棒などを引き上げながら回して、出血が止まるまできつく締める。出血が止まったら、ゆるまないように棒を固定する。その後止血開始時間を記録する。

受傷者を医師に引き継ぐまでに 30 分以上時間がかかる場合は、末梢側の組織や細胞の壊死を防ぐため、止血帯を施してから<u>30分</u>ごとに 1 ～ 2 分間、出血部から血液がにじんでくる程度まで止血帯を<u>ゆるめ</u>、血流の再開を図る。

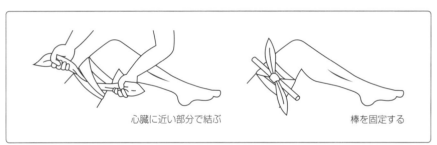

心臓に近い部分で結ぶ　　　棒を固定する

■図5　止血帯法

アドバイス　「救急蘇生法の指針（医師用）」によれば、一般市民の行う救急蘇生法（心肺蘇生法＋止血法）を救急手当といい、救急蘇生法以外の手当を応急手当という。これに対し、救急隊員の行う処置を応急処置、救急救命士の行う処置を救急救命処置という。

POINT

- 体内の全血液量は体重の約 8 ％（13 分の 1 程度）で、その約 1/3 を短時間に失うと、生命が危険な状態になる。
- 静脈性出血は、血液が傷口からゆっくり持続的に湧き出るような出血で、直接圧迫法で止血する。
- 止血法には、直接圧迫法、間接圧迫法などがあるが、一般人が行う応急手当としては直接圧迫法が推奨されている。
- 止血帯法では、受傷者を医師に引き継ぐまでに 30 分以上かかる場合は、30 分ごとに 1 ～ 2 分間、出血部から血液がにじんでくる程度まで止血帯をゆるめる。

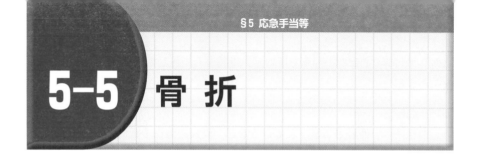

5-5 骨 折

骨折は骨に大きな力がかかって発生する。骨折の応急手当は、状態によって判断する必要がある。

◆ 骨折の分類

骨が持つ強度以上の外力が加わり、ひびが入ったり、折れたり、砕けたりした状態を**骨折**という。

骨折は、骨の折れ方や皮膚損傷の程度によって、大きく単純骨折と複雑骨折（開放骨折）に分類される。また、骨の連続性の有無によって、完全骨折と不完全骨折に分類される。

(1) 単純骨折

単純骨折は、皮下骨折、閉鎖骨折ともいい、<u>皮膚</u>の下で骨が折れたり、ひびが入ったりした状態で、<u>皮膚</u>損傷がない。

(2) 複雑骨折

複雑骨折は、**開放骨折**ともいい、皮膚や軟部組織（筋肉など）が<u>破れ</u>、その傷口から骨折した骨が<u>露出</u>した状態。傷口が泥や細菌で汚染されていることが多い。骨が多数の骨片に<u>粉砕</u>された状態は、複雑骨折とはいわない。

(3) 完全骨折と不完全骨折

完全骨折は骨の連続性が断たれ<u>完全に</u>折れた状態をいい、変形や骨折端どうしが擦れ合う<u>軋轢</u>音が認められる。

不完全骨折は骨に<u>ひび</u>が入った状態をいい、一部の骨の連続性は残り、骨全体の形状は保たれている。

◆ 応急手当

骨折では、多くの場合、損傷箇所の激しい痛みを伴い、損傷箇所が腫れ上がって不自然な変形や曲がりが見られることもある。

応急手当をするときは、まず骨折部分を安静にし、<u>**動かさない**</u>ようにする。傷があるときは、傷の手当をし、場合によっては止血処置をする。

骨折の状態によって、次のような手当を行う。

❶上下の関節が動かないよう<ruby>副子<rt>ふくし</rt></ruby>（添え木）で固定する。

❷副子は、骨折部分と上下の関節部を含めた<u>広い</u>範囲を固定できるよう、十分な<u>長さ</u>のものを使用する。

❸骨折部分が屈曲していても無理に正常位に<u>**戻そう**</u>とせず、<u>**そのままの**</u>状態で固定する。

❹皮膚から骨折端が飛び出していても元に<u>**戻そう**</u>とせず、<u>**そのままの**</u>状態で固定する。

❺副子が使えないような部位は、<ruby>三角巾<rt>さんかくきん</rt></ruby>などで固定する。

❻骨折部分を冷やし、可能であれば高く保つ。

❼全身を毛布などで包み、保温する。

❽<ruby>脊髄<rt>せきずい</rt></ruby>損傷が疑われる傷病者をやむなく搬送する場合は、頸部を動かさないように<u>硬い</u>板の上に寝かせて固定する。

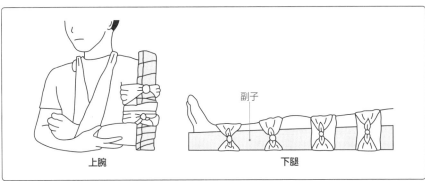

上腕　　　　　　　　　　　　　副子　　　　　下腿

■図6　副子の当て方

POINT

●単純骨折は、皮膚の下で骨が折れたり、ひびが入ったりした状態で、皮膚損傷がない。

●複雑骨折は、開放骨折ともいい、傷口から骨折した骨が露出した状態。

●副子は、骨折部分と上下の関節部を含めた広い範囲を固定できるよう、十分な長さのものを使用する。

●脊髄損傷が疑われる傷病者を搬送する場合は、硬い板の上に寝かせて固定する。

5-6 熱傷・化学熱傷

医学用語では、いわゆる火傷（やけど）のことを熱傷といい、化学物質によるものを化学熱傷（薬傷）という。

◆ 熱 傷

熱傷は、熱によって皮膚や粘膜に障害が生じる外傷の1つ。労働災害では、高熱物体の取扱いによって熱傷が起こる可能性がある。

(1) 熱傷の状態

熱傷は、皮膚にさまざまな熱源（熱い液体や金属、炎など）が接触することにより、皮膚障害を生じた状態。皮膚障害の程度は、接触する熱源の温度と接触時間によって決まる。成人では、体表面積の30％以上にⅡ度以上の熱傷が生じると重度熱傷となる。

非常に高温の熱源であれば短時間の接触でも熱傷になる。一方、44〜50℃程度の低温熱源であっても長時間接触していると、熱が放出されずに蓄積して熱傷になっていることがある。これを**低温熱傷**という。低温熱傷は、一見軽症に見えても熱傷深度が深く、難治性の場合が多い。

(2) 熱傷の程度による分類

熱傷は、表10のように、程度（重症度）によってⅠ〜Ⅲ度の3つに分類される。

■表10　熱傷の程度による分類

程度	状　　態
Ⅰ度熱傷	●皮膚表面（表皮）の損傷。皮膚が赤くなりヒリヒリと痛い。
Ⅱ度熱傷	●皮膚の中層（真皮）までの損傷。水疱（水ぶくれ）ができて赤く腫れ、強い痛みと灼熱感がある。 ●自然治癒には数週間かかる。
Ⅲ度熱傷	●最も重症の熱傷。皮膚の下層、さらには皮下組織に及ぶ損傷。皮膚は灰白色から黒色になり、神経を損傷するため痛みを感じなくなる。

(3) 熱傷の応急手当

熱傷による傷病者への応急手当は、熱傷がどの程度かによって判断する。

❶熱傷手当では、まず<u>冷却</u>すること。冷却により鎮痛と腫れの軽減ができる。

❷水道水による冷却が最も良く、10分程度が目安。

❸熱傷の範囲が<u>広い</u>場合、時間をかけて冷却しつづけると、<u>低体温</u>となるおそれがある。幼児や高齢者では特に注意が必要である。

❹衣類の上から熱傷したときは、無理に衣類を<u>脱がさず</u>、そのまま水をかけて冷やす。

❺皮膚に衣類が付着しているときは、熱傷面に付着している衣類は残して<u>周囲の部分</u>だけを切り取る。

❻水疱（すいほう）ができたときは、水疱には傷口を保護する効果があるため、水疱を<u>破らない</u>ようにして清潔なガーゼや布で軽く覆う。

❼熱傷部位が広く<u>ショック</u>状態に陥ったときは、仰向けに寝かせて<u>足</u>を高くする体位をとる。

◆ 化学熱傷

化学熱傷（かがくねっしょう）は、薬傷ともいい、化学物質によって皮膚や粘膜が損傷を受けた状態。労働災害では、化学物質の取扱いにより化学熱傷が起こる可能性がある。

化学熱傷の手当は、大量の<u>水道水</u>で洗い流すことである。軟膏や油類を熱傷面に塗らない。原則として、<u>中和</u>剤は用いない。

高温のアスファルトやタールなどの粘着性の化学物質が皮膚に付着した場合は、無理に<u>取り除こう</u>とせず、<u>水</u>をかけて十分に冷やす。

化学熱傷は、ほかの温熱熱傷と異なり、原因物質が除去された後でも皮膚障害が進行することがある。

特に、弗化水素酸（ふっかすいそさん）による化学熱傷では、流水により十分に洗い流した後にも障害が進行することがあり、接触面積が小さい場合でも必ず医師による診察を受ける必要がある。

POINT

- 水疱ができる程度の熱傷は、Ⅱ度に分類される。
- 水疱ができたときは、水疱を破らないようにして清潔なガーゼや布で軽く覆う。

5-7 脳血管障害・虚血性心疾患

　厚生労働省より、脳・心臓疾患の労災認定基準として「血管病変等を著しく増悪させる業務による脳血管疾患及び虚血性心疾患等の認定基準」が示されている。これによれば、長期間の過重業務や発症に近接した時期の特に過重な業務は、脳血管障害・虚血性心疾患の原因になるとされている。

◆ 脳血管障害

　脳血管障害は、がんや心疾患に次ぐ、日本人の主な死因として挙げられる疾患である。

(1) 脳血管障害とは
　脳血管障害（のうけっかんしょうがい）は、脳の血管の病変が原因で生じる。脳の血管が詰まったり、破れたりして、いろいろな脳の症状が現れる状態をいう。

(2) 脳血管障害の分類
　脳血管障害は、表11のように、脳の血管が破れて発症する出血性病変（しゅっけつせいびょうへん）と、脳の血管が詰まって脳細胞が死んでしまう虚血性病変（きょけつせいびょうへん）に大別される。

■表11　脳血管障害の分類

疾病		状態	症状
出血性病変	脳出血	高血圧が原因で脳実質内に出血する病変。	頭痛、悪心、嘔吐、麻痺、意識障害、視覚障害
	くも膜下出血	脳動脈にできたこぶ（動脈瘤）が破れて脳表面のくも膜下腔に出血し、脳を圧迫する病変。	急激で激しい頭痛、吐き気、嘔吐、意識障害
虚血性病変	脳梗塞　脳血栓症	脳血管自体が閉塞する動脈硬化性病変。	頭痛、麻痺、悪心、嘔吐、意識障害、視覚障害
	脳梗塞　脳塞栓症	心臓や動脈壁にできた血栓が剥がれ、血流にのって脳へ運ばれ、脳の動脈を閉塞する病変。	
	高血圧性脳症	急激な血圧上昇が原因で脳が腫脹する（むくむ）病変。	頭痛、悪心、嘔吐、意識障害、視覚障害、痙攣発作

虚血性心疾患

虚血性心疾患は、心臓突然死など重大な疾病で、幅広い重症度の病態を含む。

(1) 虚血性心疾患とは

虚血性心疾患は、**冠動脈**（心臓に酸素や栄養を送る動脈）による心筋（☞ p.248）への血液の供給が不足したり、途絶えたりすることによって起こる心筋障害。虚血性心疾患発症の危険因子には、**高血圧**、**喫煙**、**脂質**異常症などがある。

(2) 虚血性心疾患の分類

虚血性心疾患は、表 12 のように、心臓の血管の一部の血流が一時的に悪くなる**狭心症**と、心臓の血管が完全に詰まってしまう**心筋梗塞**に大別される。

■表 12　虚血性心疾患の分類

疾病	状　態	症　状
狭心症	心筋の一部分に<u>可逆</u>的（元に戻る）な虚血が起こる心筋障害。	痛みの場所は心筋梗塞とほぼ同じ。発作が続く時間は数分程度で、長くても 15 分以内であることが多い。
心筋梗塞	<u>不可逆</u>的（元に戻らない）な心筋壊死が起こる心筋障害。	胸が締め付けられるような激しい痛みなどの症状が長時間続き、1 時間以上になることもある。

(3) 心電図検査

心電図は、心臓の筋肉の電気的な変化の波を心電計で記録したもので、安静時心電図と運動負荷心電図がある。

安静時心電図は、一般の健康診断で使用され、不整脈や心臓肥大などがわかる。これに対し、**運動負荷心電図**は、運動をして心臓に負荷をかけたときの心電図変化をみる検査で使用され、安静時では認められなかった虚血性心疾患などの症状の診断に<u>有効</u>である。

POINT

- ●虚血性心疾患は、冠動脈による心筋への血液の供給が不足したり、途絶えたりすることによって起こる心筋障害。
- ●虚血性心疾患発症の危険因子には、高血圧、喫煙、脂質異常症などがある。
- ●虚血性心疾患は、心筋の一部分に可逆的な虚血が起こる狭心症と、不可逆的な心筋壊死が起こる心筋梗塞に大別される。
- ●狭心症の痛みの場所は、心筋梗塞とほぼ同じであるが、その発作が続く時間は、数分程度で、長くても 15 分以内であることが多い。

[R 4.4 公表]

問7 感染症に関する次の記述のうち、誤っているものはどれか。

(1) 人間の抵抗力が低下した場合は、通常、多くの人には影響を及ぼさない病原体が病気を発症させることがあり、これを不顕性感染という。

(2) 感染が成立し、症状が現れるまでの人をキャリアといい、感染したことに気付かずに病原体をばらまく感染源になることがある。

(3) 微生物を含む飛沫の水分が蒸発して、5 μm 以下の小粒子として長時間空気中に浮遊し、空調などを通じて感染することを空気感染という。

(4) 風しんは、発熱、発疹、リンパ節腫脹を特徴とするウイルス性発疹症で、免疫のない女性が妊娠初期に風しんにかかると、胎児に感染し出生児が先天性風しん症候群（CRS）となる危険性がある。

(5) インフルエンザウイルスには A 型、B 型及び C 型の三つの型があるが、流行の原因となるのは、主として、A 型及び B 型である。

[R 3.4 公表]

問8 細菌性食中毒に関する次の記述のうち、誤っているものはどれか。

(1) サルモネラ菌による食中毒は、食品に付着した菌が食品中で増殖した際に生じる毒素により発症する。

(2) ボツリヌス菌による毒素は、神経毒である。

(3) 黄色ブドウ球菌による毒素は、熱に強い。

(4) 腸炎ビブリオ菌は、病原性好塩菌ともいわれる。

(5) セレウス菌及びカンピロバクターは、いずれも細菌性食中毒の原因菌である。

[R 5.10 公表]

問9 食中毒に関する次の記述のうち、正しいものはどれか。

(1) 感染型食中毒は、食物に付着した細菌そのものの感染によって起こる食中毒で、サルモネラ菌によるものがある。

(2) 赤身魚などに含まれるヒスチジンが細菌により分解されて生成されるヒスタミンは、加熱調理によって分解する。

(3) エンテロトキシンは、フグ毒の主成分で、手足のしびれや呼吸麻痺を起こす。

(4) カンピロバクターは、カビの産生する毒素で、腹痛や下痢を起こす。

(5) ボツリヌス菌は、缶詰や真空パックなど酸素のない密封食品中でも増殖するが、熱には弱く、60℃、10分間程度の加熱で殺菌することができる。

[R 3. 4公表]

問10 一次救命処置に関する次の記述のうち、誤っているものはどれか。

(1) 傷病者に反応がある場合は、回復体位をとらせて安静にして、経過を観察する。

(2) 一次救命処置は、できる限り単独で行うことは避ける。

(3) 口対口人工呼吸は、傷病者の鼻をつまみ、1回の吹き込みに3秒以上かけて傷病者の胸の盛り上がりが見える程度まで吹き込む。

(4) 胸骨圧迫は、胸が約5cm沈む強さで、1分間に100～120回のテンポで行う。

(5) AED（自動体外式除細動器）による心電図の自動解析の結果、「ショックは不要です」などのメッセージが流れた場合には、すぐに胸骨圧迫を再開し心肺蘇生を続ける。

[R 3. 10公表]

問11 出血及び止血法並びにその救急処置に関する次の記述のうち、誤っているものはどれか。

(1) 体内の全血液量は、体重の約13分の1で、その約3分の1を短時間に失うと生命が危険な状態となる。

(2) 傷口が泥で汚れているときは、手際良く水道水で洗い流す。

(3) 止血法には、直接圧迫法、間接圧迫法などがあるが、一般人が行う応急手当としては直接圧迫法が推奨されている。

(4) 静脈性出血は、擦り傷のときにみられ、傷口から少しずつにじみ出るような出血である。

(5) 止血帯を施した後、受傷者を医師に引き継ぐまでに30分以上かかる場合には、止血帯を施してから30分ごとに1～2分間、出血部から血液がにじんでくる程度まで結び目をゆるめる。

[R 2. 10公表]

問12 虚血性心疾患に関する次の記述のうち、誤っているものはどれか。

(1) 虚血性心疾患は、門脈による心筋への血液の供給が不足したり途絶えることにより起こる心筋障害である。

(2)　虚血性心疾患発症の危険因子には、高血圧、喫煙、脂質異常症などがある。

(3)　虚血性心疾患は、心筋の一部分に可逆的虚血が起こる狭心症と、不可逆的な心筋壊死が起こる心筋梗塞とに大別される。

(4)　心筋梗塞では、突然激しい胸痛が起こり、「締め付けられるように痛い」、「胸が苦しい」などの症状が長時間続き、1時間以上になることもある。

(5)　狭心症の痛みの場所は、心筋梗塞とほぼ同じであるが、その発作が続く時間は、通常数分程度で、長くても15分以内におさまることが多い。

解答&解説

問7　答：(1)

(1)：「不顕性感染」は誤り。人間の抵抗力が低下した場合は、通常、多くの人には影響を及ぼさない病原体が病気を発症させることがあり、これを<u>日和見</u>感染という。不顕性感染は、感染が成立しても症状が<u>現れない</u>状態が続くことをいう。

(2)：正しい。感染が成立し、症状が現れるまでの人を**キャリア**といい、感染したことに気づかずに病原体をばらまく感染源になることがある。

(3)：正しい。微生物を含む飛沫の水分が蒸発して、5μm以下の小粒子として長時間空気中に浮遊し、空調などを通じて感染することを**空気感染**という。

(4)：正しい。風しんは、発熱、発疹、リンパ節腫脹を特徴とする**ウイルス性発疹症**で、免疫のない女性が妊娠初期に風しんにかかると、胎児に感染し出生児が**先天性風しん症候群**（**CRS**）となる危険性がある。

(5)：正しい。インフルエンザウイルスにはA型、B型及びC型の3つの型があるが、流行の原因となるのは、主として、**A型及びB型**である。

問8　答：(1)

(1)：誤り。サルモネラ菌は、**感染**型食中毒の原因菌で、食品に付着した細菌**そのもの**の感染によって発症する。食品に付着した菌が食品中で増殖した際に生じる毒素により発症するのは**毒素**型食中毒で、原因として<u>黄色ブドウ球菌</u>などがある。

(2)：正しい。ボツリヌス菌は、毒素型食中毒の原因菌で、その毒素は**神経毒**である。

(3)：正しい。黄色ブドウ球菌による毒素（エンテロトキシン）は、**熱に強い**。

(4)：正しい。腸炎ビブリオは感染型食中毒の原因菌で、**病原性好塩菌**ともいわれる。

(5)：正しい。セレウス菌及びカンピロバクターは、どちらも**細菌性食中毒**の原因菌。セレウス菌は**毒素型食中毒**の原因菌で、カンピロバクターは**感染型食中毒**の原因菌。

問9　答：(1)

(1)：正しい。感染型食中毒は、食物に付着した細菌そのものの**感染**によって起こる食中毒で、**サルモネラ菌**によるものがある。

(2)：「加熱処理によって分解する」は誤り。ヒスタミンは、加熱調理によって<u>分解されにくく</u>、一度生成されると食中毒を防ぐことはできない。

(3)：「エンテロトキシン」は誤り。フグ毒の主成分は<u>テトロドトキシン</u>で、手足のしび

れや呼吸麻痺を起こす。エンテロトキシンは、**黄色ブドウ球**菌の毒素で、嘔吐や腹痛、下痢を伴う急性**胃腸**炎を起こす。

(4)：「カビの産生する毒素」は誤り。カンピロバクターは**感染**型食中毒の原因菌で、主に**鶏**の腸管内で増殖し、食品摂取後、腹痛や下痢を起こす。

(5)：「熱には弱く、60℃、10分間程度の加熱で殺菌することができる」は誤り。ボツリヌス菌は、熱に**強く**、芽胞の形になった菌は長時間煮沸しても死滅しない。

問10 **答：(3)**

(1)：正しい。傷病者に反応がある場合は、**回復体位**をとらせて安静にして、**経過を観察**する。

(2)：正しい。一次救命措置は、できる限り**単独**で行うことは避ける。

(3)：「3秒以上」は誤り。口対口人工呼吸の1回の吹き込みにかける時間は、約**1**秒。

(4)：正しい。胸骨圧迫は、胸が**約5cm**沈む強さで、1分間に100〜120回のテンポで行う。

(5)：正しい。AEDによる心電図の自動解析の結果、「ショックは不要です」などのメッセージが流れた場合には、すぐに**胸骨圧迫**を再開し**心肺蘇生**を続ける。

問11 **答：(4)**

(1)：正しい。体内の全血液量は、体重の**約13分の1**で、その**約3分の1**を短時間に失うと生命が危険な状態となる。

(2)：正しい。傷口が泥で汚れているときは、手際良く**水道水**で洗い流す。

(3)：正しい。止血法には、直接圧迫法、間接圧迫法などがあるが、一般人が行う応急手当としては**直接圧迫法**が推奨されている。

(4)：「静脈性出血」は誤り。擦り傷のときにみられ、傷口から少しずつにじみ出るような出血は、**毛細血管**性出血。静脈性出血は、浅い切り傷のときにみられ、傷口から**ゆっくり持続的に湧き出る**ような出血。

(5)：正しい。止血帯を施した後、受傷者を医師に引き継ぐまでに**30分以上**かかる場合には、止血帯を施してから**30分**ごとに1〜2分間、出血部から血液がにじんでくる程度まで結び目を**ゆるめる**。

問12 **答：(1)**

(1)：「門脈」は誤り。虚血性心疾患は、**冠動脈**による心筋への血液の供給が不足したり途絶えたりすることによって起こる心筋障害。門脈は、消化管を流れた血液が集まり、肝臓に注ぐ血管。

(2)：正しい。虚血性心疾患発症の危険因子には、**高血圧**、**喫煙**、**脂質異常症**などがある。

(3)：正しい。虚血性心疾患は、心筋の一部分に可逆的な虚血が起こる**狭心症**と、不可逆的な心筋壊死が起こる**心筋梗塞**とに大別される。

(4)：正しい。心筋梗塞では、突然激しい胸痛が起こり、「締め付けられるように痛い」、「胸が苦しい」などの症状が**長時間続き**、**1時間以上**になることもある。

(5)：正しい。狭心症の痛みの場所は、心筋梗塞とほぼ同じであるが、その発作が続く時間は、通常**数分程度**で、長くても**15分以内**におさまることが多い。

出題率の高い項目の重要事項を要約してまとめた。試験直前に赤シートを使って確認できる。

項目	重要事項	解説頁
腰痛予防対策	●腰部保護ベルトは、全員に一律に使用させるのではなく、労働者ごとに効果を確認してから使用の適否を判断する。 ●腰痛健康診断は、配置する際及びその後 6 か月以内ごとに 1 回、定期に実施する。	168
メンタルヘルスケア	●心の健康づくり計画の実施：メンタルヘルス不調を未然に防止する「一次予防」、メンタルヘルス不調を早期に発見し、適切な措置を行う「二次予防」、メンタルヘルス不調となった労働者の職場復帰の支援などを行う「三次予防」。 ● 4 つのメンタルヘルスケアは、「セルフケア」、「ラインによるケア」、「事業場内産業保健スタッフ等によるケア」、「事業場外資源によるケア」。	176〜177
食中毒	●サルモネラ菌、腸炎ビブリオ菌などによる感染型食中毒は、食品に付着した細菌そのものの感染によって起こる。 ●黄色ブドウ球菌、ボツリヌス菌などによる毒素型食中毒は、食品に付着した細菌が増殖するときに産生した毒素によって起こる。 ●腸炎ビブリオ菌は、病原性好塩菌ともいわれ、熱に弱い。 ●ボツリヌス菌は、缶詰や真空パック食品など、酸素のない食品中で増殖し、毒性の強い神経毒を産生する。	186〜187
一次救命処置	●胸骨圧迫は、胸が約 5 cm 沈み込むむ強さで、1 分間に 100〜120 回のテンポで行う。 ●口対口人工呼吸では、傷病者の鼻をつまみ、1 回の吹き込みに約 1 秒かけて傷病者の胸の盛り上がりがわかる程度まで吹き込む。 ● AED から「ショックは不要です」のメッセージが流れたら、直ちに胸骨圧迫を再開し心肺蘇生を続ける。	190〜192
出血・止血法	●体内の全血液量は体重の約 8 ％（13 分の 1 程度）で、その約 1/3 を短時間に失うと、生命が危険な状態になる。 ●静脈性出血は、血液が傷口からゆっくり持続的に湧き出るような出血で、直接圧迫法で止血する。 ●止血法には、直接圧迫法、間接圧迫法などがあるが、一般人が行う応急手当としては直接圧迫法が推奨されている。 ●止血帯法では、医師に引き継ぐまでに 30 分以上かかる場合は、30 分ごとに 1〜 2 分間、出血部から血液がにじんでくる程度まで止血帯をゆるめる。	193〜195
骨 折	●単純骨折は、皮膚の下で骨が折れたり、ひびが入ったりした状態で、皮膚損傷がない。 ●複雑骨折は、開放骨折ともいい、傷口から骨折した骨が露出した状態。 ●脊髄損傷が疑われる傷病者を搬送する場合は、硬い板の上に寝かせる。	196〜197
虚血性心疾患	●虚血性心疾患は、冠動脈による心筋への血液の供給が不足したり、途絶えたりすることによって起こる心筋障害。 ●虚血性心疾患発症の危険因子には、高血圧、喫煙、脂質異常症などがある。 ●虚血性心疾患は、心筋の一部分に可逆的な虚血が起こる狭心症と、不可逆的な心筋壊死が起こる心筋梗塞に大別される。 ●狭心症の痛みの場所は、心筋梗塞とほぼ同じであるが、その発作が続く時間は、数分程度で、長くても 15 分以内であることが多い。	201

労働生理

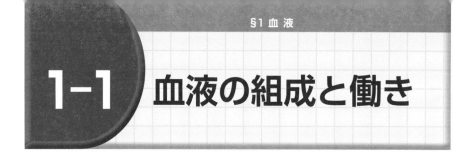

1-1 血液の組成と働き

血液は、リンパ液や組織液、髄液などとともに、体内に存在する体液の1つで、体重の約8%の重さがある。

 ## 血液の組成

血液は、赤血球、白血球、血小板の<u>有形成分</u>（**血球**ともいう）と、<u>血漿</u>と呼ばれる液体部分から成り立っている。血液全体の約45%が有形成分で、残りの約<u>55</u>%が血漿である。

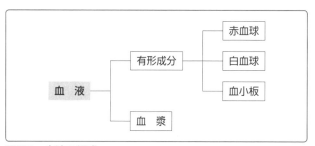

■図1 血液の組成

 ## 有形成分

有形成分のうち、赤血球の主な働きは<u>酸素</u>を組織に供給すること、白血球の働きは体内への細菌や異物の侵入<u>防御</u>、血小板の働きは<u>止血</u>（凝固^用）作用である。

(1) 赤血球

<u>赤血球</u>（せっけっきゅう）は、<u>骨髄</u>でつくられ、寿命は約<u>120</u>日である。全血液の容積の約<u>40</u>%を占めており、有形成分の中で最も<u>多く</u>、その数は、血液1 μ L 中に男子で約500万個、女子で約450万個である。

赤血球の働きは、主にヘモグロビン^用（けっしきそ）（血色素）によって行われる。

● 赤血球に含まれるヘモグロビンが肺で酸素と結合して各組織に<u>酸素</u>を供給し、各組織にたまった<u>二酸化炭素</u>（炭酸ガス）を肺へ排出する。

- ●ヘモグロビンの濃度が低くなると、貧血を起こす。
- ●血液の容積に対する赤血球の割合を**ヘマトクリット**といい、男性で約 45％、女性で約 40％である。貧血はこの**ヘマトクリット**値が<u>低下</u>した状態。

ヘモグロビン量やヘマトクリット値には、男女による<u>差</u>があり、男子の方が女子よりその数値が高い。

(2) 白血球

白血球は、骨髄またはリンパ組織でつくられ、寿命は、赤血球より<u>短く</u>、一般に 3 〜 4 日である。その数は、血液 1 μL 中に 4,000〜9,000 個程度で、男女による<u>差</u>はない。白血球数は、感染や炎症があると<u>増加</u>する。

主に、体内に侵入してきた細菌、ウイルス、異物などを取り込んだり（<u>貪食</u>作用）、抗体を産生したり（<u>免疫</u>作用）して、ヒトの体を病気から守るという重要な働きをする。

白血球には、顆粒球、単球、リンパ球があり、**顆粒球**は細胞内に多数の顆粒を含み、好中球、好酸球、好塩基球に分類される。

- ●**単球**：マクロファージ、大食細胞ともいう。抗体で覆われた病原体の食作用や殺菌作用がある。
- ●**リンパ球**：白血球の約<u>30</u>％を占めており、免疫反応に関与する。リンパ球には、<u>抗体</u>を産生する B リンパ球と、免疫反応を指示したり異常を起こした細胞を認識して<u>破壊</u>したりする T リンパ球などがある。
- ●**好中球**：白血球の約<u>60</u>％を占めており、偽足（一時的突起）を出して<u>アメーバー様</u>運動を行い、体内に侵入してきた細菌やウイルスなどを<u>貪食</u>する。
- ●**好酸球**：細胞内に酸性色素によく染まる顆粒を持つ。
- ●**好塩基球**：細胞内に塩基性色素によく染まる顆粒を持つ。

(3) 血小板

血小板は、骨髄でつくられ、直径 2 〜 3 μm の核を持たない<u>不定形</u>細胞である。その数は、血液 1 μL 中におおよそ 15 万〜40 万個で、男女による<u>差</u>はない。

血小板の働きは、<u>止血</u>作用である。血小板は、破れやすい膜で包まれており、損傷部位から血管外に出ると血液<u>凝固</u>を促進させる物質を放出する。

◆ 血漿

血漿は、肝臓などでつくられる淡黄色の液体で、血液の容積の約<u>55</u>％を占める。成分の約 90％は水分で、ほかに、蛋白質、糖質、脂質、電解質^囲を含んで

いる。

　血漿の成分のうち、重要な働きを担うのは、アルブミン、グロブリン、フィブリノーゲンなどの蛋白質で、それぞれ次のような働きをする。

- ●アルブミン：血漿中に最も多く含まれる蛋白質。血液の<u>浸透圧</u>[用]の維持に関与し、血液中でさまざまな物質の運搬に大きな役割を果たす。
- ●グロブリン：<u>免疫</u>機能に関与する。α、β、γの3種類があり、このうちγグロブリンは、免疫グロブリンとも呼ばれ、体内に侵入してきた細菌やウイルスなどに特異的に結合する抗体として働く。
- ●フィブリノーゲン：出血などで血液が血管外に出ると、血小板の働きにより、血漿中の<u>フィブリノーゲン</u>（繊維素原）が繊維状の<u>フィブリン</u>（繊維素）に変化し、赤血球などが絡みついて固まる。この現象を<u>血液の凝固</u>という。

◆ 血液の凝集

　<ruby>凝<rt>ぎょうしゅう</rt></ruby> 集とは、一般に、散らばっているものが多数集まって <ruby>塊<rt>かたまり</rt></ruby> になることをいう。凝集反応は<u>抗原抗体</u>反応の1つ。

　ある人の赤血球中の<u>抗原</u>（凝集原）と、他の人の血清（血漿の成分からフィブリノーゲンを除いたもの）中の<u>抗体</u>（凝集素）が混ざると、抗原を持つ赤血球が<u>集合</u>して大きな塊ができる。この反応を**血液の凝集反応**という。

　血液の凝集反応による赤血球の分類が血液型で、**ABO 式血液型**がある。ABO式血液型は、赤血球中のどの抗原と血清中の抗体を持つかによって、A 型、B 型、AB 型、O 型に分類される。たとえば、<u>A</u> 型（A 抗原）では血清は抗 <u>B</u> 抗体を持ち、<u>B</u> 型（B 抗原）では血清は抗 <u>A</u> 抗体を持つ。

POINT

- ●赤血球は、骨髄でつくられ、寿命は約 120 日であり、血球の中で最も多い。
- ●血液中に占める赤血球の容積の割合をヘマトクリットといい、貧血になるとその値は低くなる。
- ●血小板は、核を持たない不定形細胞で、血液凝固作用に関与している。
- ●血漿中の蛋白質であるアルブミンは、血液の浸透圧の維持に関与している。
- ●血液の凝固は、血漿中のフィブリノーゲンがフィブリンに変化し、赤血球などが絡みついて固まる現象。
- ●血液の凝集反応とは、ある人の赤血球中の抗原（凝集原）と、他の人の血清中の抗体（凝集素）が混ざり、抗原を持つ赤血球が集合して大きな塊ができる反応をいう。

1-2 免 疫

リンパ球などによって生体を防御する免疫に関係するものを総称して**免疫系**という。

免疫の働き

免疫は、生体防御ともいい、体内への異物や病原菌の混入を防いだり、体内に侵入した場合には異物であることを認識してこれを排除したりする仕組み。

免疫機能が失われたり低下したりすることを<u>免疫不全</u>といい、免疫不全になると、感染症にかかりやすくなったり、がんに罹患しやすくなったりする。

免疫の種類

免疫には、体液性免疫と細胞性免疫がある。

- **体液性免疫**：<u>抗体</u>が<u>抗原</u>に特異的に結合して抗原の働きを抑制する免疫反応。体内に侵入した異物を<u>リンパ球</u>（Tリンパ球）が抗原と認識すると、Bリンパ球がその抗原に対してだけ反応する<u>抗体</u>を血漿中に放出する。
- **細胞性免疫**：<u>リンパ球</u>（Tリンパ球）が直接、異物を攻撃する免疫反応。

抗原とは、免疫に関係する細胞によって異物として認識される、蛋白質や糖質などの物質をいう。

抗体とは、体内に侵入した<u>抗原</u>に特異的に結合する<u>免疫グロブリン</u>と呼ばれる蛋白質のことをいう。

抗原に対する免疫が、逆に、人体の組織や細胞に傷害を与えてしまうことを<u>アレルギー</u>といい、主なアレルギー性疾患としては、気管支ぜんそく、アトピー性皮膚炎などがある。

POINT

- 体液性免疫とは、抗体が抗原に特異的に結合して抗原の働きを抑制する免疫反応。
- 細胞性免疫とは、リンパ球が直接、異物を攻撃する免疫反応。

[R 3. 4 公表]

問1　血液に関する次の記述のうち、正しいものはどれか。

(1)　血漿中の蛋白質のうち、アルブミンは血液の浸透圧の維持に関与している。

(2)　血漿中の水溶性蛋白質であるフィブリンがフィブリノーゲンに変化する現象が、血液の凝集反応である。

(3)　赤血球は、損傷部位から血管外に出ると、血液凝固を促進させる物質を放出する。

(4)　血液中に占める白血球の容積の割合をヘマトクリットといい、感染や炎症があると増加する。

(5)　血小板は、体内に侵入してきた細菌やウイルスを貪食する働きがある。

[R 5. 4 公表]

問2　血液に関する次の記述のうち、誤っているものはどれか。

(1)　血液は、血漿と有形成分から成り、有形成分は赤血球、白血球及び血小板から成る。

(2)　血漿中の蛋白質のうち、グロブリンは血液浸透圧の維持に関与し、アルブミンは免疫物質の抗体を含む。

(3)　血液中に占める血球（主に赤血球）の容積の割合をヘマトクリットといい、男性で約 45%、女性で約 40%である。

(4)　血液の凝固は、血漿中のフィブリノーゲンがフィブリンに変化し、赤血球などが絡みついて固まる現象である。

(5)　ABO 式血液型は、赤血球の血液型分類の一つで、A 型の血清は抗 B 抗体を持つ。

[R 2. 4 公表]

問3　免疫についての次の文中の □□ 内に入れる A から E の語句の組合せとして、正しいものは (1)〜(5) のうちどれか。

「体内に侵入した病原体などの異物を、 A が、 B と認識し、その B に対してだけ反応する C を血漿中に放出する。この C が B に特異的に結合し B の働きを抑制して体を防御するしくみを D 免疫と呼ぶ。これに対し、 A が直接、病原体などの異物を攻撃する免疫反応もあり、これを E 免疫と呼ぶ。」

	A	B	C	D	E
(1)	リンパ球	抗原	抗体	細胞性	体液性
(2)	リンパ球	抗原	抗体	体液性	細胞性
(3)	リンパ球	抗体	抗原	体液性	細胞性
(4)	血小板	抗原	抗体	細胞性	体液性
(5)	血小板	抗体	抗原	細胞性	体液性

解答&解説

問1　答：(1)

(1)：正しい。血漿中の蛋白質のうち、アルブミンは血液の**浸透圧**の維持に関与している。

(2)：誤り。血液の凝集反応は、ある人の赤血球中の<u>抗原</u>と他の人の血清中の<u>抗体</u>が混ざり、抗原を持つ赤血球が<u>集合</u>して大きな塊ができる反応をいう。

(3)：「赤血球」は誤り。損傷部位から血管外に出ると、血液凝固を促進させる物質を放出するのは、<u>血小板</u>。

(4)：誤り。ヘマトクリットは、血液中に占める<u>赤血球</u>の容積の割合。感染や炎症があると増加するのは、<u>白血球</u>数。

(5)：「血小板」は誤り。体内に侵入してきた細菌やウイルスを貪食する働きがあるのは、<u>白血球</u>。

問2　答：(2)

(1)：正しい。血液は、**血漿と有形成分**から成り、有形成分は赤血球、白血球及び血小板から成る。

(2)：誤り。グロブリンとアルブミンの記述が逆である。血漿中の蛋白質のうち、血液浸透圧の維持に関与する蛋白質は<u>アルブミン</u>で、免疫物質の抗体を含む蛋白質は<u>グロブリン</u>。

(3)：正しい。血液中に占める血球（主に赤血球）の容積の割合を**ヘマトクリット**といい、男性で約45％、女性で約40％である。

(4)：正しい。血液の凝固は、血漿中の**フィブリノーゲン**がフィブリンに変化し、赤血球などが絡みついて固まる現象である。

(5)：正しい。ABO式血液型は、**赤血球**の血液型分類の1つで、A型の血清は**抗B抗体**を持つ。

問3　答：(2)

(2)：「体内に侵入した病原体などの異物を、A リンパ球 が、B 抗原 と認識し、そのB 抗原 に対してだけ反応する C 抗体 を血漿中に放出する。この C 抗体 が B 抗原 に特異的に結合し B 抗原 の働きを抑制して体を防御するしくみを D 体液性 免疫と呼ぶ。これに対し、A リンパ球 が直接、病原体などの異物を攻撃する免疫反応もあり、これを E 細胞性 免疫と呼ぶ。」

2-1 心臓の構造と働き

　循環器系とは、血液によって酸素や栄養を組織・細胞に供給し、組織で生成された老廃物を処理する器官に運搬するシステム。

◆ 心臓の構造

　心臓は、握りこぶし大の臓器で、心筋（☞p.248）の収縮と拡張によって全身に血液を送り出している。心臓自体は、大動脈のすぐのところから出ている冠動脈によって酸素や栄養分の供給を受けている。心筋は、意思によって動かせない不随意筋であるが、随意筋である骨格筋と同じ横紋筋に分類される。

　心臓は、右心房、左心房、右心室、左心室の4つに区画されており、心房は血液を受け取り、心室は血液を送り出す役割をしている。

　心臓につながる血管には、動脈と静脈がある。動脈は心臓から送り出された血液が流れる血管で、静脈は心臓に戻る血液が流れる血管である。

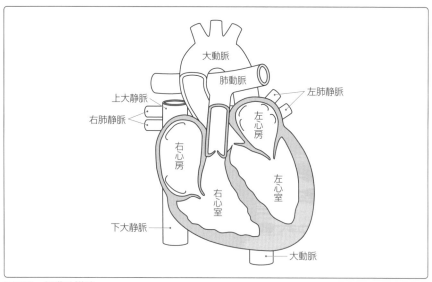

大動脈

肺動脈

左肺静脈

上大静脈

右肺静脈

左心房

右心房

左心室

右心室

下大静脈

大動脈

■図2　心臓の構造

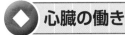

心臓の働き

心臓は、体内の血液を循環させるポンプの役割を果たしている。心臓の働きを担うのが拍動である。

(1) 拍動

心臓が規則正しい収縮と拡張を繰り返すのは、右心房にある<u>洞結節</u>（洞房結節）で発生した刺激が刺激伝導系を介して心筋に伝わることによる。このような心臓の動きを**拍動**という。拍動は、<u>自律</u>神経系（☞p.235）の支配を受けている。

(2) 心拍数

1分間の拍動数を**心拍数**という。心拍数は、年齢、運動状態、発熱などにより異なるが、一般に成人の安静時でおおむね 60～80 回／分である。運動をしたり、体内に炎症を起こしたりすると、心拍数は増加する。

自律神経系のうち、交感神経の亢進は心拍数を<u>増加</u>させ、副交感神経の亢進は心拍数を<u>減少</u>させる。

(3) 脈拍

心臓の拍動による動脈圧の変動を<u>末梢</u>の動脈で触知したものを**脈拍**という。脈拍は、一般に手首の<u>橈骨</u>動脈（親指側の動脈）で触知する。

血圧と動脈硬化

<u>血圧</u>とは、血液が血管の側面を<u>押し広げる</u>力で、血管の内圧のことをいう。心室が収縮して血液を押し出すときの血圧が最高血圧で、心室が拡張したときの圧力が最低血圧である。

<u>高血圧</u>とは、安静状態での血圧が慢性的に正常値よりも高い状態をいう。高血圧の状態が続くと、血管に常に負担がかかるため、血管壁の厚さが<u>増し</u>、内壁が傷ついたり、柔軟性がなくなって固くなったりして、動脈硬化を起こしやすくなる。

<u>動脈硬化</u>とは、コレステロールの蓄積などにより、動脈壁が<u>肥厚・硬化</u>して弾力性を失った状態をいう。動脈硬化が進行すると血管の<u>狭窄</u>や<u>閉塞</u>を招き、臓器への<u>酸素</u>や栄養分の供給が妨げられる。

POINT

- ●心臓が規則正しい収縮と拡張を繰り返すのは、右心房にある洞結節で発生した刺激による。
- ●心臓の拍動は、自律神経系の支配を受けている。

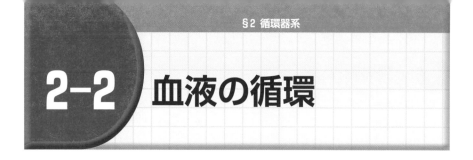

2-2 血液の循環

血液の 循 環とは、全身から心臓に集まってきた血液を肺に送り出し、肺から心臓に入ってきた血液を全身に送り出すことをいい、体循環と肺循環に分けられる。

◆ 体循環

体 循 環とは、心臓から送り出された血液が全身をめぐって心臓に戻る循環をいう。心臓の左心室から送り出された血液が大動脈に入り、肺を除く全身の各組織の毛細血管を経て静脈血となり、大静脈を通って右心房に戻ってくる循環である。

左心室から送り出された血液は動脈血で、肺以外の毛細血管で酸素を供給し、二酸化炭素を受け取る。

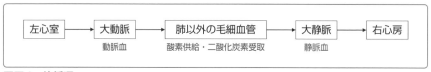

■図3　体循環

◆ 肺循環

肺 循 環とは、心臓から送り出された血液が肺に届けられ、心臓に戻る循環をいう。心臓の右心室から送り出された血液が肺動脈に入り、肺の毛細血管を経て動脈血となり、肺静脈を通って左心房に戻ってくる循環である。

右心室から送り出された血液は静脈血で、肺の毛細血管で二酸化炭素を排出し、酸素を受け取る。

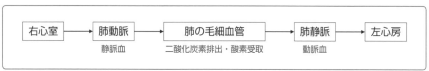

■図4　肺循環

体循環と肺循環をまとめると図5のようになる。

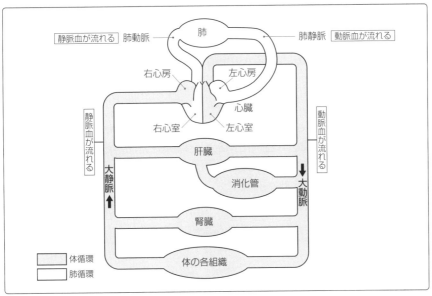

■図5　血液の循環

動脈血と静脈血

　大動脈や肺静脈を流れる血液は<u>動脈</u>血で、酸素を多く含む。一方、大静脈や肺<u>動脈</u>を流れる血液は<u>静脈</u>血で、二酸化炭素を多く含む。

　動脈血が通過する臓器の種類により、臓器通過後の血液に含まれるものに特徴が出る場合がある。

　たとえば、栄養素を吸収する小腸を通過した血液は、小腸で吸収されたブドウ糖を<u>**多く**</u>含み、老廃物を濾過する腎臓を通過した血液は、尿素などが<u>**少なく**</u>なる。

POINT
- ●体循環は、左心室から送り出された血液が大動脈に入り、毛細血管を経て静脈血となり、大静脈を通って右心房に戻ってくる循環である。
- ●肺循環は、右心室から送り出された血液が肺動脈に入り、肺の毛細血管を経て動脈血となり、肺静脈を通って左心房に戻ってくる循環である。
- ●大動脈や肺静脈を流れる血液は動脈血で、酸素を多く含む。
- ●大静脈や肺動脈を流れる血液は静脈血で、二酸化炭素を多く含む。

問4　心臓及び血液循環に関する次の記述のうち、誤っているものはどれか。

(1)　心臓は、自律神経の中枢で発生した刺激が刺激伝導系を介して心筋に伝わることにより、規則正しく収縮と拡張を繰り返す。

(2)　肺循環により左心房に戻ってきた血液は、左心室を経て大動脈に入る。

(3)　大動脈を流れる血液は動脈血であるが、肺動脈を流れる血液は静脈血である。

(4)　心臓の拍動による動脈圧の変動を末 梢 の動脈で触知したものを脈拍といい、一般に、手首の橈骨動脈で触知する。

(5)　心筋は不随意筋であるが、骨格筋と同様に横紋筋に分類される。

解答&解説

問4　答：(1)

(1)：「自律神経の中枢」は誤り。心臓は、右心房にある洞結節（洞房結節）で発生した刺激が刺激伝導系を介して心筋に伝わることにより、規則正しく収縮と拡張を繰り返す。

(2)：正しい。肺循環により**左心房**に戻ってきた血液は、左心室を経て**大動脈**に入る。

(3)：正しい。大動脈を流れる血液は**動脈血**であるが、肺動脈を流れる血液は**静脈血**である。

(4)：正しい。心臓の拍動による動脈圧の変動を末梢の動脈で触知したものを**脈拍**といい、一般に、手首の**橈骨動脈**で触知する。

(5)：正しい。心筋は**不随意筋**であるが、骨格筋と同様に**横紋筋**に分類される。

アドバイス　循環する血液が動脈血か静脈血かは、酸素たっぷり動脈血、二酸化炭素たっぷり静脈血、と覚えるとよい。スタート時点でどちらの血液か、また毛細血管でどう変化するかを押さえる。

3-1 呼吸器系の構造

呼吸とは、体内に酸素を取り込み、二酸化炭素を体外に排出するガス交換をいい、呼吸器系は、空気の流通路である気道と、ガス交換の場である肺から成り立っている。

◆ 気 道

気道は、鼻腔、咽頭、喉頭（のど）、気管、気管支から成る空気の通り道である。気道は、上気道と下気道に分けられ、鼻腔から喉頭までが上気道で、それより奥の気管、気管支までが下気道である。

上気道は、吸入された空気に湿り気とぬくもりを与え、乾燥した冷たい空気が流れ込むのを防いでいる。下気道の表面は $3 \sim 6\ \mu$ m の長さの線毛と粘液で覆われており、吸入された細菌や異物を線毛運動によってエスカレータ

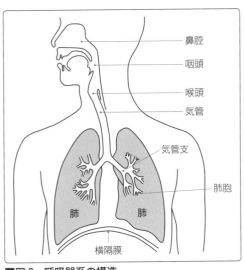

鼻腔
咽頭
喉頭
気管
気管支
肺胞
肺　肺
横隔膜

■図6 呼吸器系の構造

ー式に体の外へ排出する生体防御システムが備わっている。

◆ 肺

肺は、胸骨、背骨、肋骨、肋間筋から成る胸壁とその底辺にある横隔膜によって形づくられる円錐状の胸郭内にあり、心臓を取り囲むように位置する。

肺の中にある気管支の細かく枝分かれした部分を細気管支といい、その末端にはブドウの房状になった肺胞が付いている。肺胞は、酸素を取り込み、二酸化炭素を排出するガス交換を行う。いわば、肺の大事な機能を担う場所である。

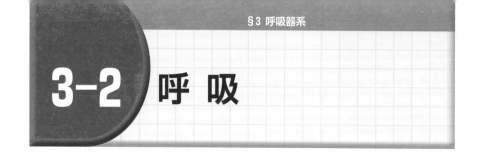

3-2 呼 吸

　呼吸は、前述のように、酸素と二酸化炭素のガス交換である。ガス交換は呼吸運動によって行われ、異常をきたすと呼吸器系の疾病が出現する。

外呼吸・内呼吸

　呼吸によるガス交換は、外呼吸と内呼吸に分かれる。
　外呼吸は、肺呼吸ともいい、肺胞内の<u>空気</u>と肺胞を取り巻く毛細血管[⊕]中の<u>血液</u>との間で行われる酸素と二酸化炭素のガス交換をいう。気道を通じて酸素を取り入れ、不要となった二酸化炭素を排出する。
　内呼吸は、組織呼吸ともいい、全身の毛細血管中の血液が各<u>組織細胞</u>に酸素を渡して二酸化炭素を受け取るガス交換をいう。血液によって運ばれた酸素を各組織細胞が取り込み、代謝（☞p.222）で生じた二酸化炭素を血液中に排出する。

呼吸運動

　呼吸運動とは、空気を肺に取り込んだり、排出したりするために、肺が収縮・弛緩を行うことをいう。
　肺には、それ自体に運動能力がないため、呼吸運動は、主として<u>横隔膜</u>や<u>肋間筋</u>などの呼吸筋の収縮・弛緩（協調運動）によって行われる。呼吸筋の収縮と弛緩により、<u>胸郭</u>内容積が周期的に<u>増減</u>して胸腔内の<u>圧力</u>が変化する。それに伴って肺を伸縮させて呼吸運動が行われる。

(1) 吸気と呼気

　呼吸運動は、息を吸う吸気と息を吐く呼気によって行われている。
　横隔膜の収縮（下にさがる）と肋間筋の弛緩によって胸郭内容積が<u>増大</u>し、内圧が<u>低く</u>なると、気道を経て肺内に空気が流入する。これを**吸気**という。
　一方、横隔膜の弛緩（上にあがる）と肋間筋の収縮によって胸郭内容積が<u>減少</u>し、内圧が<u>高く</u>なると、気道を経て肺内から空気を排出する。これを**呼気**という。
　通常の呼吸の場合、呼気には、酸素が約<u>16</u>％、二酸化炭素が約<u>4</u>％含まれる。

(2) 呼吸数・換気量

　成人の呼吸数は、通常、1分間に <u>16</u>〜<u>20</u> 回で、労働や運動、食事、入浴、発熱などによって<u>増加</u>する。1回の呼吸で出入りする空気の量を**1回換気量**といい、成人の安静時の1回換気量は約 <u>500</u>mL である。

呼吸中枢

　呼吸に関与する筋肉は、脳幹の<u>延髄</u>にある呼吸中枢によって支配されている。血液中の酸素分圧や<u>二酸化炭素</u>分圧の情報が呼吸中枢に伝えられ、ここからの刺激が脊髄を通して横隔膜や肋間筋などの呼吸筋の動きを調節している。

　労働や運動などの身体活動時には、筋肉の酸素使用量の増加に伴い、二酸化炭素の発生量も増加する。血液中の<u>二酸化炭素</u>分圧が上昇すると呼吸中枢が刺激され、1回換気量と呼吸数が<u>増加</u>する。

呼吸の異常

　肺炎など肺の中（肺胞）に炎症が起こると、空気の入る場が少なくなったり、血液中に十分な酸素を取り入れることができなくなったりする。

　睡眠中にたびたび息がとまる（無呼吸）、または息の流れが低下する（低呼吸）状態を**睡眠時無呼吸症候群**（SAS：Sleep Apnea Syndrome）という。SAS は、十分な睡眠状態が得られないために昼間の異常な眠気や全身倦怠感、心血管障害、糖尿病を引き起こすことがある。

　また、延髄の呼吸中枢の機能が衰えることによって生じる現象を**チェーンストークス呼吸**という。脳への<u>酸素</u>の供給が不十分になって動脈血の<u>二酸化炭素</u>濃度分圧が高くなると、呼吸が徐々に増大と減少を繰り返し、最も減少したときにしばらく停止しているような周期的な異常呼吸。

POINT

- 外呼吸は、肺胞内の空気と肺胞を取り巻く毛細血管中の血液との間で行われるガス交換。
- 呼吸運動は、横隔膜や肋間筋などの呼吸筋の収縮と弛緩により、胸郭内容積を周期的に増減して胸腔内の圧力を変化させ、それに伴って肺を伸縮させることにより行われる。
- 胸郭内容積が増大し、内圧が低くなるにつれ、気道を経て肺内に流れ込む空気が吸気である。
- 身体活動時には、血液中の二酸化炭素分圧の上昇により呼吸中枢が刺激され、1回換気量と呼吸数が増加する。

4-1 代 謝

代謝とは、新陳代謝ともいい、一般に、生命維持活動に必要な物質を体内に取り入れてエネルギーに変換し、不要になった物質を体外に排出する現象をいう。

同化・異化

体内に摂取された栄養素（炭水化物、蛋白質、脂質など）は、消化器において消化や吸収、分解されるなどして、ATP⊕と呼ばれる物質を合成し、生命活動に必要なエネルギーをまかなう。

代謝には、同化と異化の2つの過程がある。

- **同化**：体内に摂取された栄養素が、種々の化学反応によって、ATP に蓄えられたエネルギーを用いて、細胞を構成する<u>蛋白質</u>などの生体に必要な物質に合成される過程。
- **異化**：細胞に取り入れられた体脂肪やグリコーゲンなどが<u>分解</u>されてエネルギーを発生し、<u>ATP</u> が合成される過程。

アドバイス　同化は ATP のエネルギーを用いて蛋白質などを合成する反応、異化は体脂肪などを分解して ATP を合成する反応と覚える。

基礎代謝量

基礎代謝とは、<u>心臓の拍動</u>、<u>呼吸運動</u>、<u>体温</u>保持などに必要な代謝をいい、**基礎代謝量**とは、安静な状態のときに生命維持のために消費される必要最小限のエネルギー代謝量をいう。

基礎代謝量は、<u>横臥</u>して安静を保ち、<u>覚醒</u>した状態の消費エネルギー量を測定したものである。

基礎代謝量は、体格、年齢、性

■表1　日本人の基礎代謝量

年齢	男性の基礎代謝量（kcal/日）	女性の基礎代謝量（kcal/日）
15～17 歳	1,610	1,310
18～29 歳	1,520	1,110
30～49 歳	1,530	1,150
50～69 歳	1,400	1,100

厚生労働省「e-ヘルスネット」より抜粋。

別などによって異なるが、年齢・性別が同じであれば体の表面積にほぼ比例する。表1は、年齢・男女別の日本人の基礎代謝量を表したものである。基礎代謝量は、通常、10代をピークに加齢とともに低下する。

 ## エネルギー代謝率

生体におけるエネルギーの生成と消費を**エネルギー代謝**という。ヒトは何もせず、椅子に腰かけているだけでエネルギーを使っている。このときの代謝量を**安静時消費エネルギー量**といい、基礎代謝量の1.2倍のエネルギーが消費されている。

エネルギー代謝率（RMR：Relative Metabolic Rate）は、作業に必要とした消費エネルギー量が基礎代謝量の何倍に当たるかを示す数値である。

エネルギー代謝率は、次の式で算出する。

$$\text{エネルギー代謝率} = \frac{\text{作業に必要とした消費エネルギー量}}{\text{基礎代謝量}}$$

$$= \frac{\text{作業時の総消費エネルギー量} - \text{安静時消費エネルギー量}}{\text{基礎代謝量}}$$

エネルギー代謝率は、生理的負担の大きさに関係する作業強度を示す指標として用いられる。エネルギー代謝率の値は、体格や性別、年齢などの個人差による影響が少なく、同じ作業ならば、ほぼ同じ値が得られるため、作業の強度を示すことができる。

また、エネルギー代謝率は、動的筋作業の程度を示す指標であり、エネルギーを消費しない精神的作業や静的筋作業には適用できない。

POINT

- ●同化は、体内に摂取された栄養素が、種々の化学反応によって、ATPに蓄えられたエネルギーを用いて、蛋白質などの生体に必要な物質に合成される過程。
- ●異化は、細胞に取り入れられた体脂肪やグリコーゲンなどが分解されてエネルギーを発生し、ATPが合成される過程。
- ●基礎代謝は、心臓の拍動、呼吸運動、体温保持などに必要な代謝で、基礎代謝量は、横臥して安静を保ち、覚醒した状態の消費エネルギー量を測定したもの。
- ●エネルギー代謝率は、作業に必要とした消費エネルギー量が基礎代謝量の何倍に当たるかを示す数値。

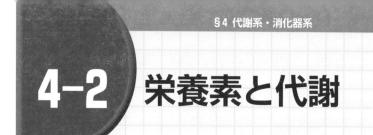

4-2 栄養素と代謝

栄養素とは、食べ物に含まれるさまざまな物質のうち、ヒトの体に必要不可欠な成分のことをいう。

◆ 栄養素の種類

炭水化物（糖質）、蛋白質、脂質（脂肪）を三大栄養素といい、三大栄養素にミネラル（無機塩類）、ビタミンを加えたものを五大栄養素という。

炭水化物、蛋白質、脂質の三大栄養素は、体内に取り込まれると、血液やリンパによって運搬されて**エネルギー**源や体の組織（筋肉、血液、骨など）をつくる働きをし、ミネラルやビタミンは体の調子を整える働きをする。

◆ 炭水化物（糖質）の代謝

炭水化物は、炭素と水素の化合物で、食物として体内に取り入れられてエネルギー源となる糖質と、体内の消化酵素では消化できない食物繊維がある。

摂取された糖質は、消化・吸収されて肝臓に運ばれて**ブドウ**糖（グルコース）になり、全身のエネルギー源として利用される。脳がエネルギー源として使用できるのは、ブドウ糖のみである。

エネルギー源として利用されない余分な糖は、**グリコーゲン**として合成され、肝臓や筋肉に貯蔵されたり、中性脂肪に変えられて貯蔵されたりする。

◆ 蛋白質の代謝

蛋白質は、約20種類の**アミノ**酸が結合してできており、筋肉や内臓、皮膚、血液などを構成する主成分である。体内に取り込まれた蛋白質は、**アミノ**酸に分解・吸収される。

アミノ酸には、体内で合成できるアミノ酸と、合成できないアミノ酸がある。後者のアミノ酸を必須アミノ酸と呼び、食物からしか摂取できない。

血液循環に入ったアミノ酸は、体内の各組織において蛋白質に**再合成**される。

脂質（脂肪）の代謝

　脂質は、細胞膜や内臓、神経などの構成成分となったり、ビタミンの運搬を助けたりする。脂質には、中性脂肪、コレステロール、りん脂質などがある。

　体内に取り込まれた脂質は、消化酵素によって<u>脂肪酸</u>と<u>グリセリン</u>に分解されて、体内に吸収される。脂質は、糖質や蛋白質に比べて多くの ATP を合成するエネルギー源となるが、摂取量が多すぎると<u>肥満</u>の原因になる。

 ミネラル・ビタミンの代謝

　ミネラル（無機塩類）は、生体を構成する主要な 4 元素（酸素、炭素、水素、窒素）以外のものの総称。代表的なものはカルシウム、リン、カリウム、ナトリウムなどの電解質®である。

　ビタミンは、人体の機能を正常に保つため必要な有機化合物。水溶性ビタミンと脂溶性ビタミンがある。

　ミネラルやビタミンは、体内で合成できないため、食物から摂取する必要がある。

◆ **栄養素の消化酵素**

　三大栄養素は、酵素により分解され、小腸の絨毛（じゅうもう）（粘膜の小突起）から吸収される。それぞれの栄養素の主な消化酵素は、次の通り。

- ●炭水化物（糖質）：唾液や膵液（すいえき）に含まれる<u>アミラーゼ</u>や、小腸に含まれる<u>マルターゼ</u>などによって、<u>ブドウ</u>糖（グルコース）などに分解される。
- ●蛋白質：胃液に含まれる<u>ペプシン</u>や、膵液に含まれる<u>トリプシン</u>によって、<u>アミノ</u>酸に分解される。
- ●脂質（脂肪）：膵液に含まれる膵<u>リパーゼ</u>によって、<u>脂肪酸</u>と<u>グリセリン</u>に分解される。

　ミネラルやビタミンは、酵素によって分解されず<u>そのまま</u>吸収される。

POINT

- ●三大栄養素のうち、糖質はブドウ糖などに、蛋白質はアミノ酸に、脂肪は脂肪酸とグリセリンに、酵素により分解されて吸収される。
- ●蛋白質の消化酵素は、胃液中のペプシンや膵液中のトリプシン。
- ●ミネラルやビタミンは、酵素によって分解されずそのまま吸収される。

V

労働生理

4-3 消化器と代謝

消化とは、摂取した食物の消化、栄養分の吸収、老廃物の排泄をいう。これらは、消化器を通して行われる。

消化器は、口腔、咽頭、食道、胃、小腸（十二指腸、空腸、回腸）、大腸、肛門などの消化管と、唾液腺、肝臓、膵臓などの消化腺からなる（☞図7）。

 肝臓の働き

肝臓は、右側肋骨の内側で、横隔膜の下にある。重さは成人男性で約1,400g、女性で約1,200gあり、内臓の中で最も大きな臓器。

表2のように、肝臓には、生命維持に必要なさまざまな働きがある。

■表2　肝臓の働き

働　き	作　用
炭水化物の代謝	●血糖値が上昇すると、インスリン（☞p.232）の作用でブドウ糖（グルコース）などから**グリコーゲン**を合成する。 ●血糖値が低下すると、グルカゴンの作用で**グリコーゲン**をブドウ糖に分解して血中に送り出す。
蛋白質の代謝	●アミノ酸からアルブミンなどの<u>血漿</u>蛋白質を合成する。 ●飢餓時などには、血中のアミノ酸から**ブドウ**糖を生成する糖新生を行う。
脂肪の代謝	●脂肪酸を分解して<u>コレステロール</u>とりん脂質を合成する。 ●コレステロールとりん脂質は、<u>神経組織</u>の構成成分となる。 ●余剰の蛋白質と糖質を<u>中性脂肪</u>に変換する。
胆汁の生成	●1日700〜1,000mLの胆汁を<u>生成</u>し、分泌する。 ●胆汁は<u>アルカリ</u>性の消化液で、消化酵素を<u>含まない</u>が、食物中の脂肪を<u>乳化</u>させ、脂肪分解の働きを助ける。
尿素の合成	●血中の蛋白質の分解物であるアンモニアから<u>尿素</u>を合成する。
血液凝固	●フィブリノーゲンなどの血液凝固物質を<u>合成</u>する。 ●ヘパリンなどの血液凝固阻止物質を<u>合成</u>する。
ビリルビンの合成	●ビリルビンは古くなった赤血球の分解生成物で、肝臓で<u>合成</u>され胆汁に<u>排出</u>される。
解毒作用	●化学物質、アルコールなどの身体に<u>有害</u>な物質を分解する。

◆ その他の消化器の働き

食物は、口腔の歯によって細かく噛み砕かれ唾液と舌で攪拌（かくはん）されて柔らかくなる。このように、食物の嚥下を容易にする過程を咀嚼（そしゃく）という。

嚥下された食べ物は、蠕動運動（ぜんどう）により食道を胃に向かって移動する。

胃から送られた消化物は、膵液や腸液、胆汁の作用を受ける。

ほとんどの消化器は、栄養素を分解する酵素を含んでいる。

肝臓以外の主な消化器の働きや消化酵素は、表3の通り。

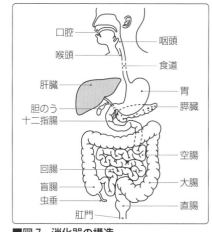

口腔
喉頭
肝臓
胆のう
十二指腸
回腸
盲腸
虫垂
肛門

咽頭
食道
胃
膵臓
空腸
大腸
直腸

■図7 消化器の構造

■表3 主な消化器の働きと消化酵素

消化器	働 き
胃	●胃の内面を覆っている細胞には、ペプシノーゲン、胃酸（塩酸）、粘液の3種類の胃液を分泌する胃腺がある。 ●ペプシノーゲンは、胃酸により消化酵素<u>ペプシン</u>になり、<u>蛋白質</u>を消化する。
膵臓	●消化酵素を含む<u>膵液</u>を十二指腸に分泌する。 ●血糖値を調整する<u>ホルモン</u>を血液中に分泌する。
十二指腸	●小腸の一部で、胃と空腸・回腸をつなぐ消化管。 ●消化管ホルモンであるセクレチン（☞ p.232）が分泌され、膵液の分泌や胆汁の産生を促進する。 ●胆のうからの胆汁と、膵臓からの膵液により消化物を本格的に消化する。
小腸	●全長6〜7mの消化管で、表面はビロード状の<u>絨毛</u>で覆われており、栄養素の吸収の効率を上げる。 ●摂取された食物のほとんどの栄養素は、小腸で分解・吸収される。 ●<u>水分</u>の80%は、小腸で吸収される。 ●<u>ブドウ糖・アミノ酸</u>は、絨毛から吸収されて毛細血管^⑭に入る。 ●<u>脂肪酸</u>と<u>グリセリン</u>は、絨毛から吸収された後、大部分は<u>脂肪</u>となってリンパ管に入る。

POINT

●ペプシノーゲンは、胃酸により消化酵素ペプシンになり、蛋白質を消化する。
●膵臓は、消化酵素を含む膵液を十二指腸に分泌し、血糖値を調節するホルモンを血液中に分泌する。

［R 2. 10 公表］

問5　呼吸に関する次の記述のうち、誤っているものはどれか。

(1)　呼吸運動は、横隔膜、肋間筋などの呼吸筋が収縮と弛緩をすることにより行われる。

(2)　胸腔の容積が増し、内圧が低くなるにつれ、鼻腔、気管などの気道を経て肺内へ流れ込む空気が吸気である。

(3)　肺胞内の空気と肺胞を取り巻く毛細血管中の血液との間で行われるガス交換を外呼吸という。

(4)　通常の呼吸の場合の呼気には、酸素が約 16％、二酸化炭素が約 4 ％含まれる。

(5)　身体活動時には、血液中の窒素分圧の上昇により呼吸中枢が刺激され、1 回換気量及び呼吸数が増加する。

［R 2. 4 公表］

問6　代謝に関する次の記述のうち、正しいものはどれか。

(1)　代謝において、細胞に取り入れられた体脂肪やグリコーゲンなどが分解されてエネルギーを発生し、ATP が合成されることを同化という。

(2)　代謝において、体内に摂取された栄養素が、種々の化学反応によって、ATP に蓄えられたエネルギーを用いて、細胞を構成する蛋白質などの生体に必要な物質に合成されることを異化という。

(3)　基礎代謝は、心臓の拍動、呼吸運動、体温保持などに必要な代謝で、基礎代謝量は、睡眠・横臥・安静時の測定値で表される。

(4)　エネルギー代謝率は、一定時間中に体内で消費された酸素と排出された二酸化炭素の容積比で表される。

(5)　エネルギー代謝率の値は、体格、性別などの個人差による影響は少なく、同じ作業であれば、ほぼ同じ値となる。

［R 4. 10 公表］

問7　脂肪の分解・吸収及び脂質の代謝に関する次の記述のうち、誤っているものはどれか。

(1)　胆汁は、アルカリ性で、消化酵素は含まないが、食物中の脂肪を乳化させ、脂

肪分解の働きを助ける。

(2)　脂肪は、膵臓から分泌される消化酵素である膵アミラーゼにより脂肪酸とグリセリンに分解され、小腸の絨毛から吸収される。

(3)　肝臓は、過剰な蛋白質及び糖質を中性脂肪に変換する。

(4)　コレステロールやリン脂質は、神経組織の構成成分となる。

(5)　脂質は、糖質や蛋白質に比べて多くの ATP を産生することができるので、エネルギー源として優れている。

解答&解説

問5　答：(5)

(1)：正しい。呼吸運動は、**横隔膜**や**肋間筋**などの呼吸筋の収縮と弛緩により行われる。

(2)：正しい。胸腔の容積が**増し**、内圧が**低く**なるにつれ、鼻腔、気管などの気道を経て肺内へ流れ込む空気が**吸気**である。

(3)：正しい。肺胞内の**空気**と肺胞を取り巻く毛細血管中の**血液**との間で行われるガス交換を**外呼吸**という。

(4)：正しい。呼気には、酸素が**約16%**、二酸化炭素が**約4％**含まれる。

(5)：「窒素」は誤り。身体活動時には、血液中の<u>二酸化炭素</u>分圧の上昇により呼吸中枢が刺激され、1回換気量及び呼吸数が増加する。

問6　答：(5)

(1)、**(2)**：誤り。同化と異化の記述が逆である。細胞に取り入れられた体脂肪やグリコーゲンなどが<u>分解</u>されてエネルギーを発生し、<u>ATP</u>が合成されることを<u>異化</u>といい、体内に摂取された栄養素が ATP に蓄えられたエネルギーを用いて、細胞を構成する<u>蛋白質</u>などの生体に必要な物質に合成されることを<u>同化</u>という。

(3)：「睡眠」は誤り。基礎代謝量は、<u>覚醒</u>・横臥・安静時の測定値で表される。

(4)：誤り。エネルギー代謝率は、<u>作業</u>に必要とした消費エネルギー量が<u>基礎代謝</u>量の何倍に当たるかを示す数値。

(5)：正しい。エネルギー代謝率の値は、体格、性別などの**個人差**による影響は**少なく**、同じ作業であれば、ほぼ**同じ値**となる。

問7　答：(2)

(1)：正しい。胆汁は、**アルカリ性**で、消化酵素は**含まない**が、食物中の脂肪を**乳化**させ、脂肪分解の働きを助ける。

(2)：「膵アミラーゼ」は誤り。脂肪は、膵臓から分泌される消化酵素である膵<u>リパーゼ</u>により脂肪酸とグリセリンに分解され、小腸の絨毛から吸収される。膵アミラーゼにより分解される栄養素は<u>糖質</u>。

(3)：正しい。肝臓は、過剰な蛋白質及び糖質を**中性脂肪**に変換する。

(4)：正しい。コレステロールやリン脂質は、**神経組織の構成成分**となる。

(5)：正しい。脂質は、糖質や蛋白質に比べて多くの **ATP を産生**することができるので、エネルギー源として優れている。

5-1 腎臓

泌尿器系とは、尿の生成および排泄に関与する、腎臓、尿管、膀胱、尿道などの器官の総称。

◆ 腎臓の仕組み

腎臓は、背骨の両側に左右一対あり、それぞれの腎臓から1本の尿管が出て膀胱につながっている。1つの腎臓には、1つの腎小体と1本の尿細管から成るネフロン（腎単位）が約100万個ある。ネフロンは、尿を生成する単位構造である。

腎小体は、腎臓の皮質にあり、毛細血管[⊕]が毛糸玉のように丸まってできている糸球体とこれを包むボウマン嚢から成る。糸球体で濾過された尿を原尿と呼ぶ。

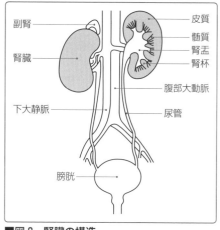

■図8　腎臓の構造

（図中ラベル）副腎／腎臓／下大静脈／皮質／髄質／腎盂／腎杯／腹部大動脈／尿管／膀胱

◆ 尿の生成・排出

腎臓に流れ込んできた血液が糸球体を通ると、血球（赤血球、白血球、血小板）や蛋白質以外の成分がボウマン嚢に濾し出され、原尿が生成される。血球や蛋白質は、ボウマン嚢に濾し出されず、血液中に残る。

腎臓の尿細管では、原尿に含まれる大部分の水分やグルコース（ブドウ糖）のような糖などの栄養物質、ナトリウムなどの電解質[⊕]が血液中に再吸収される。残りの老廃物が尿として腎盂を通して膀胱に送られ排出される。

原尿は、健康な人の場合、1日におよそ150Lにもなる。実際の尿は1.5L程度であることから、99％は再吸収されることになる。

尿の生成・排出により、体内の水分の量やナトリウムなどの電解質の濃度を調

節するとともに、生命活動によって生じた不要な物質や異物などの老廃物のうち水溶性のものが排出される。

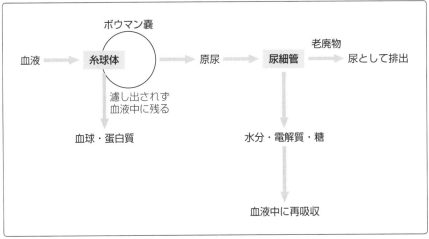

■図9　尿の生成・排出経路

◆ 尿の性質・成分

尿は淡黄色の液体で、固有の臭気を有し、通常、弱酸性である。

尿の成分の約95％は水分で、約5％が固形物である。尿の成分は全身の健康状態をよく反映することから、尿蛋白、尿潜血、尿糖などの尿検査が健康診断などで広く行われている。

腎臓の機能検査の項目に血液中の尿素窒素（BUN）がある。尿素窒素は、腎臓から排出される老廃物の一種で、腎臓の働きが低下すると尿中に排出されず、血液中の値が高くなる。

POINT
- 糸球体では、血液中の血球や蛋白質以外の成分がボウマン囊に濾し出され、原尿が生成される。
- 尿細管では、原尿に含まれる大部分の水分やグルコースなどの糖、ナトリウムなどの電解質が血液中に再吸収される。
- 尿は、淡黄色の液体で、通常、弱酸性である。
- 尿の成分の約95％は水分で、約5％が固形物であるが、その成分は全身の健康状態をよく反映することから、尿検査は健康診断などで広く行われている。

5-2 ホルモン

　内分泌系は、さまざまな器官の働きを調整する役割を担う系の1つで、ホルモンを生成し、これを血液中に分泌する内分泌腺で構成されている。

　内分泌腺は、導管を持たない腺細胞の集団。内分泌腺を含む器官には、視床下部、松果体、下垂体、甲状腺、胸腺、副腎、膵臓、卵巣、精巣などがある。それぞれの器官ごとに特有のホルモンを産生し、血液中に分泌している。

　ホルモンは、特定の器官ごとに特異的な作用を持つ化学物質。

　主なホルモンを産生する器官とホルモンの働きは、表4の通り。

■表4　主なホルモンの器官と働き

ホルモン	内分泌器官	働　き
アドレナリン	副腎**髄質**	血糖量の<u>増加</u>、血管収縮、心機能促進
ノルアドレナリン		
ドーパミン		
インスリン	膵臓	血糖量の<u>減少</u>
グルカゴン		血糖量の<u>増加</u>
ガストリン	胃	胃酸分泌**刺激**
コルチゾール	副腎**皮質**	血糖量の<u>増加</u>
アルドステロン		血中の<u>塩類</u>バランスの調節
セクレチン	十二指腸	消化液分泌**促進**
パラソルモン（パラトルモン）	副**甲状腺**	血中の**カルシウム**バランスの調整
メラトニン	脳の**松果体**	**睡眠**に関与する

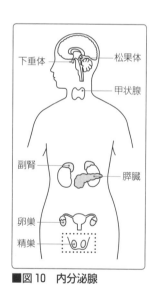

■図10　内分泌腺

POINT

- ●インスリンは、膵臓から分泌され、血糖量を減少させる。
- ●コルチゾールは、副腎皮質から分泌され、血糖量を増加させる。
- ●パラソルモンは、副甲状腺から分泌され、血中のカルシウムバランスを調整する。
- ●メラトニンは、脳の松果体から分泌され、睡眠に関与する。

6-1 神経系の分類と構造

神経系とは、神経組織によって構成される器官系の総称。構成要素である神経細胞や神経線維が持つ興奮伝達性によって、情報を中枢に送り、その情報に基づき命令を下す働きをする。

神経系は、大きく**中枢神経系**と**末梢神経系**に分類される。中枢神経系は脳と脊髄から成り、末梢神経系は体性神経系と自律神経系から成る。

神経系において、情報を伝えたり処理したりする基本単位は、**神経細胞**である。神経細胞は**ニューロン**とも呼ばれ、通常、1個の細胞体、1本の軸索、複数の樹状突起から成る。

軸索は長く伸びた1本の突起で、情報を伝達する役割を担い、樹状突起は他の細胞から情報を受け取る役割を担う。神経細胞同士は**シナプス**でつながれ、ここでは軸索からの神経伝達物質が放出される。

神経細胞（ニューロン）の細胞体が集合している部分を、中枢神経系では神経核といい、末梢神経系では神経節という。

また、軸索は、髄鞘という密な膜構造で覆われている場合がある。髄鞘を持つ軸索を**有髄神経線維**と呼び、髄鞘を持たない軸索を**無髄神経線維**と呼ぶ。有髄神経線維は、無髄神経線維より神経伝導速度が速い。

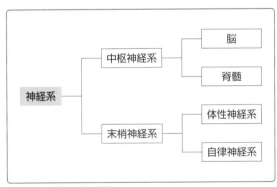

■図11　神経系の分類

POINT

- 神経系は、大きく中枢神経系と末梢神経系に分類され、中枢神経系は脳と脊髄から成る。
- 神経系の基本単位である神経細胞はニューロンとも呼ばれ、通常、1個の細胞体、1本の軸索、複数の樹状突起から成る。

6-2 中枢神経系・末梢神経系

中枢神経系は全身の末梢神経系から伝達された情報を分析して判断し、指令を出す神経で、末梢神経系は中枢神経系と体全体をつなぎ、情報の伝達を行う神経。

◆ 中枢神経系

中枢神経系では、神経細胞（ニューロン）の細胞体が集合した部分を**灰白質**といい、有髄神経線維が多い部分を**白質**という。

(1) 中枢神経系の区分

中枢神経系は、脳と脊髄から成り、さらに、脳は大脳、脳幹、小脳から成る。

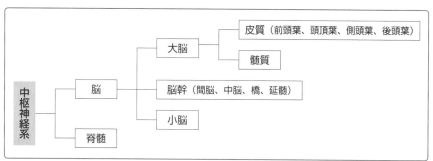

■図12　中枢神経系の区分

(2) 中枢神経系の働き

大脳は、<u>内</u>側の髄質と<u>外</u>側の皮質とから成る。大脳<u>髄質</u>は有髄神経線維が多い<u>白質</u>である。大脳<u>皮質</u>は神経細胞の細胞体が集合した<u>灰白質</u>で、感覚、運動、思考などの作用を支配する中枢として働く。

脳幹は、間脳、中脳、橋、延髄で構成され、脳神経核、血圧・心拍・呼

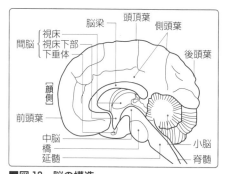

■図13　脳の構造

234

吸・姿勢などの反射中枢の多くがある。

脳の主な部位ごとの働きは、表5の通り。

■表5 脳の主な部位の働き

部　位		働　き
大脳皮質	前頭葉	運動機能中枢、運動性言語中枢及び精神機能中枢
	頭頂葉	知覚を統合・分析、感覚中枢、空間認識、時間認識
	側頭葉	聴覚・嗅覚中枢、言語機能（特に言語の理解）、内側部には記銘力の中枢である海馬がある。
	後頭葉	視覚中枢
脳幹	間脳	視床下部は自律神経の中枢（体温調節など）
	延髄	呼吸運動、循環器官・消化器官の働きなど、生命維持に重要な機能の中枢がある。
小脳		橋と延髄の背側にある平衡感覚中枢

脊髄は、延髄から下につながる運動系や感覚系、自律神経系の神経伝導路で、脊柱管の中に収まっている。中心部が灰白質で、その外側が白質である。

脳梁は、左右の脳（左脳と右脳）をつなぐ働きをする太い線維束。約2億本の神経線維を含んでいる。

◆ 末梢神経系

末梢神経系は、脳と脊髄以外の神経全体をいい、情報を中枢神経系に送ったり、中枢神経系からの指令を伝えたりする働きをする。

(1) 末梢神経系の区分と働き

末梢神経系は、体性神経系と自律神経系から成り、体性神経系は運動や感覚に関与し、自律神経系は呼吸や血液の循環などに関与する。

体性神経系は、感覚器官からの情報を中枢神経系に伝える感覚神経と、中枢神経系からの命令を運動器官に伝える運動神経に区分される。

自律神経系は、交感神経と副交感神経に区分される。自律神経は、生命の維持に必要な体内環境を一定

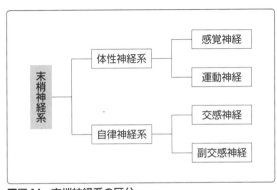

■図14 末梢神経系の区分

の状態に保つために働き、その中枢は脳幹や脊髄にある。

　また、自律神経系は、内臓や血管などの不随意筋（意思によって動かせない筋肉）に広く分布し、臓器の消化や呼吸、循環などの機能を調節している。

(2) 交感神経と副交感神経の働き

　交感神経は、身体機能をより活動的に調節する神経で、運動しているときや仕事で緊張しているときなどに、心拍数を増加させたり、消化管の働きを抑えたりする。

　一方、副交感神経は、身体機能が回復するように働く神経で、休息しているときや睡眠状態のときに活動が高まり、血圧を低下させたり、心拍数を減少させたり、消化管の働きを活発にしたりする。

　臓器には、交感神経と副交感神経の神経線維が分布し、双方の神経により支配されているが、同一器官に分布していても、その作用は相反するものである。

　交感神経と副交感神経の各器官に対する働きは、表6の通り。

■表6　器官に対する交感神経と副交感神経の働き

器官	交感神経の働き	副交感神経の働き
心臓	心拍数を増加させる	心拍数を減少させる
消化管	運動を抑制する	運動を促進する
呼吸	運動を促進する	運動を抑制する
血圧	高くする	低くする
血管	収縮する	拡張する
瞳孔	拡大する	縮小する
筋肉	収縮する	弛緩する

　一般的に、昼間は交感神経の活動が優位になり、夜間は副交感神経の活動が優位になる。体の機能は、交感神経と副交感神経の調節によってバランスよく保持されているといえる。

POINT

- 大脳皮質は、神経細胞の細胞体が集合した灰白質で、感覚、運動、思考などの作用を支配する。
- 交感神経は心拍数を増加させ、副交感神経は心拍数を減少させる。
- 交感神経は消化管の運動を抑制し、副交感神経は消化管の運動を促進する。
- 交感神経と副交感神経は、同一器官に分布していても、その作用は相反するものである。

[R 3. 4 公表]

問8 腎臓又は尿に関する次のAからDまでの記述について、誤っているものの組合せは（1）～（5）のうちどれか。

A ネフロン（腎単位）は、尿を生成する単位構造で、1個の腎小体とそれに続く1本の尿細管から成り、1個の腎臓中に約100万個ある。

B 尿の約95％は水分で、約5％が固形物であるが、その成分は全身の健康状態をよく反映するので、尿検査は健康診断などで広く行われている。

C 腎機能が正常な場合、糖はボウマン嚢中に濾し出されないので、尿中には排出されない。

D 腎機能が正常な場合、大部分の蛋白質はボウマン嚢中に濾し出されるが、尿細管でほぼ100％再吸収されるので、尿中にはほとんど排出されない。

(1) A, B　　(2) A, C　　(3) A, D　　(4) B, C　　(5) C, D

[R 2. 10 公表]

問9 ヒトのホルモン、その内分泌器官及びそのはたらきの組合せとして、誤っているものは次のうちどれか。

	ホルモン	内分泌器官	はたらき
(1)	コルチゾール	副腎皮質	血糖量の増加
(2)	アルドステロン	副腎皮質	血中の塩類バランスの調節
(3)	パラソルモン	副腎髄質	血糖量の増加
(4)	インスリン	膵臓	血糖量の減少
(5)	メラトニン	松果体	睡眠の促進

[R 3. 4 公表]

問10 神経系に関する次の記述のうち、誤っているものはどれか。

(1) 神経系を構成する基本的な単位である神経細胞は、通常、1個の細胞体、1本の軸索及び複数の樹状突起から成り、ニューロンともいわれる。

(2) 体性神経は、運動及び感覚に関与し、自律神経は、呼吸、循環などに関与する。

(3) 大脳の皮質は、神経細胞の細胞体が集まっている灰白質で、感覚、思考などの作用を支配する中枢として機能する。

(4) 交感神経系と副交感神経系は、各種臓器において双方の神経線維が分布し、相反する作用を有している。

(5) 交感神経系は、身体の機能をより活動的に調節する働きがあり、心拍数を増加させたり、消化管の運動を亢進する。

解答&解説

問8 **答：(5)** (C, D)

A：正しい。ネフロン（腎単位）は、尿を生成する単位構造で、1個の**腎小体**とそれに続く1本の**尿細管**から成り、1個の腎臓中に約100万個ある。

B：正しい。尿の**約95%**は水分で、**約5％**が固形物であるが、その成分は全身の**健康状態**をよく反映するので、尿検査は健康診断などで広く行われている。

C：誤り。腎機能が正常な場合、糖は糸球体からボウマン嚢中に<u>濾し出</u>され、<u>尿細管</u>で血液中に**再吸収**されるので、尿中にはほとんど排出されない。

D：誤り。腎機能が正常な場合、蛋白質はボウマン嚢中に<u>濾し出</u>されず、<u>血液</u>中に残る。

問9 **答：(3)**

(1)：正しい。コルチゾールは、**副腎皮質**から分泌され、血糖量を**増加**させる。

(2)：正しい。アルドステロンは、**副腎皮質**から分泌され、血中の**塩類バランス**を調節する。

(3)：誤り。パラソルモンは、副**甲状腺**から分泌され、血中の<u>**カルシウム**</u>バランスを調整する。

(4)：正しい。インスリンは、**膵臓**から分泌され、血糖量を**減少**させる。

(5)：正しい。メラトニンは、間脳の**松果体**から分泌され、**睡眠**に関与する。

問10 **答：(5)**

(1)：正しい。神経系を構成する基本的な単位である神経細胞は、通常、1個の**細胞体**、1本の**軸索**及び複数の**樹状突起**から成り、**ニューロン**ともいわれる。

(2)：正しい。体性神経は、**運動及び感覚**に関与し、自律神経は、**呼吸**、**循環**などに関与する。

(3)：正しい。大脳の皮質は、神経細胞の細胞体が集まっている**灰白質**で、**感覚**、**思考**などの作用を支配する中枢として機能する。

(4)：正しい。交感神経系と副交感神経系は、各種臓器において**双方の神経線維**が分布し、**相反する作用**を有している。

(5)：「消化管の運動を亢進する」は誤り。交感神経系は、身体の機能をより活動的に調節する働きがあり、心拍数を増加させたり、消化管の運動を<u>抑制</u>したりする。消化管の運動を亢進するのは、<u>副交感</u>神経系。

7-1 視覚

感覚器系とは、体を構成する器官のうち、身体の内外で起こる物理的または化学的刺激を受け取る受容器として働く器官の総称。

◆ 感覚器と感覚

感覚器には、特定の器官だけで感知できる感覚器として、視覚器（眼）、聴覚・平衡覚器（耳）、嗅覚器（鼻）、味覚器（口・舌）と、全体で感覚を捕らえる一般感覚器（皮膚感覚、筋肉などの深部感覚）などがある。

感覚は、眼、耳、鼻、口、皮膚などにある感覚の受容体が身体内外の変化による刺激に反応し、感覚神経、脊髄、脳幹、小脳を通って大脳の感覚中枢に伝わることによって起こる。

身体の内外で起こる物理化学的な刺激の量と、ヒトが意識する感覚の**強度**とは、一般に、直線的な**比例**関係にはない。これは、刺激が非常に多くなると、ヒトの刺激を感じる感覚が麻痺してその強さを感じなくなることを表している。

◆ 視覚と眼球

一般には、形や色を判断する感覚を**視覚**という。視覚を担う器官が眼（**眼球**）である。眼球は、眼に入った光を感知する受容器である。光が当たると網膜の視

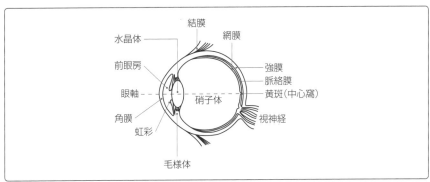

水晶体　結膜　網膜　前眼房　強膜　脈絡膜　眼軸　硝子体　黄斑(中心窩)　角膜　視神経　虹彩　毛様体

■図15　眼球の断面図

細胞に刺激が起こり、視神経を通して大脳皮質の視覚中枢に伝わる。

　眼球は、前ページの図15のように丸い構造をしており、3層の膜（強膜、脈絡膜、網膜）で覆われている。各部位の特徴や働きは、表7の通り。

■表7　眼球の部位の特徴と働き

部位	特徴と働き
角膜	●無色透明な膜で、内部の虹彩と瞳孔が透けて見える。 ●眼をカメラにたとえると、角膜は**フィルター**の働きをする。
結膜	●まぶたの内面と強膜の前面を覆う薄い透明粘膜。 ●眼球を異物の侵入から守っている。
虹彩	●虹彩により**瞳孔**の大きさを変化させ、眼に入る**光**の量を調節する。周りが暗いときは瞳孔を広げ、明るいときは瞳孔を縮める。 ●眼をカメラにたとえると、虹彩は**しぼり**の働きをする。
硝子体	●水晶体の後方から網膜までの眼球の**内部**の大部分占める。 ●無色透明でやや固いゼリー状の物質が満たしている。 ●眼球の形を保つ働きをする。
水晶体	●**厚さ**を変えることによって焦点距離を**調節**し、網膜の上に像を結ぶ。 ●眼をカメラにたとえると、水晶体は**レンズ**の働きをする。
毛様体	●房水の産生を行う。房水は、水晶体や角膜などの無血管組織への栄養補給と代謝物の運搬、及び眼圧を一定に保つ働きをする。 ●毛様体筋によって、**水晶体**の厚さを変える。
強膜	●一番外側の非常に強い膜で、外からの衝撃から眼を守っている。 ●眼をカメラにたとえると、強膜は**ボディ**の働きをする。
脈絡膜	●網膜と強膜の間にあり、眼球に酸素や栄養を補給する。 ●色素が多く、角膜以外からの余分な光を遮断する。
網膜	●錐状体と杆状体という2種類の視細胞がある。 ●**錐状体**は明るいところで働き、物の**形**や**色**の判別を行う。 ●**杆状体**は暗いところで働き、弱い**光**や**明暗**の判別を行う。 ●眼をカメラにたとえると、網膜は**フィルム**の働きをする。
黄斑(中心窩)	●網膜にあり、錐状体が集まっており、視力の**鋭敏**な部位。

 機能の低下

　通常、眼に入る平行光線は、角膜や水晶体で屈折して網膜上に像を結ぶ。これを**正視**という。網膜上で像を正しく結ばない状態を、近視、遠視、乱視という。

　近視、遠視、乱視の詳しい状態は、表8の通り。

　老眼は、焦点距離を調節する機能の衰えによって起こる。つまり、調節機能を

名称	像の結び方
近視	眼軸が<u>長</u>すぎるため、平行光線が網膜の<u>前方</u>で像を結ぶ状態。
遠視	眼軸が<u>短</u>すぎるため、平行光線が網膜の<u>後方</u>で像を結ぶ状態。
乱視	角膜に<u>歪み</u>や、表面に<u>凹凸</u>があるため、眼軸などに異常がなくても、物体の像が網膜上に正しく結ばれない状態。

担う水晶体が硬くなり、近くを見るときに必要な調節ができなくなる状態である。

　また、眼を使う作業を継続すると、眼が疲れたり、眼が痛くなったりすることがある。はなはだしい場合には、前額部の圧迫感、頭痛、複視（ものがダブって見える）、吐き気、嘔吐などの<u>眼精疲労</u>を生じ、作業の継続が困難になることがある。

　視力検査は、視覚を調べる検査として最も広く行われており、一般に、遠距離視力検査は、<u>5</u> m の距離で実施されている。近年は、情報機器作業などで近距離の作業が増加していることから、30cm や 50cm の距離での近見視力の検査も併せて実施されることがある。

◆ 明順応と暗順応

　明るさが急に変わると、一時的に視力が低下し、慣れるまでに時間がかかる。眼が明るさや暗さに慣れることを順応という。

　<u>明るい</u>ところから急に<u>暗い</u>ところに入ると、初めは見えにくいが、徐々に網膜の光に対する感度が増加して見えるようになる。この現象を暗順応という。

　反対に、<u>暗い</u>ところから急に<u>明るい</u>ところに出ると、初めはまぶしいが、徐々に網膜の光に対する感度が減少してまぶしさが薄れ、見えるようになる。この現象を明順応という。

POINT

- ●ヒトの眼は、水晶体の厚さを変えることによって焦点距離を調節し、網膜の上に像を結ぶ。
- ●網膜には、明るいところで働き物の形や色の判別を行う錐状体と、暗いところで働き弱い光や明暗の判別を行う杆状体がある。
- ●乱視は、角膜に歪みや、表面に凹凸があるため、眼軸などに異常がなくても、物体の像が網膜上に正しく結ばれない状態。

V　労働生理

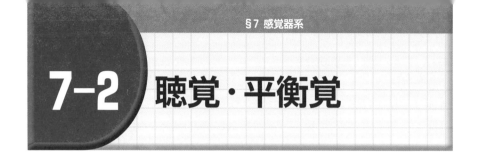

7-2 聴覚・平衡覚

　視覚と聴覚は、人間の外部情報を受容する二大感覚器といわれる。視覚が見る感覚であるのに対し、聴覚は聞く感覚である。

◆ 耳の構造

　耳は、聴覚と平衡覚をつかさどる器官で、**外耳**、**中耳**、**内耳**の3つの部位に区分される。外耳は耳介と外耳道から成り、中耳は鼓膜、鼓室、耳小骨、耳管から成り、内耳は前庭、半規管、蝸牛から成る（☞図16）。

　外耳と中耳は聴覚に関与し、<u>内耳</u>は聴覚と平衡覚に関与する。内耳の前庭と半規管が平衡覚、蝸牛が聴覚を分担している。平衡覚は、平衡感覚、前庭感覚ともいい、前庭の刺激により生じる感覚で、体の傾きの方向や回転の方向を知覚する。

　耳介で集められた音（空気の振動）は鼓膜で感知され、次のように伝わる。

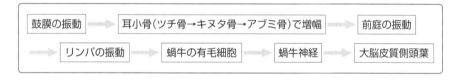

鼓膜の振動 ⇒ 耳小骨（ツチ骨→キヌタ骨→アブミ骨）で増幅 ⇒ 前庭の振動 ⇒ リンパの振動 ⇒ 蝸牛の有毛細胞 ⇒ 蝸牛神経 ⇒ 大脳皮質側頭葉

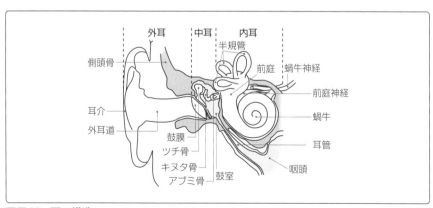

■図16　耳の構造

ヒトが感じる音の振動数（周波数）は20Hzから20,000Hz程度で、最もよく感じるのは、会話音域の500Hzから2,000Hz程度である。

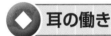 耳の働き

　耳の働きは、聞くことと体の平衡バランスをとることである。外耳には音を受け取る装置があり、中耳には音を内耳へ送る装置があり、リンパ液に満たされた内耳には音を大脳皮質に送る装置と平衡覚をつかさどる装置がある。
　耳の部位の特徴や働きは、表9の通り。

■表9　耳の部位の特徴・働き

部　位		特徴・働き
外耳	耳介	●形状はヒトによって異なる。 ●音を集める。
	外耳道	●耳介で集めた音を共鳴させ、鼓膜へ導く。
中耳	鼓膜	●外耳道と鼓室の仕切り。 ●外耳道からの音により振動する。
	鼓室	●内部の空気の圧力は、外気圧と等しく保たれている。 ●耳管を通して咽頭につながっている。
	耳小骨	●ツチ骨、キヌタ骨、アブミ骨の3つがある。 ●ツチ骨は、鼓膜に接しており、鼓膜の振動をキヌタ骨、アブミ骨に伝える。 ●キヌタ骨は、ツチ骨とアブミ骨の中間に位置する。 ●アブミ骨は、内耳に最も近く内耳の前庭につながっている。 ●鼓膜が受ける音の振動を3つの耳小骨で増幅させて内耳に伝える。
	耳管	●咽頭につながる。
内耳	前庭	●体の傾きの方向や大きさを感じる平衡感覚器。
	半規管	●体の回転の方向や速度を感じる平衡感覚器。
	蝸牛	●音の振動が蝸牛の中のリンパ液を介して有毛細胞に伝わり、蝸牛神経に接触して大脳皮質に送られる。

　ヒトの聴覚は、加齢とともに高音域から聞こえにくくなる。また、大きな音に長期間ばく露されていると、一時的に聞こえが悪くなったり、耳鳴りを感じなくなることがある。

POINT
- ●鼓室の内圧は、外気圧と等しく保たれている。
- ●前庭と半規管は、内耳にあり、体の傾きの方向や回転の方向を感じる。

7-3 その他の感覚器系

　視覚と聴覚を除くその他の感覚器系には、嗅覚、味覚、一般感覚である皮膚感覚、深部感覚などがある。

嗅覚・味覚

　嗅覚（きゅうかく）は、化学物質の性質によって鼻腔（びくう）上部にある嗅神経細胞が刺激されて起こる。嗅覚は<u>化学</u>的感覚で、嗅覚を起こす物質は揮発性を有するのが特徴である。

　嗅覚は、わずかな匂いでも感じるほど鋭敏であるが、<u>同じ</u>匂いに対しては<u>疲労</u>しやすく、匂いに慣れて感覚を<u>失う</u>ようになる。

　味覚（みかく）は、化学物質の性質によって舌の味蕾細胞（みらい）が刺激されて起こる。嗅覚と同様に<u>化学</u>的感覚である。

　基本的な味覚は、塩辛さ、すっぱさ、甘さ、苦さ、うま味の 5 種類とされる。

皮膚感覚・深部感覚

　皮膚感覚（ひふかんかく）とは、皮膚や<u>粘膜</u>にある感覚受容体によって起こる感覚の総称。触圧覚、温度感覚（温覚、冷覚）、痛覚などに分けられ、それぞれが独自の受容器を持つ。

　受容器は皮膚などに点状に分布し、これは感覚点と呼ばれる。分布は均一ではなく、触圧点、温点、冷点、痛点のうち、<u>痛点</u>の密度が最も<u>大きい</u>。

　触圧覚は、刺激の強弱によって触覚や圧覚になる。温度感覚は、温覚と冷覚に分かれており、<u>冷覚</u>の方が温覚より鋭敏である。痛覚は、皮膚への強い刺激によって起こる。

　深部感覚（しんぶかんかく）は、骨格筋（横紋筋）（☞ p. 248）や関節内にある受容器が手足の位置や関節の角度などを感じて、<u>姿勢</u>や<u>動き</u>などを認識する感覚である。

> **POINT**
> - 皮膚感覚の感覚点のうち、痛点の密度が最も大きい。
> - 深部感覚は、手足の位置や関節の角度などを感じて、姿勢や動きなどを認識する感覚。

244

問11 視覚に関する次の記述のうち、誤っているものはどれか。

(1) 眼は、周りの明るさによって瞳孔の大きさが変化して眼に入る光量が調節され、暗い場合には瞳孔が広がる。

(2) 眼軸が短すぎることなどにより、平行光線が網膜の後方で像を結ぶものを遠視という。

(3) 角膜が歪んでいたり、表面に凹凸があるために、眼軸などに異常がなくても、物体の像が網膜上に正しく結ばれないものを乱視という。

(4) 網膜には、明るい所で働き色を感じる錐状体と、暗い所で働き弱い光を感じる杆状体の2種類の視細胞がある。

(5) 明るいところから急に暗いところに入ると、初めは見えにくいが徐々に見えやすくなることを明順応という。

解答&解説

問11 答：(5)

(1)：正しい。眼は、周りの明るさによって**瞳孔**の大きさが変化して眼に入る**光量**が調節され、暗い場合には瞳孔が広がる。

(2)：正しい。眼軸が**短すぎる**ことなどにより、平行光線が網膜の**後方**で像を結ぶものを**遠視**という。

(3)：正しい。角膜が**歪んで**いたり、表面に**凹凸がある**ために、眼軸などに異常がなくても、物体の像が網膜上に正しく結ばれないものを**乱視**という。

(4)：正しい。網膜には、明るい所で働き**色**を感じる**錐状体**と、暗い所で働き**弱い光**を感じる**杆状体**の2種類の視細胞がある。

(5)：「明順応」は誤り。明るいところから急に暗いところに入ったとき、初めは見えにくいが徐々に見えやすくなることを<u>暗順応</u>という。明順応は、<u>暗い</u>ところから急に<u>明るい</u>ところに出ると、初めは見えにくいが徐々に見えやすくなる順応。

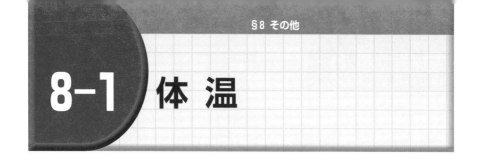

8-1 体温

　ヒトの体温は、体の場所によって温度が異なる。体の中心に近づくほど高く安定しているが、手足の末梢などでは、環境の影響を受けやすいため安定していない。

◆ 体温調節

　ヒトは、体温を一定に保つために、体内から環境中への熱の放散を調節し、必要なときには体内で積極的に熱を産生する。このような外部環境が変化しても身体内部の状態を一定に保とうとする生体の仕組みを**恒常性**（**ホメオスタシス**）という。恒常性は、主に<u>自律神経系</u>と<u>内分泌系</u>により調整される。

　体温調節の中枢は間脳の<u>視床下部</u>にあり、ここから、熱の産生と放散のバランスを維持するよう全身に指令が出される。

◆ 体熱の産生と放散

　体熱の産生は、主に骨格筋（横紋筋）や内臓で行われる。体温が低下しすぎると、骨格筋のふるえや、内臓の血流量の<u>増加</u>により体内の代謝活動が<u>亢進</u>し、熱の産生を増やす。

　体熱の放散は、**放射**（ふく射）[⊕]、**伝導**[⊕]、**対流**[⊕]、**蒸発**の4つの物理現象によって行われる。放射（ふく射）、伝導、対流を介した反応は水分の蒸発を伴わず、蒸発は水分の蒸発を伴う現象である。

(1) 放射（ふく射）・伝導・対流による熱の放散

　水分の蒸発を伴わない熱の放散は、熱が体表面から環境中へ放射や伝導、対流を通じて移動する現象である。この熱の放散に重要な働きをするのが、皮膚の血管である。

　暑熱な環境において、体温が正常以上に上昇したときは、皮膚血管の<u>拡張</u>により血流量が<u>増加</u>し、体表面への体熱の移動が<u>促進</u>されて熱の放散を大きくする。

　一方、**寒冷**にさらされ体温が正常以下に低下したときは、皮膚血管の<u>収縮</u>によ

り血流量が減少し、体表面への体熱の移動が抑制されて熱の放散を小さくする。

(2) 蒸発による熱の放散

蒸発は、液体が気化する現象であるが、ヒトの場合は、体表面の汗の水分が蒸発するときに気化熱（液体の気化に必要な熱量）として体熱を奪うことで熱の放散を促す現象である。

蒸発による熱の放散には、発汗と不感蒸泄がある。

(3) 発汗

発汗とは、体温が高くなったときに起こる体温調節現象で、汗の水分が蒸発することによって熱の放散が増大する。体温が高くなると、皮膚の表面にある汗腺を刺激して血漿成分から汗を産生させ皮膚表面に分泌させる。汗が分泌すると、熱が蒸発するため皮膚表面の温度が下がり、これにより体温を調節している。

発汗には、温熱性発汗と精神性発汗がある。**温熱性発汗**は、<u>全身</u>に発汗部位があり、体熱の放散に役立つ。一方、**精神性発汗**は、<u>手のひら</u>や<u>足の裏</u>に発汗部位があり、精神的な緊張や感動・興奮などの情緒的刺激によって発汗する。

(4) 蒸発量

体温を1℃下げるときの蒸発量は、熱容量(体重×比熱)÷気化熱で計算できる。

たとえば、体重**70kg**の人の体表面から何gの汗が蒸発すると、体温が1℃下がるか計算してみよう。

体表面から水1gが蒸発するときの気化熱は0.58kcal、ヒトの比熱は約0.83、体重70kgの固体の熱容量＝70×0.83＝58.1kcalである。

$$\text{体温を1℃下げるときの蒸発量(g)} = \frac{\text{熱容量}}{\text{気化熱}} = \frac{58.1\,(\text{kcal})}{0.58\,(\text{kcal/g})} ≒ \mathbf{100g}$$

となり、体表面から<u>100</u>gの汗が蒸発すると、体温が約<u>1</u>℃下がる。

(5) 不感蒸泄

ヒトは、発汗のほかに、常時、<u>皮膚</u>や<u>呼気</u>から水分を蒸発させている。この現象を**不感蒸泄**といい、普段は意識することのない蒸発である。

POINT

- ●外部環境が変化しても身体内部の状態を一定に保とうとする生体の仕組みを恒常性（ホメオスタシス）という。
- ●暑熱環境では、皮膚の血管が拡張して血流量を増やし、熱の放散を大きくする。
- ●寒冷環境では、皮膚の血管が収縮して血流量を減らし、熱の放散を小さくする。

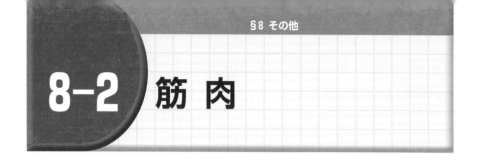

8-2 筋 肉

　人体には大小 600 を超える筋肉が存在し、生命活動を維持する上で重要な役割を果たしている。体を動かすだけでなく、体を守る、基礎代謝を上げる、血液やリンパの循環を促すなど、さまざまな働きをしている。

◆ 筋肉の種類

　筋肉は、収縮という機能によって生体の運動をつかさどる器官である。細長い筋細胞（筋線維）が集まってできている。

　筋肉は、形態的分類では横紋筋（骨格筋、心筋）と平滑筋（内臓筋）に分けられ、機能的分類では随意筋と不随意筋に分けられる。

　横紋筋は、**骨格筋**とも呼ばれ、その両端は骨に付着しており、身体運動に使われる随意筋（意思によって動かせる筋肉）である。

　心筋は、心臓壁を構成する筋肉で、内臓に存在するが横紋筋に分類される不随意筋（意思によって動かせない筋肉）である。

　平滑筋は、**内臓筋**とも呼ばれ、消化管や気管などの内臓壁、血管壁に存在する不随意筋である。

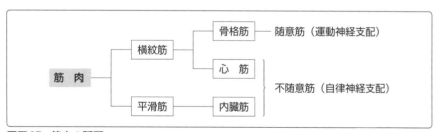

■図17　筋肉の種類

◆ 筋収縮

　筋肉の収縮を**筋収縮**といい、神経から送られてくる刺激によって収縮する。

(1) 筋肉の収縮力

筋肉の収縮力は、筋肉の太さに比例し、<u>収縮</u>しようとする瞬間に最も<u>大きな力</u>を出す。最大筋力は筋肉の断面積 1 cm² 当たりの平均値をとると、<u>性</u>差、<u>年齢</u>差がほとんどない。このことから、筋肉の太い人ほど一般に筋力が強いといえる。

筋肉の太さは、筋線維の太さによって変化する。強い力を必要とする運動を続けていると、筋肉を構成する個々の筋線維が<u>太く</u>なることによって筋肉が<u>太く</u>なり、筋力は<u>増強</u>する。運動によって筋肉が太くなることを、筋肉の<u>活動性肥大</u>という。

(2) 筋収縮の種類

筋収縮には、静的収縮である等尺性収縮と、動的収縮である等張性収縮の2通りがある。

等 尺 性 収 縮は、関節運動を伴わない収縮で、筋肉の長さを<u>変え</u>ず、外力に抵抗して筋力を発生させる。同じ位置で荷物を持ち続ける、人が直立しているなど、姿勢を<u>保持</u>するときの筋肉は、常に等尺性収縮を起こしている。

長時間の姿勢維持を伴う情報機器作業などでは、持続的な筋収縮を必要とする等尺性収縮が主体となるため、血行不良や筋疲労が生じやすい。

等 張 性 収 縮は、関節運動を伴う収縮で、<u>関節</u>運動によって筋肉の長さを<u>変え</u>ながら、一定の張力で筋力を発生させる。荷物を持ち上げたり、<u>屈伸</u>運動を行ったりするときの筋肉は、等張性収縮を起こしている。

(3) 筋収縮のエネルギー

筋収縮のエネルギーは、直接的には <u>ATP</u>⊞ の分解によって供給されるが、筋肉に貯蔵されている ATP は限られているため、運動を持続するには ATP を再合成する必要がある。ATP の再合成の1つは、筋肉や肝臓にある<u>グリコーゲン</u>の分解によって行われる。

筋肉中のグリコーゲンは、筋肉の収縮時に酸素が<u>十分</u>に供給されると、完全に分解されて水と二酸化炭素になり、多量の ATP を産生する。

これに対し、筋肉中のグリコーゲンは、筋肉の収縮時に酸素が<u>不足</u>すると、水と酸素にまで分解されず<u>乳酸</u>が生成される。

酸素不足の状態が続くと、ATP の供給不足や<u>乳酸</u>の蓄積により、筋肉の収縮力が弱まっていく。

(4) 筋収縮の特徴

筋収縮が行う仕事には、次のような特徴がある。

- 収縮により筋肉が引き上げる物の重さは、筋肉の太さ（筋線維の太さと数）に比例する。
- 収縮により筋肉が物を引き上げる高さは、筋肉の長さ（筋線維の長さ）に比例する。
- 収縮するときの負荷が適当なときに、最も仕事量が大きい。負荷が大きすぎても、小さすぎても仕事量は低下する。
- 筋肉の縮む速さが<u>適当</u>なときに、仕事の効率は最も大きい。

 ## 筋肉の疲労

筋肉は、神経から送られてくる刺激によって収縮するが、神経に比べて<u>疲労</u>しやすい。

筋肉に反復刺激を繰り返して与えると、収縮力がだんだん弱くなり、収縮時間が延びるなど元の長さに戻らない状態になる。これが**筋肉の疲労**である。さらに、刺激を与えつづけると、ついには収縮不能となる。この状態が**困憊**である。

 ## 反 射

<ruby>反射<rt>はんしゃ</rt></ruby>とは、刺激に対して意識とは<u>無関係</u>に起こる定型的な生体の反応をいう。たとえば、熱いものや冷たいものに手を触れると、思わず手を引っ込めてしまうような反応である。

最も単純な反射は、筋肉に張力を与えたとき、その筋肉自身が収縮を生じる**伸張反射**である。膝蓋腱（ひざの下の腱）をたたくと下腿が前に蹴り出される<u>膝蓋腱</u>反射は伸張反射である。

熱いものに触れたときに、刺激から遠ざかろうとする反射は、**屈曲反射**といい、関節を曲げる筋収縮と、関節を伸ばす筋収縮抑制が同時に起こるやや複雑な反射である。

POINT

- 心筋は、横紋筋に分類されるが、意思によって動かせない不随意筋である。
- 強い力を必要とする運動を続けていると、筋肉を構成する個々の筋線維が太くなることによって筋肉が太くなり、筋力が増強する。
- 荷物を持ち上げるときや屈伸運動を行うときは、関節運動によって筋肉の長さを変えながら筋力を発生させる等張性収縮が生じている。
- 筋肉は、神経から送られてくる刺激によって収縮するが、神経に比べて疲労しやすい。

8-3 疲労・睡眠

疲労は主観的な場合が多いが、心身の健康障害にもつながり得ることから、睡眠などの十分な休息によって回復させる必要がある。

◆ 疲労

疲労は、ヒトの恒常性（ホメオスタシス）維持の1つとして、痛みや発熱などと並んでそれ以上の活動を制限するサインとして働いている。

疲労はさまざまな形で現れる。軽い場合は休養によって簡単に回復するが、長期の身体的疲労や精神的疲労では、動作が鈍くなったり、誤りが多くなったり、意欲がなくなったりして心身の調和が乱れた状態になる。

(1) 産業疲労

労働が原因で生じる疲労を**産業疲労**という。産業疲労は、生体に対する労働負荷が大きすぎることによって引き起こされるが、その回復や蓄積は<u>日常生活</u>とも関わっている。

作業の各局面で生じる疲労を後へ<u>持ち越さない</u>ようにすることは、産業疲労の対策として大切である。

産業疲労は、疲労の原因となる労働の期間や疲労徴候の現れ方により、<u>急性</u>疲労、<u>慢性</u>疲労、<u>日周性</u>疲労などに分類することができる。

(2) 疲労の分類

疲労は、体の疲労や脳の疲れなどの分類方法によって、主に身体的疲労と精神的疲労、動的疲労と静的疲労、全身疲労と局所疲労に分類される。

身体的疲労は筋肉を動かすためのエネルギーの不足と、疲労物質（乳酸）の蓄積によって起こる疲労で、**精神的疲労**は人間関係や悩み事などのストレスを原因とする心の疲労。

動的疲労は身体を動かしすぎて生じる疲労で、**静的疲労**は身体を動かさなくても生じる疲労。

全身疲労は全身の負担となる作業による疲労で、**局所疲労**は身体の一部だけ

に負担となる疲労。

近年の職場では、情報機器作業などで、長時間同じ姿勢を保持して行う作業による静的疲労や、長時間眼や手指など体の一部の筋肉を使う作業による局所疲労が課題となっている。

(3) メッツ

身体活動の強さを表す指標として、**メッツ（身体活動強度**）がある。メッツ（METs：Metabolic Equivalents）は、座位安静時を 1 としたときと比較して何倍の<u>エネルギー</u>を消費するかを示した活動強度の単位である。

 ◆ 睡 眠

<u>睡眠</u>は、脳を休息させるための積極的な適応行動であり、高度な生理機能に支えられた生体防衛機能でもある。発達した大脳を持つ高等動物であるヒトにとっては、睡眠の良否が高度な情報処置能力を左右する。睡眠不足になると、ヒトの感覚機能や集中力が低下するため、周囲の刺激に対する反応が鈍り、作業能率が落ちることになる。

(1) 睡眠とホルモン

間脳の松果体から分泌される<u>メラトニン</u>は、夜間に分泌が上昇するホルモンで、睡眠と覚醒のリズムの<u>調節</u>に関与している。

メラトニンの分泌により、副交感神経が優位となり、心拍数の<u>減少</u>、体温や血圧などが<u>低下</u>して睡眠につながる。

血糖量の増加に関与するホルモンである<u>コルチゾール</u>は、通常、その分泌量は明け方から<u>増加</u>し始め、起床前後で<u>最大</u>となる。

(2) 睡眠と体温・食事

体温は常に一定ではなく、明け方が最も低く、日中に上昇し夕方にかけて最高体温になる。その後はまた下がり始めるという一日の体温リズムがある。ヒトは体温が下がり始めると、代謝が不活性化して眠くなる。

また、睡眠と<u>食事</u>は深く関係しているため、就寝直前の<u>過食</u>は、肥満のほか不眠を招くことになる。

(3) レム睡眠とノンレム睡眠

睡眠は、睡眠中の眼の動きなどによって、**レム睡眠**と**ノンレム睡眠**の 2 つに分類される。入眠直後にノンレム睡眠が出現し、1 ～ 2 時間後にレム睡眠へと移行する。睡眠中は、このサイクルを一晩の間に 4 ～ 5 回繰り返す。

レム睡眠は、その名の由来でもある<u>急速眼球</u>運動（REM：rapid eye movement）を伴う睡眠である。

　これに対し、ノンレム睡眠は、眼球運動を伴わない安らかな眠りで、呼吸や心拍が落ち着き、この間に脳は<u>休んだ</u>状態になっている。ノンレム睡眠が不十分なときは、日中に眠気を催しやすい。

　レム睡眠とノンレム睡眠は対比的だが、相互に補うものであり、睡眠の質に大きく影響する。

(4) サーカディアンリズム

　サーカディアンリズムとは、概日（がいじつ）リズムともいい、睡眠と覚醒のリズムのように、約1日の周期で繰り返される生物学的リズムをいう。サーカディアンリズムの乱れは、<u>疲労</u>や<u>睡眠障害</u>の原因となる。

　サーカディアンリズムは、光や温度変化のない条件で安静を保った状態でも認められる。このことから、生物は体内に時計機構を持っていることが明らかになっている。これを**体内時計**（たいないどけい）という。ヒトの体内時計は、間脳の視床下部にあり、その周期は一般に約<u>25</u>時間であるが、外界の24時間周期の昼と夜の明るさの変化に同調して、約1時間のずれを修正している。

　体内時計の周期を外界の24時間周期に同調させることができないために生じる睡眠障害を、**概日リズム睡眠障害**という。

(5) 昼間の睡眠

　夜間に労働し昼間に眠るのは、サーカディアンリズムに反するため、身体機能を乱すことになる。このような機能の乱れは、個人差が大きく慣れてしまう人がいる一方で、慣れることができず、夜間の労働中に眠気に襲われたり、疲労感を持ち続けたりする人もいる。

　一般に、夜間に働いた後の昼間の睡眠は、就寝から入眠までの時間が長くなり、睡眠時間が<u>短縮</u>し、睡眠の質も<u>低下</u>する。

POINT

- ●メラトニンは、夜間に分泌が上昇するホルモンで、睡眠と覚醒のリズムの調節に関与している。
- ●睡眠は、睡眠中の眼の動きなどによって、レム睡眠とノンレム睡眠に分類される。
- ●レム睡眠は、急速眼球運動を伴う睡眠。
- ●ノンレム睡眠は、安らかな眠りで、この間に脳は休んだ状態になっている。

8-4 ストレス

職場では、仕事の量や質、対人関係などによってストレスが引き起こされる。

◆ ストレッサー

外部環境からの刺激を**ストレッサー**という。ストレッサーは、その強弱にかかわらず、自律神経系と内分泌系を介して、心身の活動を<u>緊張</u>状態にする。

個人の能力や感性に<u>適合</u>しないストレッサーは、心理的には不安、焦燥感、抑うつ感などを、身体的には疲労を生じさせることがある。

◆ ストレス反応

ストレッサーによって生じる心身の変化が**ストレス**である。職場においては、人間関係だけではなく、<u>騒音</u>、<u>気温</u>、湿度、悪臭などの物理化学的要因、<u>昇進</u>、<u>転勤</u>、配置替えなどの人事関係がストレスの原因になる。

ストレッサーに対する生体反応を**ストレス反応**といい、個人差が<u>大きい</u>。

ストレス反応には、自律神経系ではノルアドレナリン、アドレナリンなどの<u>カテコールアミン</u>、内分泌系ではコルチゾールなどの<u>副腎皮質</u>ホルモンが深く関与しており、それぞれのストレッサーの強弱や質に応じて分泌を<u>亢進</u>する。

ストレス状態が長く続いたり、ストレス反応が大きすぎたりすると、自律神経系や内分泌系のバランスがくずれ、健康状態を維持できなくなる。このような状態では、発汗、手足の震えなど自律神経系の障害などの<u>精神神経科</u>的疾患、高血圧症、狭心症、十二指腸潰瘍などの<u>内科</u>的疾患などを招くことがある。

POINT
- ストレッサーは、その強弱にかかわらず、自律神経系と内分泌系を介して、心身の活動を緊張状態にする。
- ストレス反応は、個人差が大きい。
- ストレス反応には、カテコールアミンや副腎皮質ホルモンが深く関与しており、ストレッサーの強弱や質に応じて分泌を亢進する。

[R 2.4公表]

問12 体温調節に関する次の記述のうち、正しいものはどれか。

(1) 寒冷な環境においては、皮膚の血管が拡張して血流量を増し、皮膚温を上昇させる。

(2) 暑熱な環境においては、内臓の血流量が増加し体内の代謝活動が亢進することにより、人体からの熱の放散が促進される。

(3) 体温調節のように、外部環境が変化しても身体内部の状態を一定に保つ生体の仕組みを同調性といい、筋肉と神経系により調整されている。

(4) 体温調節中枢は、小脳にあり、熱の産生と放散とのバランスを維持し体温を一定に保つよう機能している。

(5) 熱の放散は、放射（ふく射）、伝導、蒸発などの物理的な過程で行われ、蒸発には、発汗と不感蒸泄によるものがある。

[R 5.10公表一部改変]

問13 筋肉に関する次の記述のうち、正しいものはどれか。

(1) 横紋筋は、骨に付着して身体の運動の原動力となる筋肉で意思によって動かすことができるが、平滑筋は、心筋などの内臓に存在する筋肉で意思によって動かすことができない。

(2) 筋肉は神経からの刺激によって収縮するが、神経より疲労しにくい。

(3) 荷物を持ち上げたり、屈伸運動を行うときは、筋肉が長さを変えずに外力に抵抗して筋力を発生させる等尺性収縮が生じている。

(4) 強い力を必要とする運動を続けていると、筋肉を構成する個々の筋線維の太さは変わらないが、その数が増えることによって筋肉が太くなり筋力が増強する。

(5) 刺激に対して意識とは無関係に起こる定型的な反応を反射といい、四肢の皮膚に熱いものが触れたときなどに、その肢を体幹に近づけるような反射は屈曲反射と呼ばれる。

[R 3.10公表]

問14 睡眠に関する次の記述のうち、誤っているものはどれか。

(1) 睡眠と覚醒のリズムのように、約1日の周期で繰り返される生物学的リズムを

サーカディアンリズムといい、このリズムの乱れは、疲労や睡眠障害の原因となる。

- (2) 睡眠は、睡眠中の目の動きなどによって、レム睡眠とノンレム睡眠に分類される。
- (3) コルチゾールは、血糖値の調節などの働きをするホルモンで、通常、その分泌量は明け方から増加し始め、起床前後で最大となる。
- (4) レム睡眠は、安らかな眠りで、この間に脳は休んだ状態になっている。
- (5) メラトニンは、睡眠に関与しているホルモンである。

[R 5.10公表]

問15 **ストレスに関する次の記述のうち、誤っているものはどれか。**

- (1) 外部からの刺激であるストレッサーは、その形態や程度にかかわらず、自律神経系と内分泌系を介して、心身の活動を抑圧する。
- (2) ストレスに伴う心身の反応には、ノルアドレナリン、アドレナリンなどのカテコールアミンや副腎皮質ホルモンが深く関与している。
- (3) 昇進、転勤、配置替えなどがストレスの原因となることがある。
- (4) 職場環境における騒音、気温、湿度、悪臭などがストレスの原因となることがある。
- (5) ストレスにより、高血圧症、狭心症、十二指腸潰瘍などの疾患が生じることがある。

解答&解説

問12 答：(5)

(1)：誤り。寒冷な環境において体温が正常より低くなると、皮膚血管の**収縮**により血流量が**減少**し、体表面への体熱の移動が**抑制**されて熱の放散を小さくする。

(2)：誤り。暑熱な環境において体温が正常より高くなると、皮膚血管の**拡張**により血流量が**増加**し、体表面への体熱の移動が**促進**されて熱の放散を大きくする。内臓の血流量が増加し体内の代謝活動が亢進するのは、体温が**低下**しすぎるおそれがあり熱の産生を**増やす**ときの現象。

(3)：「同調性」「筋肉」は誤り。体温調節のように、外部環境が変化しても身体内部の状態を一定に保つ生体の仕組みを**恒常**性といい、**自律**神経系と**内分泌**系により調整されている。

(4)：「小脳」は誤り。体温調節中枢は、間脳の**視床下部**にあり、熱の産生と放散のバランスを維持し体温を一定に保つよう機能している。

(5)：正しい。熱の放散は、**放射**（ふく射）、**伝導**、**蒸発**などの物理的な過程で行われ、蒸発には、**発汗**と**不感蒸泄**によるものがある。

問13 答：(5)

(1)：誤り。横紋筋には骨格筋と**心筋**がある。骨格筋は骨に付着して身体の運動の原動

力となる筋肉で意思によって動かすことができる随意筋であるが、**心筋**は意思によって動かすことができない**不随意**筋である。平滑筋は、内臓に存在する筋肉（**心筋を除く**）で意思によって動かすことができない**不随意**筋である。

(2)：「疲労しにくい」は誤り。筋肉は神経からの刺激によって収縮するが、神経より疲労しやすい。

(3)：誤り。筋肉が長さを変えずに外力に抵抗して筋力を発生させる等尺性収縮は、同じ位置で荷物を持ち続けたり、直立したりしているときなど、姿勢を**保持**するときに発生する筋収縮。荷物を持ち上げたり、屈伸運動を行ったりするときは、関節運動によって筋肉の長さを**変え**ながら筋力を発生させる**等張**性収縮が生じている。

(4)：「太さは変わらないが、その数が増える」は誤り。強い力を必要とする運動を続けていると、筋線維が**太く**なることによって筋肉が**太く**なり、筋力が増強する。強い力を必要とする運動を続けていても筋線維の数は変わらない。

(5)：正しい。刺激に対して意識とは**無関係**に起こる定型的な反応を**反射**といい、四肢の皮膚に熱いものが触れたときなどに、刺激から遠ざかろうとするため、その肢を体幹に近づけるような反射は**屈曲反射**と呼ばれる。

問14 **答**：(4)

(1)：正しい。睡眠と覚醒のリズムのように、**約1日**の周期で繰り返される生物学的リズムを**サーカディアンリズム**といい、このリズムの乱れは、**疲労**や**睡眠障害**の原因となる。

(2)：正しい。睡眠は、睡眠中の目の動きなどによって、**レム睡眠**と**ノンレム睡眠**に分類される。

(3)：正しい。コルチゾールは、血糖値の調節などの働きをするホルモンで、通常、その分泌量は明け方から**増加**し始め、起床前後で**最大**となる。

(4)：「レム睡眠」は誤り。安らかな眠りで、この間に脳が休んだ状態になっているのは、**ノンレム**睡眠。レム睡眠は、**急速眼球**運動を伴う睡眠。

(5)：正しい。メラトニンは、**睡眠**に関与しているホルモンである。

問15 **答**：(1)

(1)：「抑圧する」は誤り。外部からの刺激であるストレッサーは、その形態や程度にかかわらず、自律神経系と内分泌系を介して、心身の活動を**緊張**状態にする。

(2)：正しい。ストレスに伴う心身の反応には、ノルアドレナリン、アドレナリンなどの**カテコールアミン**や**副腎皮質ホルモン**が深く関与している。

(3)：正しい。**昇進**、転勤、**配置替え**などの人事関係がストレスの原因となることがある。

(4)：正しい。職場環境における**騒音**、**気温**、**湿度**、**悪臭**などの物理化学的要因がストレスの原因となることがある。

(5)：正しい。ストレスにより、**高血圧症**、**狭心症**、**十二指腸潰瘍**などの内科的疾患が生じることがある。

V 労働生理

出題率の高い項目の重要事項を要約してまとめた。試験直前に赤シートを使って確認できる。

項目	重要事項	解説頁
血液の組成と働き	●赤血球は、骨髄でつくられ、寿命は約120日であり、血球の中で最も多い。 ●血液中に占める赤血球の容積の割合をヘマトクリットといい、貧血になるとその値は低くなる。 ●血小板は、核を持たない不定形細胞で、血液凝固作用に関与している。 ●血漿中の蛋白質であるアルブミンは、血液の浸透圧の維持に関与している。 ●血液の凝固は、血漿中のフィブリノーゲンがフィブリンに変化し、赤血球などが絡みついて固まる現象。	208〜210
心臓の構造と働き	●心臓が規則正しい収縮と拡張を繰り返すのは、右心房にある洞結節で発生した刺激による。 ●心臓の拍動は、自律神経系の支配を受けている。	215
血液の循環	●体循環は、左心室から送り出された血液が大動脈に入り、毛細血管を経て静脈血となり、大静脈を通って右心房に戻ってくる循環である。 ●大動脈や肺静脈を流れる血液は動脈血で、酸素を多く含む。	216〜217
呼吸	●外呼吸は、肺胞内の空気と肺胞を取り巻く毛細血管中の血液との間で行われるガス交換。 ●呼吸運動は、横隔膜や肋間筋などの呼吸筋の収縮と弛緩によって胸腔内の圧力を変化させ、それに伴って肺を伸縮させることにより行われる。 ●胸郭内容積が増大し、内圧が低くなるにつれ、気道を経て肺内に流れ込む空気が吸気である。 ●身体活動時には、血液中の二酸化炭素分圧の上昇により呼吸中枢が刺激され、1回換気量と呼吸数が増加する。	220〜221
代謝系	●同化は、体内に摂取された栄養素が、ATP に蓄えられたエネルギーを用いて、細胞を構成する蛋白質などの生体に必要な物質に合成される過程。 ●異化は、細胞に取り入れられた体脂肪やグリコーゲンなどが分解されてエネルギーを発生し、ATP が合成される過程。 ●三大栄養素のうち、糖質はブドウ糖などに、蛋白質はアミノ酸に、脂肪は脂肪酸とグリセリンに、酵素により分解されて吸収される。 ●蛋白質の消化酵素は、胃液中のペプシンや膵液中のトリプシン。 ●ミネラルやビタミンは、酵素によって分解されずそのまま吸収される。	222、225
腎臓	●糸球体では、血液中の血球や蛋白質以外の成分がボウマン嚢に濾し出され、原尿が生成される。 ●尿細管では、原尿に含まれる大部分の水分やグルコースなどの糖、ナトリウムなどの電解質が血液中に再吸収される。	230〜231
神経系	●神経系の基本単位である神経細胞はニューロンとも呼ばれ、通常、1個の細胞体、1本の軸索、複数の樹状突起から成る。 ●交感神経は心拍数を増加させ、副交感神経は心拍数を減少させる。 ●交感神経は消化管の運動を抑制し、副交感神経は消化管の運動を促進する。	233、236
体温	●外部環境が変化しても身体内部の状態を一定に保とうとする生体の仕組みを恒常性（ホメオスタシス）という。 ●暑熱環境：皮膚の血管が拡張して血流量を増やし、熱の放散を大きくする。 ●寒冷環境：皮膚の血管が収縮して血流量を減らし、熱の放散を小さくする。	246〜247

模擬試験

第1種衛生管理者試験の問題数44問に合わせて、2回分の問題を掲載した。
実際の試験のつもりで時間をはかりながら挑戦しよう。苦手な問題が見えてきたら、解説のページに戻って再確認。

関係法令（有害業務に係るもの）　　　　解答＆解説☞ p. 295〜297

［R 5. 10 公表］

問1　常時 400 人の労働者を使用する製造業の事業場における衛生管理体制に関する (1)〜(5) の記述のうち、法令上、誤っているものはどれか。

　　　ただし、400 人中には、屋内作業場において次の業務に常時従事する者が含まれているが、その他の有害業務はないものとし、衛生管理者及び産業医の選任の特例はないものとする。

深夜業を含む業務	200 人
多量の高熱物体を取り扱う業務	50 人
塩素を試験研究のため取り扱う作業を行う業務	30 人

(1)　総括安全衛生管理者を選任しなければならない。

(2)　衛生管理者のうち少なくとも 1 人を専任の衛生管理者としなければならない。

(3)　衛生管理者は、全て第一種衛生管理者免許を有する者のうちから選任することができる。

(4)　産業医は、この事業場に専属でない者を選任することができる。

(5)　特定化学物質作業主任者を選任しなくてよい。

［R 4. 4 公表］

問2　次の A から D の作業について、法令上、作業主任者の選任が義務付けられているものの組合せは (1)〜(5) のうちどれか。

A　乾性油を入れてあるタンクの内部における作業

B　セメント製造工程においてセメントを袋詰めする作業

C　溶融した鉛を用いて行う金属の焼入れの業務に係る作業

D　圧気工法により、大気圧を超える気圧下の作業室において行う作業

(1)　A，B　　　**(4)**　B，C

(2)　A，C　　　**(5)**　C，D

(3)　A，D

問3　次の業務に労働者を就かせるとき、法令に基づく安全又は衛生のための特別の教育を行わなければならないものはどれか。

(1)　有機溶剤等を入れたことがあるタンクの内部における業務

(2)　強烈な騒音を発する場所における作業に係る業務

(3)　人力により重量物を取り扱う業務

(4)　ガンマ線照射装置を用いて行う透過写真の撮影の業務

(5)　削岩機、チッピングハンマー等チェーンソー以外の振動工具を取り扱う業務

問4　法令に基づき定期に行う作業環境測定とその測定頻度との組合せとして、誤っているものは次のうちどれか。

(1)　溶融ガラスからガラス製品を成型する業務を行う屋内作業場の気温、湿度及びふく射熱の測定 ……………………………………… 半月以内ごとに1回

(2)　通気設備が設けられている坑内の作業場における通気量の測定 ……………………………………………………………… 半月以内ごとに1回

(3)　非密封の放射性物質を取り扱う作業室における空気中の放射性物質の濃度の測定 ……………………………………………1か月以内ごとに1回

(4)　鉛ライニングの業務を行う屋内作業場における空気中の鉛濃度の測定 ……………………………………………………6か月以内ごとに1回

(5)　常時特定粉じん作業を行う屋内作業場における空気中の粉じん濃度の測定 ……………………………………………………6か月以内ごとに1回

問5　労働安全衛生規則に基づき、関係者以外の者が立ち入ることを禁止しなければならない場所に該当しないものは、次のうちどれか。

(1)　ボイラー製造等強烈な騒音を発する場所

(2)　著しく寒冷な場所

(3)　病原体による汚染のおそれの著しい場所

(4)　多量の高熱物体を取り扱う場所

(5)　炭酸ガス（二酸化炭素）濃度が1.5%を超える場所

問6 じん肺法に関する次の記述のうち、法令上、誤っているものはどれか。

(1) じん肺管理区分の管理一は、じん肺健康診断の結果、じん肺の所見がないと認められるものをいう。

(2) じん肺管理区分の管理二は、じん肺健康診断の結果、エックス線写真の像が第一型でじん肺による著しい肺機能の障害がないと認められるものをいう。

(3) 常時粉じん作業に従事する労働者でじん肺管理区分が管理二であるものに対しては、1年以内ごとに1回、定期的に、じん肺健康診断を行わなければならない。

(4) 都道府県労働局長は、事業者から、法令に基づいて、じん肺の所見があると診断された労働者についてのエックス線写真等が提出されたときは、これらを基礎として、地方じん肺診査医の診断又は審査により、当該労働者についてじん肺管理区分の決定をするものとする。

(5) じん肺管理区分が管理三と決定された者及び合併症にかかっていると認められる者は、療養を要するものとする。

問7 事業者が、法令に基づく次の措置を行ったとき、その結果について所轄労働基準監督署長に報告することが義務付けられているものはどれか。

(1) 高圧室内作業主任者の選任

(2) 特定化学設備についての定期自主検査

(3) 定期の有機溶剤等健康診断

(4) 雇入時の特定化学物質健康診断

(5) 鉛業務を行う屋内作業場についての作業環境測定

問8 屋内作業場において、第二種有機溶剤等を使用して常時洗浄作業を行う場合の措置として、法令上、誤っているものは次のうちどれか。
ただし、有機溶剤中毒予防規則に定める適用除外及び設備の特例はないものとする。

(1) 作業場所に設けた局所排気装置について、囲い式フードの場合は 0.4m/s の制御風速を出し得る能力を有するものにする。

(2) 有機溶剤等の区分の色分けによる表示を黄色で行う。

(3) 作業中の労働者が見やすい場所に、有機溶剤により生じるおそれのある疾病の種類及びその症状、有機溶剤等の取扱い上の注意事項及び有機溶剤による中毒が

発生したときの応急処置を掲示する。

(4) 作業に常時従事する労働者に対し、6か月以内ごとに1回、定期に、特別の項目について医師による健康診断を行い、その結果に基づき作成した有機溶剤等健康診断個人票を3年間保存する。

(5) 労働者が有機溶剤を多量に吸入したときは、速やかに、当該労働者に医師による診察又は処置を受けさせる。

[R 4.4 公表]

問9 電離放射線障害防止規則に基づく管理区域に関する次の文中の[　]内に入れるAからCの語句又は数値の組合せとして、正しいものは(1)～(5)のうちどれか。

① 管理区域とは、外部放射線による実効線量と空気中の放射性物質による実効線量との合計が[A]間につき[B]を超えるおそれのある区域又は放射性物質の表面密度が法令に定める表面汚染に関する限度の10分の1を超えるおそれのある区域をいう。

② ①の外部放射線による実効線量の算定は、[C]線量当量によって行う。

	A	B	C
(1)	1か月	1.3mSv	70μm
(2)	1か月	5mSv	1cm
(3)	3か月	1.3mSv	70μm
(4)	3か月	1.3mSv	1cm
(5)	3か月	5mSv	70μm

[R 1.10 公表]

問10 労働基準法に基づく時間外労働に関する協定を締結し、これを所轄労働基準監督署長に届け出る場合においても、労働時間の延長が1日2時間を超えてはならない業務は次のうちどれか。

(1) 異常気圧下における業務

(2) 多湿な場所における業務

(3) 腰部に負担のかかる立ち作業の業務

(4) 病原体によって汚染された物を取り扱う業務

(5) 鋼材やくず鉄を入れてある船倉の内部における業務

［R 3. 10 公表］

問11　労働衛生対策を進めるに当たっては、作業管理、作業環境管理及び健康管理が必要であるが、次の A から E の対策例について、作業管理に該当するものの組合せは (1)〜(5) のうちどれか。

A　振動工具の取扱い業務において、その振動工具の周波数補正振動加速度実効値の 3 軸合成値に応じた振動ばく露時間の制限を行う。

B　有機溶剤業務を行う作業場所に設置した局所排気装置のフード付近の吸い込み気流の風速を測定する。

C　強烈な騒音を発する場所における作業において、その作業の性質や騒音の性状に応じた耳栓や耳覆いを使用させる。

D　有害な化学物質を取り扱う設備を密閉化する。

E　鉛健康診断の結果、鉛業務に従事することが健康の保持のために適当でないと医師が認めた者を配置転換する。

(**1**)　A，B　　　(**4**)　C，D
(**2**)　A，C　　　(**5**)　D，E
(**3**)　B，C

［R 4. 10 公表一部改変］

問12　厚生労働省の「化学物質等による危険性又は有害性等の調査等に関する指針」において示されているリスクアセスメント対象物による健康障害に係るリスクを見積もる方法として、適切でないものは次のうちどれか。

(**1**)　発生可能性及び重篤度を相対的に尺度化し、それらを縦軸と横軸として、あらかじめ発生可能性及び重篤度に応じてリスクが割り付けられた表を使用する方法

(**2**)　取り扱うリスクアセスメント対象物の年間の取扱量及び作業時間を一定の尺度によりそれぞれ数値化し、それらを加算又は乗算等する方法

(**3**)　発生可能性及び重篤度を段階的に分岐していく方法

(**4**)　ILO の化学物質リスク簡易評価法（コントロール・バンディング）を用いる方法

(**5**)　リスクアセスメント対象物への労働者のばく露の程度及び当該物質による有害性の程度を相対的に尺度化し、それらを縦軸と横軸とし、あらかじめばく露の程度及び有害性の程度に応じてリスクが割り付けられた表を使用する方法

問13　次の化学物質のうち、常温・常圧（25℃、1気圧）の空気中で蒸気として存在するものはどれか。

　　　　ただし、蒸気とは、常温・常圧で液体又は固体の物質が蒸気圧に応じて揮発又は昇華して気体となっているものをいうものとする。

(1)　塩素

(2)　ジクロロベンジジン

(3)　アンモニア

(4)　クロム酸

(5)　アセトン

問14　厚生労働省の「作業環境測定基準」及び「作業環境評価基準」に基づく作業環境測定及びその結果の評価に関する次の記述のうち、正しいものはどれか。

(1)　管理濃度は、有害物質に関する作業環境の状態を単位作業場所の作業環境測定結果から評価するための指標として設定されたものである。

(2)　A測定は、原材料を反応槽へ投入する場合など、間欠的に大量の有害物質の発散を伴う作業における最高濃度を知るために行う測定である。

(3)　B測定は、単位作業場所における気中有害物質濃度の平均的な分布を知るために行う測定である。

(4)　A測定の第二評価値及びB測定の測定値がいずれも管理濃度に満たない単位作業場所は、第一管理区分となる。

(5)　B測定の測定値が管理濃度を超えている単位作業場所の管理区分は、A測定の結果に関係なく第三管理区分となる。

問15　局所排気装置に関する次の記述のうち、正しいものはどれか。

(1)　ダクトの形状には円形、角形などがあり、その断面積を大きくするほど、ダクトの圧力損失が増大する。

(2)　フード開口部の周囲にフランジがあると、フランジがないときに比べ、気流の整流作用が増すため、大きな排風量が必要となる。

(3)　スロット型フードは、発生源からの飛散速度を利用して捕捉するもので、レシーバ式フードに分類される。

(4)　キャノピ型フードは、発生源からの熱による上昇気流を利用して捕捉するもの

で、レシーバ式フードに分類される。

(5) 空気清浄装置を付設する局所排気装置を設置する場合、排風機は、一般に、フードに接続した吸引ダクトと空気清浄装置の間に設ける。

［R 3.4 公表］

問16 呼吸用保護具に関する次の記述のうち、誤っているものはどれか。

(1) 有機ガス用防毒マスクの吸収缶の色は黒色であり、一酸化炭素用防毒マスクの吸収缶の色は赤色である。

(2) ガス又は蒸気状の有害物質が粉じんと混在している作業環境中で防毒マスクを使用するときは、防じん機能を有する防毒マスクを選択する。

(3) 酸素濃度18％未満の場所で使用できる呼吸用保護具には、送気マスク、空気呼吸器のほか、電動ファン付き呼吸用保護具がある。

(4) 使い捨て式防じんマスクは、面体ごとに、型式検定合格標章の付されたものを使用する。

(5) 防じんマスクは、面体と顔面との間にタオルなどを当てて着用してはならない。

［R 4.10 公表］

問17 化学物質による健康障害に関する次の記述のうち、誤っているものはどれか。

(1) 一酸化炭素は、赤血球中のヘモグロビンと強く結合し、体内組織の酸素欠乏状態を起こす。

(2) シアン化水素による中毒では、細胞内での酸素利用の障害による呼吸困難、けいれんなどがみられる。

(3) 硫化水素による中毒では、意識消失、呼吸麻痺などがみられる。

(4) 塩化ビニルによる慢性中毒では、慢性気管支炎、歯牙酸蝕症などがみられる。

(5) 弗化水素による慢性中毒では、骨の硬化、斑状歯などがみられる。

［R 2.10 公表］

問18 有機溶剤の人体に対する影響に関する次の記述のうち、誤っているものはどれか。

(1) 脂溶性があり、脂肪の多い脳などに入りやすい。

(2) 高濃度ばく露による急性中毒では、中枢神経系抑制作用により酩酊状態をきたし、重篤な場合は死に至る。

(3) 低濃度の繰り返しばく露による慢性中毒では、頭痛、めまい、記憶力減退、不眠などの不定愁訴がみられる。

(4) 皮膚や粘膜に対する症状には、黒皮症、鼻中隔穿孔などがある。

(5) 一部の有機溶剤は、肝機能障害や腎機能障害を起こす。

［R 5.4 公表］

問19 作業環境における有害要因による健康障害に関する次の記述のうち、正しいものはどれか。

(1) レイノー現象は、振動工具などによる末梢循環障害で、冬期に発生しやすい。

(2) けい肺は、鉄、アルミニウムなどの金属粉じんによる肺の線維増殖性変化で、けい肺結節という線維性の結節が形成される。

(3) 金属熱は、鉄、アルミニウムなどの金属を溶融する作業などに長時間従事した際に、高温環境により体温調節機能が障害を受けることにより発生する。

(4) 電離放射線による造血器障害は、確率的影響に分類され、被ばく線量がしきい値を超えると発生率及び重症度が線量に対応して増加する。

(5) 熱けいれんは、高温環境下での労働において、皮膚の血管に血液がたまり、脳への血液の流れが少なくなることにより発生し、めまい、失神などの症状がみられる。

［R 4.10 公表］

問20 特殊健康診断に関する次の文中の［　　］内に入れるＡからＣの語句の組合せとして、正しいものは (1)〜(5) のうちどれか。

「特殊健康診断において有害物の体内摂取量を把握する検査として、生物学的モニタリングがあり、ノルマルヘキサンについては、尿中の［ Ａ ］の量を測定し、［ Ｂ ］については、［ Ｃ ］中のデルタアミノレブリン酸の量を測定する。」

	A	B	C
(1)	2,5-ヘキサンジオン	鉛	尿
(2)	2,5-ヘキサンジオン	鉛	血液
(3)	シクロヘキサノン	鉛	尿
(4)	シクロヘキサノン	水銀	尿
(5)	シクロヘキサノン	水銀	血液

関係法令（有害業務に係るもの以外のもの）　　　解答＆解説☞ p. 299～301

［R 3. 10 公表］

問21　常時使用する労働者数が 300 人で、次の業種に属する事業場のうち、法令上、総括安全衛生管理者の選任が義務付けられていない業種はどれか。

(1)　通信業　　　　　**(4)**　ゴルフ場業

(2)　各種商品小売業　　**(5)**　医療業

(3)　旅館業

［R 3. 10 公表］

問22　産業医に関する次の記述のうち、法令上、誤っているものはどれか。

(1)　産業医を選任した事業者は、産業医に対し、労働者の業務に関する情報であって産業医が労働者の健康管理等を適切に行うために必要と認めるものを提供しなければならない。

(2)　産業医を選任した事業者は、その事業場における産業医の業務の具体的な内容、産業医に対する健康相談の申出の方法、産業医による労働者の心身の状態に関する情報の取扱いの方法を、常時各作業場の見やすい場所に掲示し、又は備え付ける等の方法により、労働者に周知させなければならない。

(3)　産業医は、衛生委員会に対して労働者の健康を確保する観点から必要な調査審議を求めることができる。

(4)　産業医は、衛生委員会を開催した都度作成する議事概要を、毎月 1 回以上、事業者から提供されている場合には、作業場等の巡視の頻度を、毎月 1 回以上から 2 か月に 1 回以上にすることができる。

(5)　事業者は、産業医から労働者の健康管理等について勧告を受けたときは、当該勧告の内容及び当該勧告を踏まえて講じた措置の内容（措置を講じない場合にあっては、その旨及びその理由）を記録し、これを 3 年間保存しなければならない。

［R 5. 4 公表］

問23　衛生委員会に関する次の記述のうち、法令上、正しいものはどれか。

(1)　衛生委員会の議長は、衛生管理者である委員のうちから、事業者が指名しなければならない。

(2)　産業医のうち衛生委員会の委員として指名することができるのは、当該事業場に専属の産業医に限られる。

(3)　衛生管理者として選任しているが事業場に専属でない労働衛生コンサルタント

268

を、衛生委員会の委員として指名することはできない。

(4)　当該事業場の労働者で、作業環境測定を実施している作業環境測定士を衛生委員会の委員として指名することができる。

(5)　衛生委員会は、毎月1回以上開催するようにし、議事で重要なものに係る記録を作成して、これを5年間保存しなければならない。

［R 5.10 公表］

問24　労働安全衛生規則に基づく医師による健康診断に関する次の記述のうち、誤っているものはどれか。

(1)　雇入時の健康診断において、医師による健康診断を受けた後3か月を経過しない者が、その健康診断結果を証明する書面を提出したときは、その健康診断の項目に相当する項目を省略することができる。

(2)　雇入時の健康診断の項目のうち、聴力の検査は、1,000Hz 及び 4,000Hz の音について行わなければならない。

(3)　深夜業を含む業務に常時従事する労働者に対し、6か月以内ごとに1回、定期に、健康診断を行わなければならないが、胸部エックス線検査については、1年以内ごとに1回、定期に、行うことができる。

(4)　定期健康診断を受けた労働者に対し、健康診断を実施した日から3か月以内に、当該健康診断の結果を通知しなければならない。

(5)　定期健康診断の結果に基づき健康診断個人票を作成して、これを5年間保存しなければならない。

［R 5.4 公表］

問25　労働安全衛生法に基づく心理的な負担の程度を把握するための検査について、医師及び保健師以外の検査の実施者として、次の A から D の者のうち正しいものの組合せは（1）〜（5）のうちどれか。
　　ただし、実施者は、法定の研修を修了した者とする。

A　公認心理師　　　C　衛生管理者
B　歯科医師　　　　D　産業カウンセラー

(1)　A，B
(2)　A，D
(3)　B，C
(4)　B，D
(5)　C，D

問26　事務室の空気環境の測定、設備の点検等に関する次の記述のうち、法令上、誤っているものはどれか。

(1)　中央管理方式の空気調和設備を設けた建築物内の事務室については、空気中の一酸化炭素及び二酸化炭素の含有率を、6 か月以内ごとに 1 回、定期に、測定しなければならない。

(2)　事務室の建築、大規模の修繕又は大規模の模様替を行ったときは、その事務室における空気中のホルムアルデヒドの濃度を、その事務室の使用を開始した日以後所定の時期に 1 回、測定しなければならない。

(3)　燃焼器具を使用するときは、発熱量が著しく少ないものを除き、毎日、異常の有無を点検しなければならない。

(4)　事務室において使用する機械による換気のための設備については、2 か月以内ごとに 1 回、定期に、異常の有無を点検しなければならない。

(5)　空気調和設備内に設けられた排水受けについては、原則として、1 か月以内ごとに 1 回、定期に、その汚れ及び閉塞の状況を点検しなければならない。

問27　常時 10 人以上の労働者を使用する事業場において、労働基準法に基づく妊産婦に関する次の記述のうち、誤っているものはどれか。
　　ただし、労使協定とは、「労働者の過半数で組織する労働組合（その労働組合がない場合は労働者の過半数を代表する者）と使用者との書面による協定」をいい、また、管理監督者等とは、「監督又は管理の地位にある者等、労働時間、休憩及び休日に関する規定の適用除外者」をいうものとする。

(1)　時間外・休日労働に関する労使協定を締結し、これを所轄労働基準監督署長に届け出ている場合であって、妊産婦が請求した場合には、管理監督者等の場合を除き、時間外・休日労働をさせてはならない。

(2)　1 か月単位の変形労働時間制を採用している場合であって、妊産婦が請求した場合には、管理監督者等の場合を除き、1 週 40 時間、1 日 8 時間を超えて労働させてはならない。

(3)　フレックスタイム制を採用している場合には、1 週 40 時間、1 日 8 時間を超えて労働させることができる。

(4)　1 年単位の変形労働時間制を採用している場合であって、妊産婦が請求した場合には、管理監督者等の場合を除き、1 週 40 時間、1 日 8 時間を超えて労働させてはならない。

(5)　妊産婦が請求した場合には、管理監督者等の場合を除き、深夜業をさせてはな

らない。

 労働衛生（有害業務に係るもの以外のもの） 解答＆解説☞ p. 301〜302

［R 5. 10 公表］

問28　厚生労働省の「職場における腰痛予防対策指針」に基づき、腰部に著しい負担の
　　　かかる作業に常時従事する労働者に対して当該作業に配置する際に行う健康診断の
　　　項目として、適切でないものは次のうちどれか。

(1)　既往歴及び業務歴の調査
(2)　自覚症状の有無の検査
(3)　負荷心電図検査
(4)　神経学的検査
(5)　脊柱の検査

［R 5. 4 公表］

問29　厚生労働省の「労働者の心の健康の保持増進のための指針」に基づくメンタルヘ
　　　ルス対策に関する次の A から D の記述について、誤っているものの組合せは (1)
　　　〜(5) のうちどれか。

A　メンタルヘルスケアを中長期的視点に立って継続的かつ計画的に行うため策定す
　　る「心の健康づくり計画」は、各事業場における労働安全衛生に関する計画の中
　　に位置付けることが望ましい。
B　「心の健康づくり計画」の策定に当たっては、プライバシー保護の観点から、衛
　　生委員会や安全衛生委員会での調査審議は避ける。
C　「セルフケア」、「家族によるケア」、「ラインによるケア」及び「事業場外資源に
　　よるケア」の四つのケアを効果的に推進する。
D　「セルフケア」とは、労働者自身がストレスや心の健康について理解し、自らの
　　ストレスを予防、軽減する、又はこれに対処することである。

(1)　A，B
(2)　A，C
(3)　A，D
(4)　B，C
(5)　C，D

問30　身長 175cm、体重 80kg、腹囲 88cm の人の BMI に最も近い値は、次のうちどれか。

- **(1)** 21
- **(2)** 26
- **(3)** 29
- **(4)** 37
- **(5)** 40

問31　厚生労働省の「労働安全衛生マネジメントシステムに関する指針」に関する次の記述のうち、誤っているものはどれか。

- **(1)** この指針は、労働安全衛生法の規定に基づき機械、設備、化学物質等による危険又は健康障害を防止するため事業者が講ずべき具体的な措置を定めるものではない。
- **(2)** このシステムは、生産管理等事業実施に係る管理と一体となって運用されるものである。
- **(3)** このシステムでは、事業者は、事業場における安全衛生水準の向上を図るための安全衛生に関する基本的考え方を示すものとして、安全衛生方針を表明し、労働者及び関係請負人その他の関係者に周知させる。
- **(4)** このシステムでは、事業者は、安全衛生方針に基づき設定した安全衛生目標を達成するため、事業場における危険性又は有害性等の調査の結果等に基づき、一定の期間を限り、安全衛生計画を作成する。
- **(5)** 事業者は、このシステムに従って行う措置が適切に実施されているかどうかについて調査及び評価を行うため、外部の機関による監査を受けなければならない。

問32　食中毒に関する次の記述のうち、誤っているものはどれか。

- **(1)** 毒素型食中毒は、食物に付着した細菌により産生された毒素によって起こる食中毒で、ボツリヌス菌によるものがある。
- **(2)** 感染型食中毒は、食物に付着した細菌そのものの感染によって起こる食中毒で、サルモネラ菌によるものがある。
- **(3)** O-157 は、ベロ毒素を産生する大腸菌で、腹痛や出血を伴う水様性の下痢などを起こす。

(4) ノロウイルスによる食中毒は、冬季に集団食中毒として発生することが多く、潜伏期間は、1～2日間である。

(5) 腸炎ビブリオ菌は、熱に強い。

［R 2.10 公表］

問33　出血及び止血法に関する次の記述のうち、誤っているものはどれか。

(1) 体内の全血液量は、体重の13分の1程度で、その約3分の1を短時間に失うと生命が危険な状態となる。

(2) 動脈性出血は、鮮紅色を呈する拍動性の出血で、出血量が多いため、早急に、細いゴムひもなどを止血帯として用いて止血する。

(3) 静脈性出血は、傷口からゆっくり持続的に湧き出るような出血で、通常、直接圧迫法で止血する。

(4) 内出血は、胸腔、腹腔などの体腔内や皮下などの軟部組織への出血で、血液が体外に流出しないものである。

(5) 間接圧迫法は、出血部位より心臓に近い部位の動脈を圧迫する方法で、それぞれの部位の止血点を指で骨に向けて強く圧迫するのがコツである。

［R 2.4 公表］

問34　虚血性心疾患に関する次の記述のうち、誤っているものはどれか。

(1) 運動負荷心電図検査は、心筋の異常や不整脈の発見には役立つが、虚血性心疾患の発見には有用でない。

(2) 虚血性心疾患発症の危険因子には、高血圧、喫煙、脂質異常症などがある。

(3) 虚血性心疾患は、狭心症と心筋梗塞とに大別される。

(4) 狭心症は、心臓の血管の一部の血流が一時的に悪くなる病気である。

(5) 狭心症の痛みの場所は、心筋梗塞とほぼ同じであるが、その発作が続く時間は、通常数分程度で、長くても15分以内におさまることが多い。

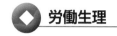
〔R 2. 10 公表〕

問35　次のうち、正常値に男女による差がないとされているものはどれか。

- **(1)**　赤血球数
- **(2)**　ヘモグロビン量
- **(3)**　白血球数
- **(4)**　基礎代謝量
- **(5)**　ヘマトクリット値

〔R 4. 4 公表〕

問36　心臓及び血液循環に関する次の記述のうち、誤っているものはどれか。

- **(1)**　大動脈及び肺動脈を流れる血液は、酸素に富む動脈血である。
- **(2)**　体循環では、血液は左心室から大動脈に入り、静脈血となって右心房に戻ってくる。
- **(3)**　心筋は人間の意思によって動かすことができない不随意筋であるが、随意筋である骨格筋と同じ横紋筋に分類される。
- **(4)**　心臓の中にある洞結節（洞房結節）で発生した刺激が、刺激伝導系を介して心筋に伝わることにより、心臓は規則正しく収縮と拡張を繰り返す。
- **(5)**　動脈硬化とは、コレステロールの蓄積などにより、動脈壁が肥厚・硬化して弾力性を失った状態であり、進行すると血管の狭窄や閉塞を招き、臓器への酸素や栄養分の供給が妨げられる。

〔R 4. 4 公表〕

問37　呼吸に関する次の記述のうち、誤っているものはどれか。

- **(1)**　呼吸運動は、横隔膜、肋間筋などの呼吸筋が収縮と弛緩をすることにより行われる。
- **(2)**　胸郭内容積が増し、その内圧が低くなるにつれ、鼻腔、気管などの気道を経て肺内へ流れ込む空気が吸気である。
- **(3)**　肺胞内の空気と肺胞を取り巻く毛細血管中の血液との間で行われるガス交換を外呼吸という。
- **(4)**　呼吸数は、通常、1分間に 16～20 回で、成人の安静時の 1 回呼吸量は、約 500mL である。
- **(5)**　呼吸のリズムをコントロールしているのは、間脳の視床下部である。

問38 代謝に関する次の記述のうち、正しいものはどれか。

(1)　代謝において、細胞に取り入れられた体脂肪、グリコーゲンなどが分解されてエネルギーを発生し、ATP が合成されることを同化という。

(2)　代謝において、体内に摂取された栄養素が、種々の化学反応によって、ATP に蓄えられたエネルギーを用いて、細胞を構成する蛋白質などの生体に必要な物質に合成されることを異化という。

(3)　基礎代謝量は、安静時における心臓の拍動、呼吸、体温保持などに必要な代謝量で、睡眠中の測定値で表される。

(4)　エネルギー代謝率は、一定時間中に体内で消費された酸素と排出された二酸化炭素の容積比で表される。

(5)　エネルギー代謝率は、動的筋作業の強度を表すことができるが、精神的作業や静的筋作業には適用できない。

問39 肝臓の機能として、誤っているものは次のうちどれか。

(1)　コレステロールの合成

(2)　尿素の合成

(3)　ビリルビンの分解

(4)　胆汁の生成

(5)　グリコーゲンの合成及び分解

問40 腎臓・泌尿器系に関する次の記述のうち、誤っているものはどれか。

(1)　腎臓の皮質にある腎小体では、糸球体から蛋白質以外の血漿成分がボウマン嚢に濾し出され、原尿が生成される。

(2)　腎臓の尿細管では、原尿に含まれる大部分の水分及び身体に必要な成分が血液中に再吸収され、残りが尿として生成される。

(3)　尿は淡黄色の液体で、固有の臭気を有し、通常、弱酸性である。

(4)　尿の生成・排出により、体内の水分の量やナトリウムなどの電解質の濃度を調節するとともに、生命活動によって生じた不要な物質を排出する。

(5)　血液中の尿素窒素（BUN）の値が低くなる場合は、腎臓の機能の低下が考えられる。

問41　神経系に関する次の記述のうち、誤っているものはどれか。

(1)　神経系は、中枢神経系と末梢神経系に大別され、中枢神経系は脳と脊髄から成る。

(2)　大脳の髄質は、神経細胞の細胞体が集合した灰白質で、感覚、運動、思考などの作用を支配する中枢として機能する。

(3)　神経系を構成する基本的な単位である神経細胞は、通常、1個の細胞体、1本の軸索及び複数の樹状突起から成り、ニューロンともいわれる。

(4)　交感神経系は、身体の機能をより活動的に調節する働きがあり、心拍数を増加したり、消化管の運動を抑制する。

(5)　体性神経には、感覚器官からの情報を中枢に伝える感覚神経と、中枢からの命令を運動器官に伝える運動神経がある。

問42　耳とその機能に関する次の記述のうち、誤っているものはどれか。

(1)　耳は、聴覚と平衡感覚をつかさどる器官で、外耳、中耳及び内耳の三つの部位に分けられる。

(2)　耳介で集められた音は、鼓膜を振動させ、その振動は耳小骨によって増幅され、内耳に伝えられる。

(3)　内耳は、前庭、半規管及び蝸牛の三つの部位からなり、前庭と半規管が平衡感覚、蝸牛が聴覚を分担している。

(4)　前庭は、体の回転の方向や速度を感じ、半規管は、体の傾きの方向や大きさを感じる。

(5)　鼓室は、耳管によって咽頭に通じており、その内圧は外気圧と等しく保たれている。

問43　筋肉に関する次の記述のうち、誤っているものはどれか。

(1)　筋肉は、神経から送られてくる刺激によって収縮するが、神経に比べて疲労しやすい。

(2)　強い力を必要とする運動を続けていても、筋肉を構成する個々の筋線維の太さは変わらないが、その数が増えることによって筋肉が太くなり筋力が増強する。

(3)　筋肉中のグリコーゲンは、筋肉の収縮時に酸素が不足していると、水と二酸化炭素にまで分解されず乳酸になる。

(4) 筋肉が収縮して出す最大筋力は、筋肉の単位断面積当たりの平均値をとると、性差又は年齢差がほとんどない。

(5) 荷物を持ち上げたり屈伸運動をするとき、関節運動に関与する筋肉には、等張性収縮が生じている。

［R 5.4 公表］

問44 睡眠に関する次の記述のうち、誤っているものはどれか。

(1) 入眠の直後にはノンレム睡眠が生じ、これが不十分な時には、日中に眠気を催しやすい。

(2) 副交感神経系は、身体の機能を回復に向けて働く神経系で、休息や睡眠状態で活動が高まり、心拍数を減少し、消化管の運動を亢進する。

(3) 睡眠と覚醒のリズムは、体内時計により約1日の周期に調節されており、体内時計の周期を外界の24時間周期に適切に同調させることができないために生じる睡眠の障害を、概日リズム睡眠障害という。

(4) 睡眠と食事は深く関係しているため、就寝直前の過食は、肥満のほか不眠を招くことになる。

(5) 脳下垂体から分泌されるセクレチンは、夜間に分泌が上昇するホルモンで、睡眠と覚醒のリズムの調節に関与している。

模擬試験❶

模擬試験 2

[R 3. 10 公表]

問1　衛生管理者及び産業医の選任に関する次の記述のうち、法令上、定められていないものはどれか。
　　　ただし、衛生管理者及び産業医の選任の特例はないものとする。

(1)　常時 500 人を超える労働者を使用し、そのうち多量の高熱物体を取り扱う業務に常時 30 人以上の労働者を従事させる事業場では、選任する衛生管理者のうち少なくとも 1 人を専任の衛生管理者としなければならない。

(2)　深夜業を含む業務に常時 550 人の労働者を従事させる事業場では、その事業場に専属の産業医を選任しなければならない。

(3)　常時 3,300 人の労働者を使用する事業場では、2 人以上の産業医を選任しなければならない。

(4)　常時 600 人の労働者を使用し、そのうち多量の低温物体を取り扱う業務に常時 35 人の労働者を従事させる事業場では、選任する衛生管理者のうち少なくとも 1 人を衛生工学衛生管理者免許を受けた者のうちから選任しなければならない。

(5)　2 人以上の衛生管理者を選任すべき事業場では、そのうち 1 人については、その事業場に専属でない労働衛生コンサルタントのうちから選任することができる。

[R 5. 4 公表]

問2　次の A から D の作業について、法令上、作業主任者の選任が義務付けられているものの組合せは (1)〜(5) のうちどれか。

A　水深 10m 以上の場所における潜水の作業
B　セメント製造工程においてセメントを袋詰めする作業
C　製造工程において硫酸を用いて行う洗浄の作業
D　石炭を入れてあるホッパーの内部における作業

(1)　A，B　　　(4)　B，C
(2)　A，C　　　(5)　C，D
(3)　A，D

問3　厚生労働大臣が定める規格を具備しなければ、譲渡し、貸与し、又は設置してはならない機械等に該当しないものは、次のうちどれか。

(1)　潜水器
(2)　一酸化炭素用防毒マスク
(3)　ろ過材及び面体を有する防じんマスク
(4)　放射性物質による汚染を防止するための防護服
(5)　特定エックス線装置

問4　次の化学物質のうち、これを製造しようとする者が、あらかじめ、厚生労働大臣の許可を受けなければならないものはどれか。

(1)　クロロメチルメチルエーテル
(2)　ベータ-プロピオラクトン
(3)　エチレンイミン
(4)　パラ-ニトロクロルベンゼン
(5)　ジアニシジン

問5　次の業務のうち、労働者を就かせるとき、法令に基づく安全又は衛生のための特別の教育を行わなければならないものはどれか。

(1)　チェーンソーを用いて行う造材の業務
(2)　エックス線回折装置を用いて行う分析の業務
(3)　特定化学物質を用いて行う分析の業務
(4)　有機溶剤等を入れたことがあるタンクの内部における業務
(5)　鉛ライニングの業務

問6　次の有害業務に従事した者のうち、離職の際に又は離職の後に、法令に基づく健康管理手帳の交付対象となるものはどれか。

(1)　ビス（クロロメチル）エーテルを取り扱う業務に3年以上従事した者
(2)　硝酸を取り扱う業務に5年以上従事した者
(3)　鉛化合物を製造する業務に7年以上従事した者
(4)　メタノールを取り扱う業務に10年以上従事した者
(5)　粉じん作業に従事した者で、じん肺管理区分が管理一の者

問7 有機溶剤業務を行う場合等の措置について、有機溶剤中毒予防規則に違反しているものは次のうちどれか。

　　ただし、同規則に定める適用除外及び設備の特例はないものとする。

(1) 屋内作業場で、第二種有機溶剤等が付着している物の乾燥の業務に労働者を従事させるとき、その作業場所の空気清浄装置を設けていない局所排気装置の排気口で、厚生労働大臣が定める濃度以上の有機溶剤を排出するものの高さを、屋根から2mとしている。

(2) 第三種有機溶剤等を用いて払しょくの業務を行う屋内作業場について、定期に、当該有機溶剤の濃度を測定していない。

(3) 有機溶剤業務に常時従事する労働者に対し、1年以内ごとに1回、定期に、有機溶剤等健康診断を行っている。

(4) 屋内作業場で、第二種有機溶剤等を用いる試験の業務に労働者を従事させるとき、有機溶剤作業主任者を選任していない。

(5) 有機溶剤等を入れてあった空容器で有機溶剤の蒸気が発散するおそれのあるものを、屋外の一定の場所に集積している。

問8 酸素欠乏症等防止規則に関する次の記述のうち、法令上、誤っているものはどれか。

(1) 第一種酸素欠乏危険作業を行う作業場については、その日の作業を開始する前に、当該作業場における空気中の酸素の濃度を測定しなければならない。

(2) 第二種酸素欠乏危険作業を行う作業場については、その日の作業を開始する前に、当該作業場における空気中の酸素及び硫化水素の濃度を測定しなければならない。

(3) 海水が滞留したことのあるピットの内部における作業については、酸素欠乏危険作業主任者技能講習を修了した者のうちから、酸素欠乏危険作業主任者を選任しなければならない。

(4) 酸素又は硫化水素の濃度が法定の基準を満たすようにするため、酸素欠乏危険作業を行う場所の換気を行うときは、純酸素を使用してはならない。

(5) 爆発、酸化等を防止するため、酸素欠乏危険作業を行う場所の換気を行うことができない場合には、空気呼吸器、酸素呼吸器又は送気マスクを備え、労働者に使用させなければならない。

問9 石綿障害予防規則に基づく措置に関する次の記述のうち、誤っているものはどれか。

(1) 石綿等を取り扱う屋内作業場については、6か月以内ごとに1回、定期に、作業環境測定を行うとともに、測定結果等を記録し、これを40年間保存しなければならない。

(2) 石綿等の粉じんが発散する屋内作業場に設けられた局所排気装置については、原則として、1年以内ごとに1回、定期に、自主検査を行うとともに、検査の結果等を記録し、これを3年間保存しなければならない。

(3) 石綿等の取扱いに伴い石綿の粉じんを発散する場所における業務に常時従事する労働者に対し、雇入れ又は当該業務への配置替えの際及びその後6か月以内ごとに1回、定期に、特別の項目について医師による健康診断を行い、その結果に基づき、石綿健康診断個人票を作成し、これを当該労働者が当該事業場において常時当該業務に従事しないこととなった日から40年間保存しなければならない。

(4) 石綿等の取扱いに伴い石綿の粉じんを発散する場所において、常時石綿等を取り扱う作業に従事する労働者については、1か月を超えない期間ごとに、作業の概要、従事した期間等を記録し、これを当該労働者が当該事業場において常時当該作業に従事しないこととなった日から40年間保存するものとする。

(5) 石綿等を取り扱う事業者が事業を廃止しようとするときは、石綿関係記録等報告書に、石綿等に係る作業の記録及び局所排気装置、除じん装置等の定期自主検査の記録を添えて所轄労働基準監督署長に提出しなければならない。

問10 女性については、労働基準法に基づく危険有害業務の就業制限により次の表の左欄の年齢に応じ右欄の重量以上の重量物を取り扱う業務に就かせてはならないとされているが、同表に入れるAからCの数値の組合せとして、正しいものは(1)〜(5)のうちどれか。

年齢	重量（単位 kg）	
	断続作業の場合	継続作業の場合
満16歳未満	A	8
満16歳以上 満18歳未満	B	15
満18歳以上	30	C

	A	B	C
(1)	10	20	20
(2)	10	20	25
(3)	10	25	20
(4)	12	20	25
(5)	12	25	20

模擬試験❷

［R 5.4 公表］
問11　次の化学物質のうち、常温・常圧（25℃、1 気圧）の空気中で蒸気として存在するものはどれか。

　　　ただし、蒸気とは、常温・常圧で液体又は固体の物質が蒸気圧に応じて揮発又は昇華して気体となっているものをいうものとする。

(1)　塩化ビニル

(2)　ジクロロベンジジン

(3)　アクリロニトリル

(4)　エチレンオキシド

(5)　二酸化マンガン

［R 4.4 公表］
問12　厚生労働省の「作業環境測定基準」及び「作業環境評価基準」に基づく作業環境測定及びその結果の評価に関する次の記述のうち、正しいものはどれか。

(1)　A 測定における測定点の高さの範囲は、床上 100cm 以上 150cm 以下である。

(2)　許容濃度は、有害物質に関する作業環境の状態を単位作業場所の作業環境測定結果から評価するための指標として設定されたものである。

(3)　A 測定の第二評価値とは、単位作業場所における気中有害物質の算術平均濃度の推定値である。

(4)　A 測定の第二評価値及び B 測定の測定値がいずれも管理濃度に満たない単位作業場所は、第一管理区分になる。

(5)　A 測定においては、得られた測定値の算術平均値及び算術標準偏差を、また、B 測定においてはその測定値そのものを評価に用いる。

［R 3.4 公表］
問13　局所排気装置のフードの型式について、排気効果の大小関係として、正しいものは次のうちどれか。

(1)　囲い式カバー型＞囲い式建築ブース型＞外付け式ルーバ型

(2)　囲い式建築ブース型＞囲い式グローブボックス型＞外付け式ルーバ型

(3)　囲い式ドラフトチェンバ型＞外付け式ルーバ型＞囲い式カバー型

(4)　外付け式ルーバ型＞囲い式ドラフトチェンバ型＞囲い式カバー型

(5)　外付け式ルーバ型＞囲い式建築ブース型＞囲い式グローブボックス型

問14　呼吸用保護具に関する次の記述のうち、正しいものはどれか。

(1)　防じんマスクは作業に適したものを選択し、顔面とマスクの面体の高い密着性が要求される有害性の高い物質を取り扱う作業については、使い捨て式のものを選ぶ。

(2)　防じんマスクの面体の接顔部に接顔メリヤスを使用すると、マスクと顔面との密着性が良くなる。

(3)　2種類以上の有害ガスが混在している場合には、そのうち最も毒性の強いガス用の防毒マスクを使用する。

(4)　吸収缶が、除毒能力を喪失するまでの時間を破過時間という。

(5)　ハロゲンガス用防毒マスクの吸収缶の色は、黄色である。

問15　化学物質による健康障害に関する次の記述のうち、誤っているものはどれか。

(1)　硫化水素による中毒では、意識消失、呼吸麻痺などがみられる。

(2)　ノルマルヘキサンによる健康障害では、末梢神経障害などがみられる。

(3)　N, N-ジメチルホルムアミドによる健康障害では、頭痛、肝機能障害などがみられる。

(4)　弗化水素による健康障害では、貧血、溶血、メトヘモグロビン形成によるチアノーゼなどがみられる。

(5)　ベンゼンによる健康障害では、再生不良性貧血、白血病などがみられる。

問16　金属による中毒に関する次の記述のうち、正しいものはどれか。

(1)　鉛中毒では、貧血、伸筋麻痺、腹部の疝痛などの症状がみられる。

(2)　ベリリウム中毒では、溶血性貧血、尿の赤色化などの症状がみられる。

(3)　マンガン中毒では、指の骨の溶解、皮膚の硬化などの症状がみられる。

(4)　クロム中毒では、低分子蛋白尿、歯への黄色の色素沈着、視野狭窄などの症状がみられる。

(5)　金属水銀中毒では、骨軟化症、鼻中隔穿孔などの症状がみられる。

模擬試験❷

問17　有機溶剤に関する次の記述のうち、正しいものはどれか。

(1)　有機溶剤は、水溶性と脂溶性を共に有し、その蒸気は空気より軽い。

(2)　有機溶剤は、揮発性が高いため呼吸器から吸収されやすいが、皮膚から吸収されることはない。

(3)　ノルマルヘキサンのばく露の生物学的モニタリングの指標としての尿中代謝物は、2,5-ヘキサンジオンである。

(4)　メタノールによる健康障害として顕著なものは、網膜細動脈 瘤 を伴う脳血管障害である。

(5)　二硫化炭素による中毒では、メトヘモグロビン形成によるチアノーゼがみられる。

問18　じん肺に関する次の記述のうち、正しいものはどれか。

(1)　じん肺は、粉じんを吸入することによって肺に生じた炎症性病変を主体とする疾病で、その種類には、けい肺、間質性肺炎、慢性閉塞性肺疾患（COPD）などがある。

(2)　じん肺は、続発性気管支炎、肺結核などを合併することがある。

(3)　鉱物性粉じんに含まれる遊離けい酸（SiO_2）は、石灰化を伴う胸膜肥厚や胸膜中皮腫を生じさせるという特徴がある。

(4)　じん肺の有効な治療方法は、既に確立されている。

(5)　じん肺がある程度進行しても、粉じんへのばく露を中止すれば、症状が更に進行することはない。

問19　潜水作業、高圧室内作業などの作業における高圧の影響又は高圧環境下から常圧に戻る際の減圧の影響により、直接には発症しない健康障害は次のうちどれか。

(1)　酸素中毒

(2)　一酸化炭素中毒

(3)　炭酸ガス（二酸化炭素）中毒

(4)　窒素酔い

(5)　減圧症

問20　有害化学物質とその生物学的モニタリング指標として用いられる尿中の代謝物との組合せとして、正しいものは次のうちどれか。

(1)　トルエン ……………………………トリクロロ酢酸
(2)　キシレン ……………………………メチル馬尿酸
(3)　スチレン ……………………………馬尿酸
(4)　N, N-ジメチルホルムアミド………デルタ-アミノレブリン酸
(5)　鉛 ……………………………………マンデル酸

 ## 関係法令（有害業務に係るもの以外のもの）　　解答＆解説☞ p. 308〜309

問21　衛生管理者の職務又は業務として、法令上、定められていないものは次のうちどれか。
　　　ただし、次のそれぞれの業務は衛生に関する技術的事項に限るものとする。

(1)　健康診断の実施その他健康の保持増進のための措置に関すること。
(2)　労働災害の原因の調査及び再発防止対策に関すること。
(3)　安全衛生に関する方針の表明に関すること。
(4)　少なくとも毎週1回作業場等を巡視し、衛生状態に有害のおそれがあるときは、直ちに、労働者の健康障害を防止するため必要な措置を講ずること。
(5)　労働者の健康を確保するため必要があると認めるとき、事業者に対し、労働者の健康管理等について必要な勧告をすること。

問22　労働安全衛生規則に基づく医師による雇入時の健康診断に関する次の記述のうち、誤っているものはどれか。

(1)　医師による健康診断を受けた後3か月を経過しない者を雇い入れる場合、その健康診断の結果を証明する書面の提出があったときは、その健康診断の項目に相当する雇入時の健康診断の項目は省略することができる。
(2)　雇入時の健康診断では、40歳未満の者について医師が必要でないと認めるときは、貧血検査、肝機能検査等一定の検査項目を省略することができる。
(3)　事業場において実施した雇入時の健康診断の項目に異常の所見があると診断された労働者については、その結果に基づき、健康を保持するために必要な措置について、健康診断が行われた日から3か月以内に、医師の意見を聴かなければな

らない。

(4) 雇入時の健康診断の結果に基づき、健康診断個人票を作成して、これを5年間保存しなければならない。

(5) 常時50人以上の労働者を使用する事業場であっても、雇入時の健康診断の結果については、所轄労働基準監督署長に報告する必要はない。

［R 5.4 公表］

問23 労働時間の状況等が一定の要件に該当する労働者に対して、法令により実施することが義務付けられている医師による面接指導に関する次の記述のうち、正しいものはどれか。

ただし、新たな技術、商品又は役務の研究開発に係る業務に従事する者及び高度プロフェッショナル制度の対象者はいないものとする。

(1) 面接指導の対象となる労働者の要件は、原則として、休憩時間を除き1週間当たり40時間を超えて労働させた場合におけるその超えた時間が1か月当たり80時間を超え、かつ、疲労の蓄積が認められる者であることとする。

(2) 事業者は、面接指導を実施するため、タイムカードによる記録等の客観的な方法その他の適切な方法により、監督又は管理の地位にある者を除き、労働者の労働時間の状況を把握しなければならない。

(3) 面接指導を行う医師として事業者が指定することのできる医師は、当該事業場の産業医に限られる。

(4) 事業者は、面接指導の対象となる労働者の要件に該当する労働者から面接指導を受ける旨の申出があったときは、申出の日から3か月以内に、面接指導を行わなければならない。

(5) 事業者は、面接指導の結果に基づき、当該面接指導の結果の記録を作成して、これを3年間保存しなければならない。

［R 4.4 公表］

問24 労働安全衛生法に基づく労働者の心理的な負担の程度を把握するための検査（以下「ストレスチェック」という。）及びその結果等に応じて実施される医師による面接指導に関する次の記述のうち、法令上、正しいものはどれか。

(1) 常時50人以上の労働者を使用する事業場においては、6か月以内ごとに1回、定期に、ストレスチェックを行わなければならない。

(2) 事業者は、ストレスチェックの結果が、衛生管理者及びストレスチェックを受けた労働者に通知されるようにしなければならない。

(3) 労働者に対して行うストレスチェックの事項は、「職場における当該労働者の心

理的な負担の原因」、「当該労働者の心理的な負担による心身の自覚症状」及び「職場における他の労働者による当該労働者への支援」に関する項目である。

(4) 事業者は、ストレスチェックの結果、心理的な負担の程度が高い労働者全員に対し、医師による面接指導を行わなければならない。

(5) 事業者は、医師による面接指導の結果に基づき、当該面接指導の結果の記録を作成して、これを 3 年間保存しなければならない。

［R 2.4 公表］

問25　事務室の空気環境の調整に関する次の文中の □ 内に入れる A 及び B の数値の組合せとして、法令上、正しいものは（1）～（5）のうちどれか。

「① 空気調和設備又は機械換気設備を設けている場合は、室に供給される空気が、1 気圧、温度 25℃ とした場合の当該空気中に占める二酸化炭素の含有率が 100 万分の □A□ 以下となるように、当該設備を調整しなければならない。

② ①の設備により室に流入する空気が、特定の労働者に直接、継続して及ばないようにし、かつ、室の気流を □B□ m/s 以下としなければならない。」

	A	B
(1)	1,000	0.3
(2)	1,000	0.5
(3)	2,000	0.5
(4)	5,000	0.3
(5)	5,000	0.5

［R 2.10 公表］

問26　事業場の建築物、施設等に関する措置について、労働安全衛生規則の衛生基準に違反しているものは次のうちどれか。

(1) 常時 50 人の労働者を就業させている屋内作業場の気積が、設備の占める容積及び床面から 4 m を超える高さにある空間を除き 400m³ となっている。

(2) ねずみ、昆虫等の発生場所、生息場所及び侵入経路並びにねずみ、昆虫等による被害の状況について、6 か月以内ごとに 1 回、定期に、統一的に調査を実施し、その調査結果に基づき、必要な措置を講じている。

(3) 常時男性 5 人と女性 25 人の労働者が就業している事業場で、女性用の臥床できる休養室を設けているが、男性用には、休養室の代わりに休憩設備を利用させている。

(4) 事業場に附属する食堂の床面積を、食事の際の 1 人について、1.1m² となるよ

うにしている。

(5) 労働者を常時就業させる場所の作業面の照度を、精密な作業については 750 ルクス、粗な作業については 200 ルクスとしている。

［R 1. 10 公表］

問27 労働基準法に定める育児時間に関する次の記述のうち、誤っているものはどれか。

(1) 生後満 2 年に達しない生児を育てる女性労働者は、育児時間を請求することができる。

(2) 育児時間は、休憩時間とは別の時間として請求することができる。

(3) 育児時間は、原則として、1 日 2 回、1 回当たり少なくとも 30 分の時間を請求することができる。

(4) 育児時間を請求しない女性労働者に対しては、育児時間を与えなくてもよい。

(5) 育児時間は、育児時間を請求することができる女性労働者が請求する時間に与えなければならない。

 労働衛生（有害業務に係るもの以外のもの）　解答＆解説☞ p. 309〜311

［R 3. 10 公表］

問28 厚生労働省の「職場における腰痛予防対策指針」に基づく腰痛予防対策に関する次の記述のうち、正しいものはどれか。

(1) 腰部保護ベルトは、重量物取扱い作業に従事する労働者全員に使用させるようにする。

(2) 重量物取扱い作業の場合、満 18 歳以上の男子労働者が人力のみで取り扱う物の重量は、体重のおおむね 50％以下となるようにする。

(3) 重量物取扱い作業に常時従事する労働者に対しては、当該作業に配置する際及びその後 1 年以内ごとに 1 回、定期に、医師による腰痛の健康診断を行う。

(4) 立ち作業の場合は、身体を安定に保持するため、床面は弾力性のない硬い素材とし、クッション性のない作業靴を使用する。

(5) 腰掛け作業の場合の作業姿勢は、椅子に深く腰を掛けて、背もたれで体幹を支え、履物の足裏全体が床に接する姿勢を基本とする。

問29　厚生労働省の「労働者の心の健康の保持増進のための指針」に基づくメンタルヘルスケアの実施に関する次の記述のうち、適切でないものはどれか。

(1)　心の健康については、客観的な測定方法が十分確立しておらず、また、心の健康問題の発生過程には個人差が大きく、そのプロセスの把握が難しいという特性がある。

(2)　心の健康づくり計画の実施に当たっては、メンタルヘルス不調を早期に発見する「一次予防」、適切な措置を行う「二次予防」及びメンタルヘルス不調となった労働者の職場復帰支援を行う「三次予防」が円滑に行われるようにする必要がある。

(3)　労働者の心の健康は、職場配置、人事異動、職場の組織などの要因によって影響を受けるため、メンタルヘルスケアは、人事労務管理と連携しなければ、適切に進まない場合が多いことに留意する。

(4)　労働者の心の健康は、職場のストレス要因のみならず、家庭・個人生活などの職場外のストレス要因の影響を受けている場合も多いことに留意する。

(5)　メンタルヘルスケアを推進するに当たって、労働者の個人情報を主治医等の医療職や家族から取得する際には、あらかじめこれらの情報を取得する目的を労働者に明らかにして承諾を得るとともに、これらの情報は労働者本人から提出を受けることが望ましい。

問30　労働衛生管理に用いられる統計に関する次の記述のうち、誤っているものはどれか。

(1)　健康診断において、対象人数、受診者数などのデータを計数データといい、身長、体重などのデータを計量データという。

(2)　生体から得られたある指標が正規分布である場合、そのばらつきの程度は、平均値や最頻値によって表される。

(3)　集団を比較する場合、調査の対象とした項目のデータの平均値が等しくても分散が異なっていれば、異なった特徴をもつ集団であると評価される。

(4)　ある事象と健康事象との間に、統計上、一方が多いと他方も多いというような相関関係が認められたとしても、それらの間に因果関係があるとは限らない。

(5)　静態データとは、ある時点の集団に関するデータであり、動態データとは、ある期間の集団に関するデータである。

問31　食中毒に関する次の記述のうち、正しいものはどれか。

(1)　毒素型食中毒は、食物に付着した細菌により産生された毒素によって起こる食中毒で、サルモネラ菌によるものがある。

(2)　感染型食中毒は、食物に付着した細菌そのものの感染によって起こる食中毒で、黄色ブドウ球菌によるものがある。

(3)　O-157 は、腸管出血性大腸菌の一種で、加熱不足の食肉などから摂取され、潜伏期間は 3 ～ 5 日である。

(4)　ボツリヌス菌は、缶詰や真空パックなど酸素のない密封食品中でも増殖するが、熱には弱く、60℃、10 分間程度の加熱で殺菌することができる。

(5)　ノロウイルスによる食中毒は、ウイルスに汚染された食品を摂取することにより発症し、夏季に集団食中毒として発生することが多い。

問32　一次救命処置に関する次の記述のうち、正しいものはどれか。

(1)　呼吸を確認して普段どおりの息（正常な呼吸）がない場合や約 1 分間観察しても判断できない場合は、心肺停止とみなし、心肺蘇生を開始する。

(2)　心肺蘇生は、胸骨圧迫のみではなく、必ず胸骨圧迫と人工呼吸を組み合わせて行う。

(3)　胸骨圧迫は、胸が約 5 cm 沈む強さで胸骨の下半分を圧迫し、1 分間に少なくとも 60 回のテンポで行う。

(4)　気道が確保されていない状態で人工呼吸を行うと、吹き込んだ息が胃に流入し、胃が膨張して内容物が口の方に逆流し気道閉塞を招くことがある。

(5)　口対口人工呼吸は、傷病者の鼻をつまみ、1 回の吹き込みに 3 秒以上かけて行う。

問33　骨折及びその救急処置に関する次の記述のうち、正しいものはどれか。

(1)　骨にひびが入った状態は、単純骨折である。

(2)　複雑骨折とは、骨が多数の骨片に破砕された状態をいう。

(3)　開放骨折では、感染を防ぐため、骨折部を皮膚の下に戻してから副子で固定する。

(4)　不完全骨折では、変形や骨折端どうしが擦れ合う軋轢音が認められる。

(5)　脊髄損傷が疑われる負傷者を搬送するときには、柔らかいマットの上に乗せるようにする。

問34 脳血管障害及び虚血性心疾患に関する次の記述のうち、誤っているものはどれか。

(1) 出血性の脳血管障害は、脳表面のくも膜下腔に出血するくも膜下出血、脳実質内に出血する脳出血などに分類される。

(2) 虚血性の脳血管障害である脳梗塞は、脳血管自体の動脈硬化性病変による脳塞栓症と、心臓や動脈壁の血栓が剝がれて脳血管を閉塞する脳血栓症に分類される。

(3) 高血圧性脳症は、急激な血圧上昇が誘因となって、脳が腫脹する病気で、頭痛、悪心、嘔吐、意識障害、視力障害、けいれんなどの症状がみられる。

(4) 虚血性心疾患は、心筋の一部分に可逆的な虚血が起こる狭心症と、不可逆的な心筋壊死が起こる心筋梗塞とに大別される。

(5) 運動負荷心電図検査は、虚血性心疾患の発見に有用である。

労働生理

解答＆解説☞ p. 311〜312

問35 血液に関する次の記述のうち、誤っているものはどれか。

(1) 赤血球は、骨髄で産生され、寿命は約 120 日であり、血球の中で最も多い。

(2) 血液中に占める赤血球の容積の割合をヘマトクリットといい、貧血になるとその値は高くなる。

(3) 好中球は、白血球の約 60％を占め、偽足を出してアメーバ様運動を行い、体内に侵入してきた細菌などを貪食する。

(4) 血小板は、直径 2 〜 3 μm の不定形細胞で、止血作用をもつ。

(5) ABO 式血液型は、赤血球の血液型分類の一つで、A 型の血清は抗 B 抗体をもつ。

問36 心臓の働きと血液の循環に関する次の記述のうち、誤っているものはどれか。

(1) 心臓の中にある洞結節（洞房結節）で発生した刺激が、刺激伝導系を介して心筋に伝わることにより、心臓は規則正しく収縮と拡張を繰り返す。

(2) 体循環は、左心室から大動脈に入り、毛細血管を経て静脈血となり右心房に戻ってくる血液の循環である。

(3) 肺循環は、右心室から肺静脈を経て肺の毛細血管に入り、肺動脈を通って左心房に戻る血液の循環である。

(4) 心臓の拍動は、自律神経の支配を受けている。

(5) 大動脈及び肺静脈を流れる血液は、酸素に富む動脈血である。

問37　抗体に関する次の文中の◻︎内に入れる A から C の語句の組合せとして、適切なものは（1）〜（5）のうちどれか。

「抗体とは、体内に入ってきた A に対して B 免疫において作られる C と呼ばれる蛋白質のことで、A に特異的に結合し、A の働きを抑える働きがある。」

	A	B	C
(1)	化学物質	体液性	アルブミン
(2)	化学物質	細胞性	免疫グロブリン
(3)	抗原	体液性	アルブミン
(4)	抗原	体液性	免疫グロブリン
(5)	抗原	細胞性	アルブミン

問38　呼吸に関する次の記述のうち、誤っているものはどれか。

(1)　呼吸運動は、気管と胸膜の協調運動によって、胸郭内容積を周期的に増減させて行われる。

(2)　胸郭内容積が増し、その内圧が低くなるにつれ、鼻腔、気管などの気道を経て肺内へ流れ込む空気が吸気である。

(3)　肺胞内の空気と肺胞を取り巻く毛細血管中の血液との間で行われる酸素と二酸化炭素のガス交換を、肺呼吸又は外呼吸という。

(4)　全身の毛細血管中の血液が各組織細胞に酸素を渡して二酸化炭素を受け取るガス交換を、組織呼吸又は内呼吸という。

(5)　血液中の二酸化炭素濃度が増加すると、呼吸中枢が刺激され、肺でのガス交換の量が多くなる。

問39　摂取した食物中の炭水化物（糖質）、脂質及び蛋白質を分解する消化酵素の組合せとして、正しいものは次のうちどれか。

	炭水化物（糖質）	脂質	蛋白質
(1)	マルターゼ	リパーゼ	トリプシン
(2)	トリプシン	アミラーゼ	ペプシン
(3)	ペプシン	マルターゼ	トリプシン
(4)	ペプシン	リパーゼ	マルターゼ
(5)	アミラーゼ	トリプシン	リパーゼ

問40　消化器系に関する次の記述のうち、誤っているものはどれか。

(1)　三大栄養素のうち糖質はブドウ糖などに、蛋白質はアミノ酸に、脂肪は脂肪酸とエチレングリコールに、酵素により分解されて吸収される。

(2)　無機塩、ビタミン類は、酵素による分解を受けないでそのまま吸収される。

(3)　吸収された栄養分は、血液やリンパによって組織に運搬されてエネルギー源などとして利用される。

(4)　胃は、塩酸やペプシノーゲンを分泌して消化を助けるが、水分の吸収はほとんど行わない。

(5)　小腸は、胃に続く全長6〜7mの管状の器官で、十二指腸、空腸及び回腸に分けられる。

問41　腎臓又は尿に関する次の記述のうち、正しいものはどれか。

(1)　血中の老廃物は、尿細管からボウマン嚢に濾し出される。

(2)　血中の蛋白質は、糸球体からボウマン嚢に濾し出される。

(3)　血中のグルコースは、糸球体からボウマン嚢に濾し出される。

(4)　原尿中に濾し出された電解質の多くは、ボウマン嚢から血中に再吸収される。

(5)　原尿中に濾し出された水分の大部分は、そのまま尿として排出される。

問42　ヒトのホルモン、その内分泌器官及びそのはたらきの組合せとして、誤っているものは次のうちどれか。

	ホルモン	内分泌器官	はたらき
(1)	コルチゾール	副腎皮質	血糖量の増加
(2)	アルドステロン	副腎皮質	体液中の塩類バランスの調節
(3)	メラトニン	副甲状腺	体液中のカルシウムバランスの調節
(4)	インスリン	膵臓	血糖量の減少
(5)	アドレナリン	副腎髄質	血糖量の増加

問43　感覚又は感覚器に関する次の記述のうち、誤っているものはどれか。

(1)　眼軸が短過ぎるために、平行光線が網膜の後方で像を結ぶものを遠視という。

(2)　嗅覚と味覚は化学感覚ともいわれ、物質の化学的性質を認知する感覚である。

(3)　温度感覚は、皮膚のほか口腔などの粘膜にも存在し、一般に温覚の方が冷覚よりも鋭敏である。

(4)　深部感覚は、筋肉や腱にある受容器から得られる身体各部の位置、運動などを認識する感覚である。

(5)　中耳にある鼓室は、耳管によって咽頭に通じており、その内圧は外気圧と等しく保たれている。

問44　体温調節に関する次の記述のうち、誤っているものはどれか。

(1)　寒冷な環境においては、皮膚の血管が収縮して血流量が減って、熱の放散が減少する。

(2)　暑熱な環境においては、内臓の血流量が増加し体内の代謝活動が亢進することにより、人体からの熱の放散が促進される。

(3)　体温調節にみられるように、外部環境などが変化しても身体内部の状態を一定に保とうとする性質を恒常性（ホメオスタシス）という。

(4)　計算上、100 g の水分が体重70kgの人の体表面から蒸発すると、気化熱が奪われ、体温が約1℃下がる。

(5)　熱の放散は、ふく射（放射）、伝導、蒸発などの物理的な過程で行われ、蒸発には、発汗と不感蒸泄によるものがある。

模擬試験 **1** 解答＆解説

◆ 関係法令 （有害業務に係るもの）

問1 答：(2) ☞ p. 16～17, p. 19, p. 21

(1)：正しい。常時300人以上（この事業場は400人）の労働者を使用する**製造業の**事業場では、**総括安全衛生管理者**を選任しなければならない。総括衛生管理者の選任については、p. 118 を参照。

(2)：誤り。専任の衛生管理者の選任要件は、常時1,000人を超える労働者を使用する事業場、または、常時<u>500</u>人を超える労働者を使用し、有害業務に常時従事させる労働者が<u>30</u>人以上の事業場。この事業場は、多量の高熱物体を取り扱う業務に常時従事する労働者が<u>50</u>人であるが、常時使用する労働者が400人なので、**専任の衛生管理者**を選任する必要はない。

(3)：正しい。**製造業**の場合、衛生管理者は、すべて**第1種衛生管理者免許**を有する者のうちから選任することができる。

(4)：正しい。専属の産業医の選任要件は、常時1,000人以上の労働者を使用する事業場、または、有害業務等に常時500人以上の労働者を従事させる事業場。この事業場は、深夜業を含む業務及び多量の高熱物体を取り扱う業務に常時従事する労働者がどちらも500人未満なので、**専属でない産業医**を選任することができる。

(5)：正しい。塩素は特定化学物質。**特定化学物質**を製造し、取り扱う作業では特定化学物質作業主任者を選任しなければならないが、**試験研究**のため塩素を取り扱う作業では特定化学物質作業主任者を選任する必要はない。

問2 答：(3) (A, D) ☞ p. 21

A：義務づけられている。乾性油を入れてあるタンクの内部における作業（**酸素欠乏危険作業**）では、**酸素欠乏危険作業主任者**を選任しなければならない。

B：義務づけられていない。セメント製造工程においてセメントを袋詰めする作業は<u>粉じん</u>作業。<u>粉じん</u>作業では、作業主任者を選任する必要はない。

C：義務づけられていない。溶融した鉛を用いて行う金属の焼入れの業務は鉛業務であるが、**鉛作業主任者の選任**が義務づけられている鉛業務には<u>該当しない</u>。

D：義務づけられている。圧気工法により、大気圧を超える気圧下の作業室において行う作業（**高圧室内作業**）では、**高圧室内作業主任者**を選任しなければならない。

問3 答：(4) ☞ p. 26

(4)：**ガンマ線照射装置**を用いて行う透過写真の**撮影**の業務に労働者を就かせるときは、特別の教育を行わなければならない。

(1)～(3)、(5)：有機溶剤等を入れたことがあるタンクの内部における業務（<u>有機溶剤</u>業務）、強烈な<u>騒音</u>を発する場所における作業に係る業務、人力により<u>重量物</u>を取り扱う業務、削岩機、チッピングハンマー等チェーンソー<u>以外</u>の振動工具を取り扱う業務は、いずれも特別の教育の対象業務ではない。

問4 答：(4) ☞ p. 27～28

(1)：正しい。溶融ガラスからガラス製品を成型する業務を行う屋内作業場（**暑熱の屋内作業場**）の気温、湿度及びふく射熱の測定は、**半月以内**ごとに1回実施する。

(2)：正しい。**通気設備**が設けられている**坑内**の作業場における通気量の測定は、**半月以内**ごとに1回実施する。

(3)：正しい。非密封の放射性物質を取り扱う作業室（**放射線業務を行う作業場**）における空気中の放射性物質の濃度の測定は、**1か月以内**ごとに1回実施する。

(4)：「6か月以内」は誤り。鉛ライニングの業務（作業環境測定対象の**鉛業務**）を行う屋内作業場における空気中の鉛濃度の測定頻度は、1年以内ごとに1回。

(5)：正しい。常時特定粉じん作業を行う屋内作業場における空気中の粉じん濃度の測定は、**6か月以内**ごとに1回実施する。

問5 　答：(1) 　　　　☞ p. 29

(1)：該当しない。ボイラー製造等強烈な騒音を発する場所は、関係者以外の者の立入禁止場所ではない。

(2)〜(5)：該当する。**著しく寒冷**な場所、**病原体**による汚染のおそれの著しい場所、**多量の高熱物体**を取り扱う場所、炭酸ガス（二酸化炭素）濃度が1.5%を超える場所は、いずれも関係者以外の者の立入禁止場所である。

問6 　答：(5) 　　　　☞ p. 33

(1)：正しい。じん肺管理区分の管理1は、じん肺健康診断の結果、じん肺の**所見がない**と認められるものをいう。

(2)：正しい。じん肺管理区分の管理2は、じん肺健康診断の結果、エックス線写真の像が**第1型**でじん肺による著しい**肺機能の障害がない**と認められるものをいう。

(3)：正しい。常時粉じん作業に従事する労働者でじん肺管理区分が**管理2**であるものに対しては、**1年以内**ごとに1回、定期的に、じん肺健康診断を行わなければならない。

(4)：正しい。都道府県労働局長は、事業者から、法令に基づいて、じん肺の所見があると診断された労働者についてのエックス線写真等が提出されたときは、これらを基礎として、**地方じん肺診査医**の診断または審査により、当該労働者についてじん肺管理区分の決定をするものとする。

(5)：「管理3」は誤り。じん肺管理区分が管理4と決定された者及び合併症にかかっていると認められる者は、療養を要するものとする。

問7 　答：(3) 　　　　☞ p. 36

(3)：義務づけられている。**定期の有機溶剤等健康診断**を行ったときは、有機溶剤等健康診断結果報告書を所轄労働基準監督署長に提出しなければならない。

(1)、(2)、(4)、(5)：義務づけられていない。**作業主任者**の選任、**定期自主**検査の結果、**雇入**時の健康診断結果、**作業環境**測定の結果、いずれにも報告義務はない。

問8 　答：(4) 　　　　☞ p. 44〜46

(1)：正しい。作業場所に設けた局所排気装置について、**囲い式フード**の場合は0.4m/sの制御風速を出し得る能力を有するものにする。

(2)：正しい。**第2種有機溶剤等**の区分の色分けによる表示は**黄色**で行う。

(3)：正しい。作業中の労働者が見やすい場所に、有機溶剤により生じるおそれのある**疾病の種類**及びその**症状**、有機溶剤等の取扱い上の**注意事項**及び有機溶剤による中毒が発生したときの**応急処置**を掲示する。

(4)：「3年間」は誤り。健康診断の結果に基づき作成した有機溶剤等健康診断個人票の保存期間は、5年間。

(5)：正しい。労働者が有機溶剤を**多量に吸入**したときは、速やかに、当該労働者に

医師による**診察または処置**を受けさせる。

問9 答：(4)　　　　☞ p. 56

(4)：「①　管理区域とは、外部放射線による実効線量と空気中の放射性物質による実効線量との合計が［**A 3か月**］間につき［**B 1.3mSv**］を超えるおそれのある区域又は放射性物質の表面密度が法令に定める表面汚染に関する限度の 10 分の 1 を超えるおそれのある区域をいう。

②　①の外部放射線による実効線量の算定は、［**C 1 cm**］線量当量によって行う。」

問10 答：(1)　　　　☞ p. 63

(1)：**異常気圧下**における業務は、労働時間の延長が 1 日 2 時間を超えてはならない業務に該当する。

(2)～**(5)**：<u>多湿</u>な場所における業務、腰部に負担のかかる<u>立ち</u>作業の業務、<u>病原体</u>によって汚染された物を取り扱う業務、鋼材やくず鉄を入れてある<u>船倉</u>の内部での業務（<u>酸素欠乏</u>危険作業）は、いずれも労働時間の延長が 1 日 2 時間を超えてはならない業務には該当しない。

 労働衛生
（有害業務に係るもの）

問11 答：(2)（A，C）　☞ p. 70～71

作業管理は、労働者の有害要因へのばく露や作業負荷を**軽減する**作業方法を定め、それが適切に実施されるよう管理すること。作業環境管理は、簡単にいえば作業場所を**良好な状態**で管理すること。健康管理は、労働者の**健康状態**を管理すること。

A：該当する。**振動ばく露時間の制限**など、労働者の作業負荷を軽減することは、作業管理。

B：該当しない。局所排気装置のフード付近の吸い込み気流の風速測定など、設備の

性能などの衛生工学的対策は、<u>作業環境管理</u>。

C：該当する。**耳栓**や**耳覆い**などの労働衛生保護具を使用させることは、作業管理。

D：該当しない。設備の密閉化などの衛生工学的対策は、<u>作業環境管理</u>。

E：該当しない。鉛健康診断の結果を受けての配置転換は、<u>健康管理</u>。

問12 答：(2)　　　　☞ p. 75

(1)：適切。発生可能性及び重篤度を相対的に**尺度化**し、それらを縦軸と横軸として、あらかじめ発生可能性及び重篤度に応じてリスクが割り付けられた**表**を使用する方法がある。

(2)：「取り扱うリスクアセスメント対象物の年間の取扱量及び作業時間」は不適切。<u>発生可能性</u>及び<u>重篤度</u>を一定の尺度によりそれぞれ数値化し、それらを加算または乗算等する方法がある。

(3)：適切。発生可能性及び重篤度を段階的に**分岐**していく方法がある。

(4)：適切。ILO の化学物質リスク簡易評価法（**コントロール・バンディング**）を用いる方法がある。コントロール・バンディングは、ILO が開発した簡易リスクアセスメント手法。厚生労働省では、これを Web システムとして改良し、「厚生労働省版コントロール・バンディング」として提供している。

(5)：適切。リスクアセスメント対象物への労働者のばく露の程度及び当該物質による有害性の程度を相対的に**尺度化**し、それらを縦軸と横軸とし、あらかじめばく露の程度及び有害性の程度に応じてリスクが割り付けられた**表**を使用する方法がある。

問13 答：(5)　　　　☞ p. 78～79

(1)、**(3)**：塩素とアンモニアは、どちらも

空気中の状態は**ガス**。

(2)：ジクロロベンジジンの空気中の状態は**粉じん**。

(4)：クロム酸の空気中の状態は**ミスト**。

(5)：アセトンの空気中の状態は**蒸気**。

問14 **答：(1)** ☞ p. 80〜81

(1)：正しい。管理濃度は、有害物質に関する作業環境の状態を**単位作業場所**の作業環境測定結果から**評価**するための指標として設定されたものである。

(2)：「A 測定」は誤り。原材料を反応槽へ投入する場合など、間欠的に大量の有害物質の発散を伴う作業における最高濃度を知るために行う測定は、**B** 測定。

(3)：「B 測定」は誤り。単位作業場所における気中有害物質濃度の平均的な分布を知るために行う測定は、**A** 測定。

(4)：「第 2 評価値」は誤り。第 1 管理区分となるのは、A 測定の第 <u>1</u> 評価値及び B 測定の測定値がいずれも管理濃度に満たない単位作業場所。

(5)：誤り。A 測定の結果に関係なく第 3 管理区分となるのは、B 測定の測定値が管理濃度の <u>1.5</u> 倍を超えている単位作業場所。単に B 測定の測定値が管理濃度を超えているだけでは管理区分は特定できない。

問15 **答：(4)** ☞ p. 82〜84

(1)：「断面積を大きくするほど」は誤り。ダクトは、断面積を**小さく**（**細く**）するほど、ダクトの圧力損失が増大する。

(2)：「大きな排風量が必要となる」は誤り。フード開口部の周囲にフランジがあると、フランジがないときに比べ、気流の整流作用が増し、<u>少ない</u>排風量で大きな吸入効果が得られる。

(3)：誤り。スロット型フードは、有害物

質を吸い込み<u>気流</u>によって吸引するもので、**外付け式**フードに分類される。

(4)：正しい。キャノピ型フードは、発生源からの熱による**上昇気流**を利用して有害物質を捕捉するもので、**レシーバ式フード**に分類される。

(5)：「吸引ダクトと空気清浄装置の間」は誤り。空気清浄装置を付設する局所排気装置を設置する場合、排風機は、空気清浄装置と<u>排気</u>ダクトの間に設ける。

問16 **答：(3)** ☞ p. 85, p. 87

(3)：「電動ファン付き呼吸用保護具」は誤り。酸素濃度 18 ％ 未満の場所で使用できる呼吸用保護具は、送気マスク、空気呼吸器などの<u>自給式呼吸器</u>。<u>電動ファン付き呼</u>吸用保護具や防じんマスク、防毒マスクは使用してはならない。

問17 **答：(4)** ☞ p. 93, 後見返し

(4)：誤り。塩化ビニルによる慢性中毒では、<u>肝血管肉腫</u>、<u>指の骨</u>の溶解などがみられる。慢性気管支炎、歯牙酸蝕症などは、<u>二酸化硫黄</u>や<u>二酸化窒素</u>の慢性中毒の症状。

問18 **答：(4)** ☞ p. 97

(4)：誤り。有機溶剤の皮膚や粘膜に対する症状には、<u>結膜炎</u>、湿疹、皮膚の<u>角化</u>などがある。黒皮症、鼻中隔穿孔は<u>砒素</u>中毒の症状。また、鼻中隔穿孔は、<u>クロム</u>中毒の代表的な症状でもある。

問19 **答：(1)** ☞ p. 100〜103, p. 105

(1)：正しい。レイノー現象は、振動工具などによる**末梢循環障害**で、**冬期**に発生しやすい。

(2)：「鉄、アルミニウムなどの金属粉じん」は誤り。けい肺は、鉱物性粉じんに含まれる<u>遊離けい酸</u>を吸入することによって

発症するじん肺で、肺の線維増殖性変化を起こし、けい肺結節という線維性の結節が形成される。

(3)：誤り。金属熱は、金属の溶融作業などにおいて、亜鉛や銅などの金属の酸化物の<u>ヒューム</u>を吸入したときに発生する。高温環境による体温調節機能が障害を受けることにより発生するのは、<u>熱射病</u>。

(4)：「確率的影響」「発生率」は誤り。電離放射線による造血器障害は、<u>確定的影響</u>に分類され、被ばく線量がしきい値を超えると<u>重症度</u>が線量に対応して増加する。

(5)：「熱けいれん」は誤り。高温環境下での労働において、皮膚の血管に血液がたまり、脳への血液の流れが少なくなることにより発生し、めまい、失神などの症状がみられるのは、<u>熱失神</u>または<u>熱虚脱</u>。熱けいれんは、多量の発汗があり、体内の水分と塩分が失われたところへ<u>水分</u>だけが補給されて、血液の<u>塩分</u>濃度が低下することにより発生し、<u>こむら返り</u>や<u>たちくらみ</u>などの症状がみられる。

(問20)　答：(1)　☞ p. 108

(1)：「特殊健康診断において有害物の体内摂取量を把握する検査として、生物学的モニタリングがあり、ノルマルヘキサンについては、尿中の［A 2,5-ヘキサンジオン］の量を測定し、［B 鉛］については、［C 尿］中のデルタアミノレブリン酸の量を測定する。」

 関係法令
（有害業務に係るもの以外のもの）

(問21)　答：(5)　☞ p. 118

(5)：義務づけられていない。医療業で総括安全衛生管理者の選任が義務づけられているのは、常時使用する労働者が<u>1,000</u>人以上の事業場。

(問22)　答：(4)　☞ p. 121、p. 123

(1)：正しい。産業医を選任した事業者は、産業医に対し、労働者の業務に関する情報であって産業医が労働者の**健康管理等**を適切に行うために必要と認めるものを**提供し**なければならない。

(2)：正しい。産業医を選任した事業者は、その事業場における産業医の業務の**具体的な内容**、産業医に対する健康相談の**申出の方法**、産業医による労働者の心身の状態に関する**情報の取扱いの方法**を、常時各作業場の**見やすい場所**に掲示し、または備え付ける等の方法により、労働者に**周知**させなければならない。

(3)：正しい。産業医は、衛生委員会に対して労働者の健康を確保する観点から必要な**調査審議**を求めることができる。

(4)：誤り。産業医は、<u>衛生管理者</u>が行う<u>巡視</u>の結果及び衛生委員会などの<u>調査審議</u>を経て事業者が産業医に提供することとした情報を、毎月1回以上、事業者から提供されている場合には、事業者の<u>同意</u>を得て、作業場等の巡視の頻度を、毎月1回以上から2か月に1回以上にすることができる。

(5)：正しい。事業者は、産業医から労働者の健康管理等について勧告を受けたときは、当該勧告の内容及び当該勧告を踏まえて講じた措置の内容（措置を講じない場合にあっては、その旨及びその理由）を記録し、これを**3年間**保存しなければならない。

(問23)　答：(4)　☞ p. 122〜123

(1)：「衛生管理者である委員」は誤り。衛生委員会の議長は、<u>総括安全衛生管理者</u>、またはそれ以外の者で、事業の実施を<u>統括管理</u>する者もしくはこれに準ずる者のうちから、事業者が指名した委員がなる。

(2)：「限られる」は誤り。衛生委員会の委員として指名できる産業医は、事業場に専

属の産業医には<u>限定</u>されていない。

（3）：「指名することはできない」は誤り。事業場に<u>専属</u>ではないが、<u>衛生管理者</u>として選任している労働衛生コンサルタントを、衛生委員会の委員として指名することが<u>できる</u>。ただし、衛生管理者として選任していない労働衛生コンサルタントを衛生委員会の委員に指名することはできない。

（4）：正しい。当該<u>事業場の労働者</u>で、作業環境測定を実施している<u>作業環境測定士</u>を衛生委員会の委員として指名することができる。

（5）：「5年間」は誤り。衛生委員会における重要な議事に係る記録の保存期間は、<u>3年間</u>。

［問24］　答：（4）　☞ p. 124、p. 126

（1）：正しい。雇入時の健康診断において、医師による健康診断を受けた後<u>3か月</u>を経過しない者が、その健康診断結果を証明する<u>書面を提出</u>したときは、その健康診断の項目に相当する項目を<u>省略</u>することができる。

（2）：正しい。雇入時の健康診断の項目のうち、聴力の検査は、<u>1,000Hz</u>及び<u>4,000Hz</u>の音について行わなければならない。

（3）：正しい。深夜業を含む業務などの特定の業務に常時従事する労働者に対する健康診断は、6か月以内ごとに1回、定期に行わなければならないが、<u>胸部エックス線検査</u>については、<u>1年以内</u>ごとに1回、定期に、行うことができる。

（4）：「健康診断を実施した日から3か月以内」は誤り。定期健康診断を受けた労働者に対し、<u>遅滞なく</u>、当該健康診断の結果を通知しなければならない。

（5）：正しい。定期健康診断の結果に基づき健康診断個人票を作成して、これを<u>5年</u>

間保存しなければならない。

［問25］　答：（1）（A，B）　☞ p. 128

ストレスチェックの実施者として法令で定められている者は、医師及び保健師のほか、法定の研修を修了した<u>歯科医師</u>、看護師、精神保健福祉士または<u>公認心理師</u>。これに当てはまるものは、Aの公認心理師とBの歯科医師で、答は（1）。

［問26］　答：（1）　☞ p. 139〜140

（1）：「6か月以内」は誤り。中央管理方式の空気調和設備を設けた建築物内の事務室については、空気中の一酸化炭素及び二酸化炭素の含有率を、<u>2</u>か月以内ごとに1回、定期に、測定しなければならない。

（2）：正しい。事務室の建築、大規模の修繕または大規模の模様替を行ったときは、その事務室における空気中のホルムアルデヒドの濃度を、その事務室の<u>使用を開始した日</u>以後所定の時期（最初の6か月から9か月までの期間）に1回、測定しなければならない。

（3）：正しい。燃焼器具を使用するときは、発熱量が著しく少ないものを除き、<u>毎日</u>、異常の有無を点検しなければならない。

（4）：正しい。事務室において使用する機械による換気のための設備については、<u>2か月以内</u>ごとに1回、定期に、異常の有無を点検しなければならない。

（5）：正しい。空気調和設備内に設けられた排水受けについては、原則として、<u>1か月以内</u>ごとに1回、定期に、その汚れ及び閉塞の状況を点検しなければならない。

［問27］　答：（5）　☞ p. 151

（5）：「管理監督者等の場合を除き」は誤り。妊産婦が請求した場合は、<u>管理監督者等</u>であっても、深夜業をさせてはならな

い。管理監督者等に対する適用除外は、<u>労働時間</u>や<u>休憩</u>、<u>休日</u>に関する規定。

労働衛生
（有害業務に係るもの以外のもの）

問28 答：(3)   ☞ p. 168

(3)：不適切。負荷心電図検査は、配置する際の腰痛健康診断の項目には<u>含まれて</u>いない。

(1)、**(2)**、**(4)**、**(5)**：適切。**既往歴及び業務歴の調査**、**自覚症状の有無の検査**、**神経学的検査**、**脊柱**の検査は、いずれも配置する際の腰痛健康診断の項目に含まれる。

問29 答：(4) (B, C) ☞ p. 176〜177

A：正しい。メンタルヘルスケアを中長期的視点に立って継続的かつ計画的に行うため策定する「心の健康づくり計画」は、各事業場における**労働安全衛生**に関する計画の中に位置付けることが望ましい。

B：「調査審議は避ける」は誤り。「心の健康づくり計画」の策定に当たっては、衛生委員会や安全衛生委員会で十分に調査審議を行う<u>必要</u>がある。

C：「家族によるケア」は誤り。4つのケアに「家族によるケア」は含まれない。4つのケアは、「セルフケア」、「ラインによるケア」、「<u>事業場内産業保健</u>スタッフ等によるケア」及び「事業場外資源によるケア」。

D：正しい。「セルフケア」とは、労働者自身がストレスや心の健康について理解し、自らのストレスを**予防**、**軽減**する、またはこれに**対処**することである。

問30 答：(2)   ☞ p. 178

BMIは、身長の単位をメートル（m）に換算し、次の式に当てはめて算出する。

$$BMI = \frac{体重（kg）}{身長（m）^2} = \frac{80}{1.75^2} ≒ 26$$

よって、最も近いBMIは、(2)の **26**。

問31 答：(5)   ☞ p. 184

(1)：正しい。この指針は、労働安全衛生法の規定に基づき機械、設備、化学物質等による**危険または健康障害**を防止するため事業者が講ずべき具体的な措置を**定める**ものではない。

(2)：正しい。このシステムは、生産管理等事業実施に係る管理と**一体**となって運用されるものである。

(3)：正しい。このシステムでは、事業者は、事業場における安全衛生水準の向上を図るための安全衛生に関する基本的考え方を示すものとして、**安全衛生方針を表明**し、労働者及び関係請負人その他の関係者に**周知**させる。

(4)：正しい。このシステムでは、事業者は、安全衛生方針に基づき設定した安全衛生目標を達成するため、事業場における危険性または有害性等の**調査**の結果等に基づき、一定の期間を限り、**安全衛生計画を作成**する。

(5)：「外部の機関による監査を受けなければならない」は誤り。外部機関による監査のような規定はない。事業者は、このシステムに従って行う措置が適切に実施されているかどうかについて、<u>システム</u>監査（事業者が行う調査及び評価）を実施することになっている。

問32 答：(5)   ☞ p. 187

(5)：「熱に強い」は誤り。腸炎ビブリオ菌は、熱に<u>弱い</u>。

問33 答：(2)   ☞ p. 193、p. 195

(2)：「細いゴムひもなど」は誤り。止血帯には、<u>3</u>cm以上の幅がある帯を使用する。

問34 答：（1）　☞ p. 201

（1）：「有用でない」は誤り。運動負荷心電図検査は、安静時では認められない虚血性心疾患などの症状の発見に<u>有用</u>である。

 労働生理

問35 答：（3）　☞ p. 209

（3）：<u>白血球</u>数は、男女による差がないとされている。ほかに、血小板数も男女による差がない。

問36 答：（1）　☞ p. 214〜217

（1）：「肺動脈」は誤り。動脈血が流れるのは、大動脈や肺<u>静脈</u>。肺動脈には、<u>静脈血</u>が流れる。

（2）：正しい。体循環では、血液は**左心室**から**大動脈**に入り、**静脈血**となって**右心房**に戻ってくる。

（3）：正しい。心筋は人間の意思によって動かすことができない**不随意筋**であるが、随意筋である骨格筋と同じ**横紋筋**に分類される。

（4）：正しい。心臓の中にある**洞結節**（**洞房結節**）で発生した刺激が、刺激伝導系を介して心筋に伝わることにより、心臓は規則正しく収縮と拡張を繰り返す。

（5）：正しい。動脈硬化とは、コレステロールの蓄積などにより、動脈壁が**肥厚・硬化**して弾力性を失った状態であり、進行すると血管の**狭窄**や**閉塞**を招き、臓器への**酸素**や**栄養分**の供給が妨げられる。

問37 答：（5）　☞ p. 221

（5）：「間脳の視床下部」は誤り。呼吸のリズムをコントロールしているのは、脳幹の<u>延髄</u>。間脳の視床下部は、**体温調節**の中枢である。

問38 答：（5）　☞ p. 222〜223

（1）、（2）：誤り。同化と異化の記述が逆である。代謝において、細胞に取り入れられた体脂肪やグリコーゲンなどが**分解**されてエネルギーを発生し、<u>ATP</u>が合成されることを**異化**という。代謝において、体内に摂取された栄養素が、種々の化学反応によって、ATPに蓄えられたエネルギーを用いて、細胞を構成する**蛋白質**などの生体に必要な物質に合成されることを**同化**という。

（3）：「睡眠中の測定値」は誤り。基礎代謝量は、<u>横臥</u>して安静を保ち、<u>覚醒</u>した状態の測定値で表される。

（4）：誤り。エネルギー代謝率は、<u>作業</u>に必要とした消費エネルギー量が<u>基礎代謝量</u>の何倍に当たるかを示す数値。

（5）：正しい。エネルギー代謝率は、**動的筋作業**の強度を表すことができるが、エネルギーを消費しない**精神的作業**や**静的筋作業**には適用できない。

問39 答：（3）　☞ p. 226

（3）：「分解」は誤り。ビリルビンは、古くなった<u>赤血球</u>の分解生成物で、肝臓で<u>合成</u>され、胆汁に<u>排出</u>される。

（1）、（2）、（4）、（5）：正しい。肝臓の機能は、脂肪酸を分解して**コレステロールを合成**し、アンモニアから**尿素を合成**し、胆汁を生成して分泌し、血糖値が上がるとブドウ糖（グルコース）などから**グリコーゲンを合成**し、血糖値が下がるとグリコーゲンをブドウ糖に**分解**する。

問40 答：（5）　☞ p. 230〜231

（1）：正しい。腎小体では、糸球体から血球及び**蛋白質以外**の血漿成分がボウマン嚢に濾し出され、**原尿**が生成される。

（2）：正しい。尿細管では、原尿に含まれる**大部分の水分**及び**身体に必要な成分**が血

液中に**再吸収**され、残りが尿として生成される。

(3)：正しい。尿は**淡黄色**の液体で、固有の臭気を有し、通常、**弱酸性**である。

(4)：正しい。尿の生成・排出により、体内の**水分の量**やナトリウムなどの**電解質の濃度**を調節するとともに、生命活動によって生じた不要な物質を排出する。

(5)：「低くなる」は誤り。血液中の尿素窒素（BUN）の値が<u>高く</u>なる場合は、腎臓の機能の低下が考えられる。

問41 答：(2) ☞ p. 234

(2)：「髄質」は誤り。神経細胞の細胞体が集合した灰白質で、感覚、運動、思考などの作用を支配する中枢として機能するのは、大脳の<u>皮質</u>。

問42 答：(4) ☞ p. 242〜243

(1)：正しい。耳は、聴覚と平衡感覚をつかさどる器官で、**外耳、中耳及び内耳**の3つの部位に分けられる。

(2)：正しい。耳介で集められた音は、**鼓膜を振動**させ、その振動は**耳小骨**によって**増幅**され、内耳に伝えられる。

(3)：正しい。内耳は、前庭、半規管及び蝸牛の3つの部位からなり、前庭と半規管が**平衡感覚**、蝸牛が**聴覚**を分担している。

(4)：誤り。機能の記述が逆である。体の回転の方向や速度を感じるのは<u>半規管</u>で、体の傾きの方向や大きさを感じるのは<u>前庭</u>。

(5)：正しい。鼓室は、耳管によって**咽頭**に通じており、その内圧は外気圧と**等しく**

保たれている。

問43 答：(2) ☞ p. 249

(2)：「太さは変わらないが、その数が増える」は誤り。強い力を必要とする運動を続けていると、筋線維が**太く**なることによって筋肉が**太く**なり、筋力が増強する。強い力を必要とする運動を続けていても筋線維の数は変わらない。

問44 答：(5) ☞ p. 236、p. 252〜253

(1)：正しい。入眠の直後には**ノンレム睡眠**が生じ、これが不十分なときには、日中に眠気を催しやすい。

(2)：正しい。副交感神経系は、身体の機能を回復に向けて働く神経系で、休息や睡眠状態で活動が高まり、心拍数を**減少**し、消化管の運動を**亢進**する。

(3)：正しい。睡眠と覚醒のリズムは、**体内時計**により約1日の周期に調節されており、体内時計の周期を外界の24時間周期に適切に同調させることができないために生じる睡眠の障害を、**概日リズム睡眠障害**という。

(4)：正しい。睡眠と**食事**は深く関係しているため、就寝直前の**過食**は、肥満のほか不眠を招くことになる。

(5)：「脳下垂体から分泌されるセクレチン」は誤り。夜間に分泌が上昇し、睡眠と覚醒のリズムの調節に関与しているホルモンは、間脳の<u>松果体</u>から分泌される<u>メラトニン</u>。セクレチンは、<u>十二指腸</u>から分泌され、消化液の分泌を<u>促進</u>するホルモン。

関係法令
（有害業務に係るもの）

問1 答：（4） ☞ p. 16〜19

(1)：定められている。常時500人を超える労働者を使用し、そのうち多量の高熱物体を取り扱う業務などの有害業務に常時従事する労働者が30人以上の事業場では、衛生管理者のうち少なくとも1人を**専任の衛生管理者**としなければならない。

(2)：定められている。深夜業を含む業務に常時従事する労働者が500人以上（この事業場は550人）の事業場では、**専属の産業医**を選任しなければならない。

(3)：定められている。常時3,000人を超える（この事業場は3,300人）労働者を使用する事業場では、**2人以上の産業医を選任**しなければならない。

(4)：定められていない。有害業務が多量の低温物体を取り扱う業務である事業場では、**衛生工学衛生管理者免許**を有する衛生管理者を選任する必要はない。

(5)：定められている。2人以上の衛生管理者を選任すべき事業場では、このうち1人が**労働衛生コンサルタント**である場合、衛生管理者の1人は専属である必要はないと定められている。したがって、衛生管理者のうち1人は、事業場に**専属でない**労働衛生コンサルタントのうちから選任することができる。

問2 答：（5）（C, D） ☞ p. 21

A：義務づけられていない。水深10m以上の場所における**潜水**作業では、作業主任者を選任する必要はない。

B：義務づけられていない。セメント製造工程においてセメントを袋詰めする作業は、**粉じん作業**。**粉じん作業**では、作業主任者を選任する必要はない。

C：義務づけられている。硫酸は特定化学物質。**特定化学物質**を取り扱う作業では、**特定化学物質作業主任者**を選任しなければならない。

D：義務づけられている。石炭を入れてあるホッパーの内部における作業（**酸素欠乏危険作業**）では、**酸素欠乏危険作業主任者**を選任しなければならない。

問3 答：（4） ☞ p. 22

(4)：該当しない。**防護服**には、譲渡等の制限が設けられていない。

問4 答：（5） ☞ p. 25

製造しようとするとき、あらかじめ、厚生労働大臣の許可を必要とする物質は、石綿分析用試料等のほかに、特定化学物質の**第1類物質**。

(5)：許可必要。ジアニシジンは**第1類物質**。

(1)〜**(4)**：許可不要。クロロメチルメチルエーテル、ベータープロピオラクトン、エチレンイミン、パラーニトロクロルベンゼンは、いずれも第2類物質。

問5 答：（1） ☞ p. 26

(1)：**チェーンソー**を用いて行う造材の業務に労働者を就かせるときは、特別の教育を行わなければならない。

(2)〜**(5)**：エックス線**回折装置**を用いて行う**分析**の業務、**特定化学物質**を用いて行う分析の業務、有機溶剤等を入れたことがあるタンクの内部における業務（**有機溶剤**業

務）、鉛ライニングの業務は、いずれも特別の教育の対象業務ではない。

問6 答：（1） ☞ p.34～35

（1）：交付対象。ビス（クロロメチル）エーテルを取り扱う業務に**3年以上**従事した者には、健康管理手帳を交付しなければならない。

（2）～（4）：交付対象ではない。硝酸などの特定化学物質の第**3**類物質を取り扱う業務、鉛化合物を製造する業務、メタノールなどを取り扱う有機溶剤業務は、いずれも健康管理手帳の交付対象業務ではない。

（5）：「管理1の者」は交付対象ではない。粉じん作業に従事した者で健康管理手帳の交付対象となるのは、じん肺管理区分が管理2、または管理3であること。

問7 答：（3） ☞ p.46

（3）：「1年以内」は違反している。定期の有機溶剤等健康診断は、**6か月**以内ごとに1回行わなければならない。

問8 答：（3） ☞ p.50～51

（3）：「酸素欠乏危険作業主任者技能講習」は誤り。海水が滞留したことのあるピットの内部における作業は、第**2**種酸素欠乏危険作業。第**2**種酸素欠乏危険作業の場合は、酸素欠乏・硫化水素危険作業主任者技能講習を修了した者のうちから、酸素欠乏危険作業主任者を選任しなければならない。

問9 答：（5） ☞ p.57

（1）：正しい。石綿等を取り扱う屋内作業場については、**6か月以内**ごとに1回、定期に、作業環境測定を測定するとともに、測定結果等を記録し、これを**40年間保存**しなければならない。

（2）：正しい。石綿等の粉じんが発散する

屋内作業場に設けられた**局所排気装置**については、原則として、**1年以内**ごとに1回、定期に、自主検査を行うとともに、検査の結果等を記録し、これを**3年間保存**しなければならない。

（3）：正しい。石綿等の取扱いに伴い石綿の粉じんを発散する場所における業務に常時従事する労働者に対し、雇入れまたは当該業務への配置替えの際及びその後**6か月以内**ごとに1回、定期に、特別の項目について医師による健康診断を行い、その結果に基づき、**石綿健康診断個人票**を作成し、これを当該労働者が当該事業場において常時当該業務に従事しないこととなった日から**40年間保存**しなければならない。

（4）：正しい。石綿等の取扱いに伴い石綿の粉じんを発散する場所において、常時石綿等を取り扱う作業に従事する労働者については、**1か月**を超えない期間ごとに、**作業の概要、従事した期間**などを記録し、これを当該労働者が当該事業場において常時当該作業に従事しないこととなった日から**40年間保存**するものとする。

（5）：「定期自主検査の記録」は誤り。石綿等を取り扱う事業者が事業を廃止しようとするときは、石綿関係記録等報告書に、石綿等に係る作業の記録、作業環境測定の記録、石綿健康診断個人票またはこれらの写しを添えて所轄労働基準監督署長に提出しなければならない。

問10 答：（5） ☞ p.65

A：満16歳未満の女性労働者：断続作業の場合、12kg以上の重量物取扱い業務に就かせてはならない。

B：満16歳以上満18歳未満の女性労働者：断続作業の場合、25kg以上の重量物取扱い業務に就かせてはならない。

C：満18歳以上の女性労働者：継続作業

の場合、20kg 以上の重量物取扱い業務に就かせてはならない。

 労働衛生
（有害業務に係るもの）

問11 答：（3） ☞ p.78〜79

（3）：アクリロニトリルの空気中の状態は**蒸気**。

（1）、（4）：塩化ビニルとエチレンオキシドは、どちらも空気中の状態は**ガス**。

（2）、（5）：ジクロロベンジジンと二酸化マンガンは、どちらも空気中の状態は**粉じん**。

問12 答：（3） ☞ p.80〜81

（1）：「100cm 以上」は誤り。A 測定における測定点の高さは、粉じん、特定化学物質、有機溶剤などでは床上 50cm 以上 150cm 以下、騒音では床上 120cm 以上 150cm 以下、一酸化炭素及び炭酸ガスでは床上 75cm 以上 120cm 以下の位置と規定されている。したがって、高さの範囲を最小から最大でまとめると、床上 50cm 以上 150cm 以下の位置となる。

（2）：「許容濃度」は誤り。有害物質に関する作業環境の状態を単位作業場所の作業環境測定結果から評価するための指標として設定されたものは、**管理濃度**。許容濃度は、労働者が 1 日 8 時間、1 週間 40 時間程度、肉体的に激しくない労働強度で有害物質にばく露される場合に、その有害物質の平均ばく露濃度がこの数値以下であれば、ほとんどすべての労働者に健康上の悪い影響が見られないと判断される濃度。

（3）：正しい。A 測定の第 2 評価値とは、単位作業場所における気中有害物質の**算術平均濃度**の推定値。

（4）：「第 2 評価値」は誤り。第 1 管理区分となるのは、A 測定の第 1 評価値及び B 測定の測定値がいずれも管理濃度に満たな

い単位作業場所。

（5）：「算術平均値及び算術標準偏差」は誤り。A 測定においては測定値を用いて求めた第 1 評価値及び第 2 評価値を、また、B 測定においてはその測定値そのものを評価に用いる。

問13 答：（1） ☞ p.84

選択肢のフードで考えると、排気効果の大小関係は次のようになる。

❶囲い式フード＞外付け式フード

❷囲い式フード：カバー型＞グローブボックス型＞ドラフトチェンバ型＞建築ブース型

これに当てはめると、排気効果の大小関係として正しいものは、（1）の囲い式カバー型＞囲い式建築ブース型＞外付け式ルーバ型、になる。

問14 答：（4） ☞ p.86〜87

（1）：「使い捨て式」は誤り。防じんマスクを使用して有害性の高い物質を取り扱うときは、できるだけ粒子捕集効率が高いものを選ぶ。

（2）：「密着性が良くなる」は誤り。防じんマスクの面体の接顔部に接顔メリヤスを使用すると、マスクと顔面との密着性が悪くなるため、接顔メリヤスは使用してはならない。

（3）：誤り。2 種類以上の有害ガスが混在している場合には、それぞれの有害ガスに合格した吸収缶を選ぶ。

（4）：正しい。吸収缶が除毒能力を喪失するまでの時間を破過時間という。

（5）：「黄色」は誤り。ハロゲンガス用防毒マスクの吸収缶の色は、灰色及び黒色。

問15 答：（4） ☞ p.93、後見返し

（4）：誤り。弗化水素による健康障害では、

骨の硬化や斑状歯などがみられる。貧血や溶血、メトヘモグロビン形成によるチアノーゼは、芳香族ニトロ化合物や芳香族アミノ化合物による健康障害の症状。

(問16) 答：(1)　☞ p.96、後見返し
(1)：正しい。鉛中毒では、**貧血**、伸筋麻痺、**腹部の疝痛**などがみられる。
(2)：誤り。ベリリウム中毒では、気管支喘息、肺炎などがみられる。溶血性貧血は砒素中毒の症状で、尿の赤色化は無機水銀中毒の症状。
(3)：誤り。マンガン中毒では、筋のこわばり、震え、歩行困難などのパーキンソン病に似た症状がみられる。指の骨の溶解、皮膚の硬化などは、塩化ビニルの慢性ばく露による中毒の症状。
(4)：誤り。クロム中毒では、気道吸入による鼻中隔穿孔、長期間ばく露によるアレルギー性接触性皮膚炎などがみられる。低分子蛋白尿、歯への黄色の色素沈着はカドミウムによる慢性中毒の症状で、視野狭窄は酢酸メチルなどの有機溶剤中毒の症状。
(5)：誤り。金属水銀中毒では、感情不安定、幻覚などの精神障害や手指の震えなどがみられる。骨軟化症はカドミウムによる慢性中毒の症状で、鼻中隔穿孔はクロム中毒や砒素中毒の症状。

(問17) 答：(3)　☞ p.97〜98
(1)：「水溶性と脂溶性を共に有し」「空気より軽い」は誤り。有機溶剤の中には、アセトンやメタノールのように水溶性と脂溶性を共に有する物質はあるが、有機溶剤の一般的な性質ではない。すべての有機溶剤に共通する性質は脂溶性。また、有機溶剤の蒸気は空気より重い。
(2)：「皮膚から吸収されることはない」は誤り。有機溶剤は、揮発性が高いため呼吸

器から吸収されやすく、また、脂溶性を有するため皮膚や粘膜からも吸収される。
(3)：正しい。ノルマルヘキサンのばく露の生物学的モニタリングの指標としての尿中代謝物は、2,5-ヘキサンジオン。
(4)：誤り。メタノールによる健康障害として顕著なものは、低濃度の長期間ばく露による視神経障害。
(5)：誤り。二硫化炭素による中毒の症状は、高濃度の急性ばく露による精神障害、低濃度の長期間ばく露による網膜細動脈瘤を伴う脳血管障害。

(問18) 答：(2)　☞ p.99〜100
(1)：誤り。じん肺は、粉じんを吸入することによって肺に生じた線維増殖性変化を主体とする疾病で、その種類には、けい肺、石綿肺、溶接工肺などがある。
(2)：正しい。じん肺は、続発性気管支炎、肺結核などを合併することがある。
(3)：誤り。石灰化を伴う胸膜肥厚や胸膜中皮腫を生じさせるじん肺は、石綿肺。鉱物性粉じんに含まれる遊離けい酸が引き起こすじん肺は、けい肺。
(4)：「既に確立されている」は誤り。じん肺の有効な治療方法は、確立されていない。
(5)：誤り。じん肺がある程度進行すると、粉じんへのばく露を中止しても病変は治らず、線維化が進行することがある。

(問19) 答：(2)　☞ p.93、p.104
(2)：発症しない。一酸化炭素中毒は、赤血球中のヘモグロビンと一酸化炭素が強く結合してヘモグロビンと酸素の結合を阻害した結果、体内の各組織が酸素欠乏状態に陥ることによって発生する。よって、高圧の影響または高圧環境下から常圧に戻る際の減圧の影響により直接には発症しない。
(1)、(3)〜(5)：発症する。**酸素中毒、炭**

酸ガス（二酸化炭素）中毒、窒素酔いは、いずれも高圧の影響により、減圧症は、高圧環境下から常圧に戻る際の減圧の影響により発症する。

問20　答：(2)　☞ p. 108

(1)：誤り。トルエンの尿中代謝物は、<u>馬尿酸</u>。トリクロロ酢酸は、<u>トリクロロエチレン</u>などの尿中代謝物。

(2)：正しい。キシレンの尿中代謝物は、**メチル馬尿酸**。

(3)：誤り。スチレンの尿中代謝物は、<u>マンデル酸及びフェニルグリオキシル</u>酸の総量。

(4)：誤り。N, N-ジメチルホルムアミドの尿中代謝物は、<u>N-メチルホルムアミド</u>。

(5)：誤り。鉛の尿中代謝物は、<u>デルタアミノレブリン</u>酸。

 関係法令
（有害業務に係るもの以外のもの）

問21　答：(5)　☞ p. 119、p. 121

(5)：「勧告」は定められていない。衛生管理者の業務には、事業者への勧告は含まれない。事業者に対し、労働者の健康管理等について必要な勧告ができるのは、<u>産業医</u>。

問22　答：(2)　☞ p. 124〜125

(2)：「省略することができる」は誤り。雇入時の健康診断では、年齢にかかわらず<u>省略</u>できる検査項目はない。医師が必要でないと認めるとき、40歳未満の者（35歳の者を除く）について貧血検査、肝機能検査など一定の検査項目を省略することができるのは<u>定期</u>健康診断。

問23　答：(1)　☞ p. 127

(1)：正しい。長時間労働者で面接指導の対象となる労働者の要件は、原則として、休憩時間を除き1週間当たり**40時間**を超えて労働させた場合におけるその超えた時間が1か月当たり**80時間**を超え、かつ、**疲労の蓄積**が認められる者であることとする。

(2)：「監督又は管理の地位にある者を除き」は誤り。面接指導の対象労働者として、監督または管理の地位にある者に対する<u>適用除外</u>はない。管理監督者等に対する適用除外は、<u>労働</u>時間や<u>休憩</u>、<u>休日</u>の規定。

(3)：「限られる」は誤り。事業者が指定できる面接指導を行う医師は、当該事業場の産業医に<u>限定</u>されていない。

(4)：「3か月以内」は誤り。事業者は、面接指導の対象となる労働者の要件に該当する労働者から面接指導を受ける旨の申出があったときは、<u>遅滞なく</u>、面接指導を行わなければならない。

(5)：「3年間」は誤り。面接指導の結果の記録は、<u>5年間</u>保存しなければならない。

問24　答：(3)　☞ p. 128〜129

(1)：「6か月以内」は誤り。常時50人以上の労働者を使用する事業場においては、<u>1年以内</u>ごとに1回、定期に、ストレスチェックを行わなければならない。

(2)：「衛生管理者」は誤り。ストレスチェックの結果は、ストレスチェックを実施した<u>医師</u>等から、遅滞なく、ストレスチェックを受けた労働者に通知されるようにしなければならない。医師等は、ストレスチェックの結果については、あらかじめストレスチェックを受けた労働者の<u>同意</u>を得ずに、事業者を含め第三者に提供してはならないと規定されている。

(3)：正しい。労働者に対して行うストレスチェックの事項は、「職場における当該労働者の心理的な**負担の原因**」、「当該労働者の心理的な負担による心身の**自覚症状**」

及び「職場における他の労働者による当該労働者への**支援**」に関する項目。

(**4**)：「労働者全員」は誤り。面接指導の対象は、ストレスチェックの結果、心理的な負担の程度が高く、面接指導を受ける必要があるとストレスチェックを行った**医師**等が**認めた**労働者。面接指導は、対象労働者から**申出**があったときに行う。

(**5**)：「3 年間」は誤り。面接指導の結果の記録は、5 年間保存しなければならない。

問25 　答：(**2**) 　　　　🖙 p. 139

(**2**)：「① 空気調和設備又は機械換気設備を設けている場合は、室に供給される空気が、1 気圧、温度 25℃とした場合の当該空気中に占める二酸化炭素の含有率が 100 万分の A 1,000 以下となるように、当該設備を調整しなければならない。

② ①の設備により室に流入する空気が、特定の労働者に直接、継続して及ばないようにし、かつ、室の気流を B 0.5 m/s 以下としなければならない。」

問26 　答：(**1**) 　　　🖙 p. 135〜138

(**1**)：「400m³」は違反している。常時 50 人の労働者を就業させている屋内作業場の気積が 400m³ となっている場合、

$$1 人当たりの気積（m³/人）= \frac{400（m³）}{50（人）}$$

$$= 8 \ m³/人$$

となり、基準値の 10m³ 以上に違反している。基準値を満たすには、屋内作業場の気積を 500m³ 以上としなければならない。

(**2**)：違反していない。ねずみ、昆虫等の発生場所、生息場所及び侵入経路並びにねずみ、昆虫等による被害の状況について、**6 か月以内**ごとに 1 回、定期に、統一的に**調査を実施**し、その調査結果に基づき、必要な措置を講じなければならない。

(**3**)：違反していない。男女別の休養室または休養所の設置要件は、常時 50 人以上または常時女性 30 人以上の労働者を使用する事業場。この事業場は、常時使用する労働者が 30 人（男性 5 人＋女性 25 人）で、女性労働者も 30 人未満なので、**男女区別して**休養室または休養所を設ける必要はない。

(**4**)：違反していない。事業場に附属する食堂の床面積は、食事の際の 1 人について、1 m² 以上（この事業場では 1. 1m²）としなければならない。

(**5**)：違反していない。労働者を常時就業させる場所の作業面の照度の基準は、精密な作業は 300 ルクス以上（この事業場では 750 ルクス）、粗な作業は 70 ルクス以上（この事業場では 200 ルクス）としなければならない。

問27 　答：(**1**) 　　　　🖙 p. 151

(**1**)：「生後満 2 年に達しない」は誤り。育児時間を請求できる女性労働者は、生後満 1 年に達しない生児を育てる女性。

 労働衛生
（有害業務に係るもの以外のもの）

問28 　答：(**5**) 　　　🖙 p. 167〜170

(**1**)：「労働者全員に使用させる」は誤り。腰部保護ベルトは、労働者全員に一律に使用させるのではなく、労働者**ごとに効果**を確認してから使用の適否を判断する。

(**2**)：「50 ％以下」は誤り。重量物取扱い作業の場合、満 18 歳以上の男子労働者が人力のみで取り扱う物の重量は、体重のおおむね 40 ％以下となるようにする。

(**3**)：「1 年以内」は誤り。定期の腰痛健康診断は、6 か月以内ごとに 1 回行う。

(**4**)：「弾力性のない硬い素材」「クッション性のない作業靴」は誤り。腰痛予防対策の一般的な対策として、作業床面は弾力性

に優れたものとすることが望ましい。また、立ち作業時の作業床面が硬い場合は、立っているだけでも腰部への衝撃が大きくなるため、クッション性のある作業靴やマットを使用する。

（5）：正しい。腰掛け作業の場合の作業姿勢は、椅子に深く腰を掛けて、背もたれで体幹を支え、履物の足裏全体が床に接する姿勢を基本とする。

（問29）　答：（2）　　　☞ p. 176

（2）：不適切。心の健康づくり計画の実施に当たっては、メンタルヘルス不調を未然に防止する「一次予防」、メンタルヘルス不調を早期に発見し、適切な措置を行う「二次予防」、及びメンタルヘルス不調となった労働者の職場復帰支援を行う「三次予防」が円滑に行われるようにする必要がある。

（問30）　答：（2）　　　☞ p. 181〜182

（1）：正しい。健康診断において、対象人数や受診者数などのデータを計数データといい、身長、体重などのデータを計量データという。

（2）：「平均値や最頻値」は誤り。生体から得られたある指標が正規分布である場合、そのばらつきの程度は、分散や標準偏差によって表される。

（3）：正しい。集団を比較する場合、調査の対象とした項目のデータの平均値が等しくても分散が異なっていれば、異なった特徴を持つ集団であると評価される。

（4）：正しい。ある事象と健康事象との間に、統計上、一方が多いと他方も多いというような相関関係が認められたとしても、それらの間に因果関係があるとは限らない。

（5）：正しい。静態データは、ある時点の集団に関するデータで、動態データは、ある期間の集団に関するデータ。

（問31）　答：（3）　　　☞ p. 186〜188

（1）：「サルモネラ菌」は誤り。毒素型食中毒の主な原因菌は、黄色ブドウ球菌、ボツリヌス菌。

（2）：「黄色ブドウ球菌」は誤り。感染型食中毒の主な原因菌は、サルモネラ菌、腸炎ビブリオ菌。

（3）：正しい。O-157 は、腸管出血性大腸菌の一種で、加熱不足の食肉などから摂取され、潜伏期間は 3 〜 5 日である。

（4）：「熱には弱く、60℃、10 分間程度の加熱で殺菌することができる」は誤り。ボツリヌス菌は、熱に強く、芽胞の形になった菌は長時間煮沸しても死滅しない。

（5）：「夏季」は誤り。ノロウイルスによる食中毒は、冬季に集団食中毒として発生することが多い。

（問32）　答：（4）　　　☞ p. 190〜191

（1）：「約 1 分間」は誤り。呼吸を確認して普段通りの息（正常な呼吸）がない場合や約 10 秒間観察しても判断できない（判断に迷う）場合は、心肺停止と見なし、心肺蘇生を開始する。

（2）：「必ず」は誤り。救助者が人工呼吸の訓練を受けており、実施の意思がある場合に、胸骨圧迫と人工呼吸を組み合わせて心肺蘇生を行う。

（3）：「少なくとも 60 回」は誤り。胸骨圧迫は、1 分間に 100〜120 回のテンポで行う。

（4）：正しい。気道が確保されていない状態で人工呼吸を行うと、吹き込んだ息が胃に流入し、胃が膨張して内容物が口の方に逆流し気道閉塞を招くことがある。

（5）：「3 秒以上」は誤り。口対口人工呼吸の1回の吹き込みにかける時間は、約1秒。

問33 答：(1) 🖙 p. 196〜197

(1)：正しい。骨にひびが入った状態は、**単純骨折**である。

(2)：誤り。複雑骨折とは、皮膚や軟部組織が<u>破れ</u>、その傷口から骨が<u>露出</u>した状態をいう。骨が多数の骨片に<u>破砕</u>された状態を複雑骨折とはいわない。

(3)：「皮膚の下に戻してから」は誤り。傷口から骨が露出した状態の開放骨折（複雑骨折）では、骨折端を元に<u>戻そう</u>とせず、<u>そのままの</u>状態で固定する。

(4)：「不完全骨折」は誤り。変形や骨折端どうしが擦れ合う軋轢音が認められるのは、<u>完全</u>骨折。不完全骨折は、骨に<u>ひび</u>が入った状態で、一部の骨の連続性は残り、骨全体の形状は保たれている。

(5)：「柔らかいマット」は誤り。脊髄損傷が疑われる負傷者を搬送するときには、<u>硬い板</u>の上に乗せるようにする。

問34 答：(2) 🖙 p. 200〜201

(1)：正しい。出血性の脳血管障害は、脳表面のくも膜下腔に出血する**くも膜下出血**、脳実質内に出血する**脳出血**などに分類される。

(2)：誤り。脳塞栓症と脳血栓症の記述が逆である。脳梗塞は、脳血管自体の動脈硬化性病変による<u>脳血栓</u>症と、心臓や動脈壁の血栓が剥がれて脳血管を閉塞する<u>脳塞栓</u>症に分類される。

(3)：正しい。高血圧性脳症は、急激な**血圧上昇**が誘因となって、脳が**腫脹**する病気で、頭痛、悪心、嘔吐、意識障害、視力障害、けいれんなどの症状がみられる。

(4)：正しい。虚血性心疾患は、心筋の一部分に可逆的な虚血が起こる**狭心症**と、不可逆的な心筋壊死が起こる**心筋梗塞**とに大別される。

(5)：正しい。運動負荷心電図検査は、虚血性心疾患の発見に**有用**である。

 労働生理

問35 答：(2) 🖙 p. 208〜210

(1)：正しい。赤血球は、**骨髄**で産生され、寿命は**約 120 日**である。赤血球の容積は、血球（赤血球、白血球、血小板）の中で最も**多く**、全血液の**約 40%**を占めている。

(2)：「高くなる」は誤り。血液中に占める赤血球の容積の割合をヘマトクリットといい、貧血になるとその値は<u>低く</u>なる。

(3)：正しい。好中球は、白血球の**約 60%**を占め、偽足を出して**アメーバ様運動**を行い、体内に侵入してきた細菌などを**貪食**する。

(4)：正しい。血小板は、直径 2 〜 3 μ m の**不定形細胞**で、**止血作用**を持つ。

(5)：正しい。ABO 式血液型は、**赤血球**の血液型分類の1つで、A 型の血清は**抗 B 抗体**を持つ。

問36 答：(3) 🖙 p. 216

(3)：誤り。動脈と静脈が逆である。肺循環は、右心室から肺<u>動</u>脈を経て肺の毛細血管に入り、肺<u>静</u>脈を通って左心房に戻る血液の循環である。動脈は心臓から<u>拍出</u>された血液が流れる血管で、静脈は心臓に<u>戻る</u>血液が流れる血管。

問37 答：(4) 🖙 p. 211

(4)：「抗体とは、体内に入ってきた A 抗原 に対して B 体液性 免疫において作られる C 免疫グロブリン と呼ばれる蛋白質のことで、 A 抗原 に特異的に結合し、 A 抗原 の働きを抑える働きがある。」

問38 答：(1) 🖙 p. 220

(1)：「気管と胸膜」は誤り。呼吸運動は、

横隔膜と肋間筋の協調運動によって、胸郭内容積を周期的に増減させて行われる。

問39 答：(1) ☞ p. 225

栄養素と選択肢の5つの消化酵素をまとめると、次の表のようになる。

栄養素	消化酵素
炭水化物(糖質)	マルターゼ、アミラーゼ
脂質	リパーゼ
蛋白質	トリプシン、ペプシン

この表に当てはめると、正しい選択肢は(1)。

問40 答：(1) ☞ p. 224〜227

(1)：「エチレングリコール」は誤り。脂肪は、脂肪酸と**グリセリン**に、酵素により分解されて吸収される。

(2)：正しい。無機塩（ミネラル）、ビタミン類は、酵素による分解を受けないで**そのまま吸収**される。

(3)：正しい。吸収された栄養分は、血液やリンパによって組織に運搬されて**エネルギー源**などとして利用される。

(4)：正しい。胃は、**塩酸**や**ペプシノーゲン**を分泌して消化を助けるが、**水分の吸収**はほとんど行わない。水分の80%は**小腸**で吸収される。

(5)：正しい。小腸は、胃に続く全長6〜7mの管状の器官で、**十二指腸、空腸**及び**回腸**に分けられる。

問41 答：(3) ☞ p. 230〜231

(1)：「尿細管」は誤り。血中の老廃物は、**糸球体**からボウマン嚢に濾し出される。

(2)：「濾し出される」は誤り。血中の蛋白質は、糸球体からボウマン嚢に**濾し出され**ず、**血液**中に残る。

(3)：正しい。血中のグルコース（ブドウ糖）などの糖は、糸球体からボウマン嚢に**濾し出される**。

(4)：「ボウマン嚢」は誤り。原尿中に濾し出された電解質の多くは、**尿細管**で血液中に再吸収される。

(5)：「そのまま尿として排出される」は誤り。原尿中に濾し出された水分の大部分は、**尿細管**で血液中に**再吸収**される。

問42 答：(3) ☞ p. 232

(3)：誤り。メラトニンは、間脳の**松果体**から分泌され、**睡眠**に関与する。副甲状腺から分泌され、体液中のカルシウムバランスを調節するホルモンは、**パラソルモン**。

問43 答：(3) ☞ p. 241、p. 243〜244

(1)：正しい。眼軸が**短過ぎる**ために、平行光線が網膜の**後方**で像を結ぶものを**遠視**という。

(2)：正しい。嗅覚と味覚は**化学感覚**ともいわれ、物質の化学的性質を認知する感覚である。

(3)：「温覚の方が冷覚よりも」は誤り。温度感覚には、温覚と冷覚があり、**冷覚**の方が**温覚**より鋭敏である。

(4)：正しい。深部感覚は、筋肉や腱にある受容器から得られる身体各部の**位置、運動**などを認識する感覚である。

(5)：正しい。中耳にある鼓室は、耳管によって**咽頭**に通じており、その内圧は外気圧と**等しく**保たれている。

問44 答：(2) ☞ p. 246

(2)：誤り。暑熱な環境において体温が正常より高くなると、皮膚の血管が**拡張**して血流量が**増加**し、熱の放散が促進される。内臓の血流量が増加し体内の代謝活動が亢進するのは、体温が**低下**しすぎるおそれがあり熱の産生を**増やす**ときの現象。

用語集

安全委員会●業種にかかわらず設置が義務づけられている衛生委員会に対し、業種によって定められた人数以上の労働者を使用する事業場に設置が義務づけられている委員会。主に、労働者の危険防止対策や安全に関する事項について調査審議を行う。

安全衛生委員会●安全委員会と衛生委員会の2つを統合した役割を担う委員会。

安全衛生推進者●安全管理者及び衛生管理者の選任が義務づけられていない、常時10人以上50人未満の労働者を使用する中小規模事業場で、労働者の安全や健康の確保に関する業務を担当する者。

安全管理者●常時50人以上の労働者を使用する事業場において、総括安全衛生管理者が統括管理すべき業務のうち、安全に関する技術的事項を管理する者。

衛生推進者●安全衛生推進者の選任対象外の業種において、常時10人以上50人未満の労働者を使用する事業場で、衛生に関する業務を担当する者。

ＡＴＰ●アデノシン三リン酸。筋肉の収縮など生命活動で利用されるエネルギーの貯蔵・利用に関わる物質。「生体のエネルギー通貨」と呼ばれる。

塩●酸の水素イオンを他の陽イオンに置き換えた化合物。または、塩基の水酸化物イオンを他の陰イオンに置き換えた化合物。

ＯＳＨＭＳ● Occupational Safety and Health Management System（労働安全衛生マネジメントシステム）の略称。事業場の安全衛生水準の向上を図ることを目的とした安全衛生管理の仕組み。

機械換気設備●空気を浄化し、その流量を調節して供給できる設備。

凝固●物質の状態変化の1つ。液体が固体に変わる現象。

金属アーク溶接等作業●金属をアーク溶接する作業、アークを用いて金属を溶断し、またはガウジングする作業、その他の溶接ヒュームを製造し、または取り扱う作業。

空気調和設備●空気を浄化し、その温度、湿度及び流量を調節して供給できる設備。

懸濁液● サスペンションともいう。コロイド粒子を均一に分散させる物質（分散媒）が液体でコロイド粒子（分散質）が固体のコロイド。

再圧室●高圧室内作業や潜水作業で高気圧障害を発症した場合、救急処置を行うための設備。

事業場外資源● メンタルヘルスケアなどの健康保持増進に関する支援を行う事業場外の機関や地域資源、専門家。たとえば、医療機関や医療保険者、労働衛生機関、地域産業保健センターなどが事業場外資源として連携可能である。

重合● 分子量（元素の原子量の和）の小さな物質が結合を繰り返すことによって、分子量の大きい化合物になる化学変化。

昇華● 物質の状態変化の1つ。固体が直接気体に変わる現象、または気体が直接固体に変わる現象。

浸透圧● 溶質（水に溶けている物質）は通さないが、溶媒（水）は通す性質を持つ半透膜で

濃度の異なる溶液を隔てておくと、低濃度溶液の溶媒が高濃度溶液の方に拡散しようとする現象を浸透といい、拡散しようとする溶媒の圧力を浸透圧という。

スクラバ●水などの液体を利用して排ガス中の粒子や有毒ガスを分離捕集する集じん装置。

生物学的モニタリング●尿、血液などの生体試料に含まれる有害物質やその代謝物の量・濃度などを測定することによって、有害物質が体内に取り込まれた量を推定することをいう。

全体換気装置●希釈換気装置ともいう。作業場外から清浄な空気を取り込み、作業場内で発散している有害物質と混合・希釈を繰り返しながら作業場外に排出する装置。

疝痛●腹部の発作的・周期的な激しい痛み。腹部臓器の平滑筋の痙攣と収縮によって起こる。

対流●熱の移動のしかたの１つ。温度差によって液体や気体が移動し、熱が運ばれる現象。

チアノーゼ●血液中のヘモグロビンの酸素飽和度が低下することによって酸素欠乏をきたし、皮膚や粘膜が暗紫になる状態。

ＴＨＰ●トータル・ヘルスプロモーション・プラン（Total Health promotion Plan）の略称。「事業場における労働者の健康保持増進のための指針」に沿って、労働者の心身両面にわたる健康づくりのため、事業場で計画的に行う健康教育などの活動。

電解質●水に溶けると電気を通す物質。体液には身体機能を正常に働かせるための電解質が含まれる。電解質は、浸透圧の調節や神経の伝達、心臓機能、筋肉収縮に関わるなど、身体にとって重要な役割を果たす。

伝導●熱の移動のしかたの１つ。物体の高温部分から低温部分に熱が伝わる現象。

ばく露●作業環境において、肺・口・皮膚などから化学物質や放射線などが体内に取り込まれたり、騒音や振動などの物理的要因にさらされたりすること。

ppm●百万分率。parts per million の略で、百万分のいくつであるかの割合を示す。

ヒューム●金属の蒸気などの気体が、空気中で凝固、化学変化を起こし、固体の微粒子となって空気中に浮遊しているものをいう。

ふく射●放射ともいう。熱の移動のしかたの１つ。高温の物体から出る光を熱エネルギーとして吸収し、この熱エネルギーのあたる部分の温度が上がる現象。

プッシュプル型換気装置●有害物質の発散源を挟んで、吹出し用と吸込み用の２つのフードを向き合って設置する方式の換気装置。周囲まで汚染が広がらないうちに有害物質を捕捉し除去できる。

フライアッシュ●石炭、石油、木材などを燃焼させたときに出る廃ガスの中の細かい灰の粒子。モルタルやコンクリートの密実性を高める効果を持っている。

ヘモグロビン●血色素ともいう。赤血球に含まれる赤い色素蛋白質。酸素や二酸化炭素の運搬を行う。血液が赤く見えるのは、ヘモグロビンの色による。

毛細血管●全身の組織内に網状に分布しているごく細い血管。酸素と二酸化炭素のガス交換や栄養分と老廃物の運搬を行う。

レイノー現象●手足の血流が悪くなり、皮膚の色が蒼白、暗紫（チアノーゼ）になる現象。

労働衛生コンサルタント●厚生労働大臣が行う試験に合格し、事業者の求めに応じ、労働者の安全衛生の水準の向上を図るため、事業場の衛生についての診断及びこれに基づく指導を行う者。

索 引

318

●監修者

津田 洋子 （つだ ようこ）

帝京大学大学院公衆衛生学研究科講師。信州大学医学系研究科博士課程満期退学。博士（医学）取得。2018年より現職。2010年〜2015年長野県労働基準協会連合会において、作業主任者研修会や衛生管理者受験準備講習会の講師を務め、2020年度より、帝京大学において第1種衛生管理者免許取得に係る労働関係法令や産業環境保健などの講義を担当。

第1種衛生管理者、衛生工学衛生管理者、作業環境測定士、日測協認定オキュペイショナルハイジニストの資格を有し、それぞれの実務経験がある。

■スタッフ

- ●本文DTP／朋映アート
- ●本文デザイン・編集協力／メビウス
- ●編集担当／原 智宏（ナツメ出版企画）

ナツメ社Webサイト
https://www.natsume.co.jp
書籍の最新情報（正誤情報を含む）は
ナツメ社Webサイトをご覧ください。

本書に関するお問い合わせは、書名・発行日・該当ページを明記の上、下記のいずれかの方法にてお送りください。電話でのお問い合わせはお受けしておりません。

・ナツメ社 web サイトの問い合わせフォーム
　https://www.natsume.co.jp/contact
・FAX（03-3291-1305）
・郵送（下記、ナツメ出版企画株式会社宛て）

なお、回答までに日にちをいただく場合があります。正誤のお問い合わせ以外の書籍内容に関する解説・受験指導 は、一切行っておりません。あらかじめご了承ください。

2024年版
ズバリ合格！ ここが出る！ 第1種衛生管理者テキスト&問題集

2024年1月1日初版発行

監修者	津田洋子
発行者	田村正隆
発行所	株式会社ナツメ社
	東京都千代田区神田神保町1-52　ナツメ社ビル1F（〒101-0051）
	電話　03（3291）1257（代表）　FAX　03（3291）5761
	振替　00130-1-58661
制　作	ナツメ出版企画株式会社
	東京都千代田区神田神保町1-52　ナツメ社ビル3F（〒101-0051）
	電話　03（3295）3921（代表）
印刷所	ラン印刷社

ISBN978-4-8163-7464-7　　　　　　　　　　　　　Printed in Japan

（定価はカバーに表示しています）
（落丁・乱丁本はお取り替えします）

有機溶剤

種別	物　質　名
第1種有機溶剤	● 1, 2-ジクロルエチレン（別名：二塩化アセチレン） ● 二硫化炭素
第2種有機溶剤	● アセトン ● イソブチルアルコール ● イソプロピルアルコール ● イソペンチルアルコール 　（別名：イソアミルアルコール） ● エチルエーテル ● エチレングリコールモノエチルエーテル 　（別名：セロソルブ） ● エチレングリコールモノエチルエーテルアセテート 　（別名：セロソルブアセテート） ● エチレングリコールモノ-ノルマル-ブチルエーテル（別名：ブチルセロソルブ） ● エチレングリコールモノメチルエーテル 　（別名：メチルセロソルブ） ● オルト-ジクロルベンゼン ● キシレン ● クレゾール ● クロルベンゼン ● 酢酸イソブチル ● 酢酸イソプロピル 　● 酢酸イソペンチル（別名：酢酸イソアミル） ● 酢酸エチル ● 酢酸ノルマル-ブチル ● 酢酸ノルマル-プロピル ● 酢酸ノルマル-ペンチル 　（別名：酢酸ノルマル-アミル） ● 酢酸メチル ● シクロヘキサノール ● シクロヘキサノン ● N, N-ジメチルホルムアミド ● テトラヒドロフラン ● 1, 1, 1-トリクロルエタン ● トルエン ● ノルマルヘキサン ● 1-ブタノール ● 2-ブタノール ● メタノール ● メチルエチルケトン ● メチルシクロヘキサノール ● メチルシクロヘキサノン ● メチル-ノルマル-ブチルケトン
第3種有機溶剤	● ガソリン ● コールタールナフサ 　（ソルベントナフサを含む） ● 石油エーテル ● 石油ナフサ ● 石油ベンジン ● テレビン油 ● ミネラルスピリット（ミネラルシンナー、ペトロリウムスピリット、ホワイトスピリット及びミネラルターペンを含む）